ORTHOPÆDIE

oder

Werth der Mechanik

zur

Heilung der Verkrümmungen am menschlichen Leibe

von

F. W. Heidenreich,

praktischem Arzte zu Ansbach.

Berlin 1827.

Bei Georg Reimer.

Orthopædie.

Erste Abtheilung.

Mit vier Steindrucktafeln.

Vorrede.

Das vorliegende Werk, dessen Plan und Inhalt in der Einleitung näher angegeben wird, behandelt einen Gegenstand, der in neuern Zeiten erst seine weitere Ausdehnung und seinen eigenen Namen erhalten hat; und es ist mir nicht bekannt, dass unter diesem Titel und in der Art ein Werk in der neuern teutsehen Literatur erschienen sey.

Leicht ist es zwar, unter einem neugemachten griechisch-teutschen Titel ein Buch herauszugeben, das eine alte längst bekannte Sache abermal wiederholt; aber schwer ist es, auf eigenem Wege einen Gegenstand zu verfolgen, der von Wenigen vorher behandelt wurde; wo man sich daher von Vorgängern verlassen sieht, und, grösstentheils auf eigne Anstrengung beschränkt, der eignen Erfahrung folgen, der eignen Ansicht vertrauen muss.

Daher möge mein Werk Nachsicht und Entschuldigung finden, wo es Mängel und Beschränkung zeigt; und es ist nicht die häufig wiederholte Autorenphrase: dass sie selbst die Mängel und Lücken ihrer Werke am besten fühlten, der zum Trotz sie dennoch ihr Machwerk mit anmassendem Gefühl der Untadelhaftigkeit und Unfehlbarkeit zu Markte tragen — sondern es ist das Gefühl desjenigen, der im Drange etwas zu leisten, auf Hindernisse stösst, und seine Beschränkung sieht, der er aber nicht weichen zu müssen glaubt — wenn ich um Nachsicht und billiges Urtheil der Leser bitte.

Würden mir anatomische Kabinette und pathologische Präparate zu Gebote stehen, könnte ich Bibliotheken und Sammlungen chirurgischer Apparate und Maschinen benützen, so würde ich etwas Vollständigeres zu leisten im Stande seyn. Nichts desto weniger glaube ich dieser Beschränhung nicht nachgeben, sondern diesen Mangel so viel als möglich ersetzen zu müssen, und das, was der Gelehrsamkeit ermangelt, mögen eigene Versuche, eigene Ansichten und Erfahrungen ergänzen.

Der Plan dieses Werkes: die Krankheiten des Gliedersystems, die sich in Verkrümmungen, Verschiebungen und Verkürzungen der Knochen, Knorpeln, Flechsen, Muskeln, Bänder, Gelenke u. s. w. aussprechen, als Krankheiten des organischen Mechanismus zu behandeln, dazu eine Mechanik des menschlichen Leibes als Physiologie zu geben, die Pathologie der orthopädischen Krankheiten auf die Gesetze des gestörten Mechanismus zu gründen, den Mechanismus des menschlichen Leibes somit anatomisch, physiologisch, pathologisch und therapeutisch durchzuführen — ist meines Wissens neu, so dass ich diese Idee an die Spitze des Werkes als eine neue zu stellen, kein Bedenken tragen darf.

Dabei muss ich nur die Nachsicht des Lesers um so mehr in Anspruch nehmen, als ich bei der Ausführung dieser Ansicht auf mich selbst beschränkt bin.

Ein grosser Uebelstand ist es, dass viele praktische Aerzte, der mathematischen und organischen Mechanik unkundig, auf den Mechanismus zu wenig halten, und alles durch die Dynamik ihres therapeutischen Verfahrens heilen wollen; und dass im Gegentheil der Maschinenmacher und Bandagist, ohne Arzt zu seyn, alles durch den Mechanismus seiner Instrumente, Bandagen und Maschinen bezwingen will, wodurch die Sache in Misskredit gekommen ist; denn durch unrechte Anwendung und Missbrauch ist von jeher jeder guten Sache am meisten geschadet worden.

Die Ausgleichung dieses Uebelstandes soll der Zweck eines orthopädischen Werkes seyn. Es soll ein solches die Dynamik mit dem Mechanismus versöhnen, jedes dieser beiden in seine Gränzen zurückweisen, und jedem sein natürliches Gebiet zutheilen.

Um dieses zu leisten muss aber der Mechaniker zugleich Arzt seyn, oder der Arzt zugleich einiges Talent und einige Kenntniss der Mechanik haben.

Ein solches Werk hat der grösste chirurgische Maschinenmeister aller Zeiten, Heine in Würzburg, der sich durch tiefes Studium auch ärztliche

Kenntnisse erworben hat, bis jetzt noch nicht geliefert; der letztere Fall tritt aber hier ein, dass ein ausübender Arzt, der durch jeweilige Vorliebe sich einige physikalische und mechanische Kenntnisse erworben zu haben glaubt, diese versucht, um sie seinem ärztlichen Wissen gegenüber zu stellen.

In den zwei folgenden Theilen des Werkes wird noch mehr von der gestörten Mechanik des Gliedersystems die Rede seyn, als in dem gegenwärtigen ersten; da aber die erste Abtheilung es auf sich nehmen musste, die Dynamik der Physiologie, Pathologie und Therapie mit dem ihnen überall gegenüberstehenden Mechanismus auszugleichen, so musste im gegenwärtigen Theile mehr von Dynamik die Rede seyn, daher die physiologische Bildungsgeschichte, die Abhandlung aller dynamischen Krankheiten des Gliedersystems, die dynamische Heilart, u. s. w., und ich glaube meine Absicht nicht verfehlt zu haben.

Die wichtigste Frage bleibt bei der praktischen Tendenz des Werkes wohl immer: wenn müssen in einem gegebenen Krankheitsfalle dynamische, und wenn mechanische Mittel, und wenn beide zugleich angewendet werden? Die Antwort darauf kann als Heilanzeige und deren Ausführung im allgemeinen Theile auch nur im Allgemeinen gegeben werden.

Die Absicht bei Verabfassung der ersten Abtheilung war, keine einzelne bestimmte Ansicht über die Krankheiten und deren Heilung zu geben, sondern blos eine allgemeine Uebersicht des ganzen Gebietes zu liefern, von dem die Rede ist.

Es sind Andeutungen, freilich die wichtigsten, in der Kürze hingestellt — der Umfang des Gebietes der Orthopädie, die anatomische Uebersicht, der Mechanismus der menschlichen Organisation, die Arten der orthopädischen Krankheiten, die Heilanzeigen und deren Ausführung — und das Ganze lehrt, dass der Gegenstand ziemlich einfach sey, sobald er nur gehörig begrenzt und von unnöthigen Floskeln und prunkendem Bombast gesäubert wird.

Die anatomische Darstellung und der Bildungsact der Organe ist knrz, weil beide bei Abhandlung des Einzelnen ausführlicher gegeben werden.

Die allgemeine Mechanik ist Grundlage der organisehen und der der Maschinen, und die Mechanik des menschlichen Leibes im Gehen und Stehen leitet theils als Physiologie des Mechanismus zu dessen Pathologie, theils lehrt sie überhaupt den Zustand der normalen Funktion, wie er eben für sich besteht.

Die ausführliche Uebersicht der dynamischen Pathologie giebt vielen Aufschluss über das Wechselverhältniss der dynamischen und mechanischen Krankheiten, in Beziehung der kausalen und konsekutiven Zustände, und dient gewissermassen als Aetiologie.

Die Mechanik des menschlichen Leibes ist der schwierigste Abschnitt, bedarf daher am meisten Nachsicht und Entschuldigung.

Die neuen Namen der verschiedenen Arten von Klumpfüssen sind blos versuchsweise.

Auf Gelehrsamkeit macht meine Arbeit keinen Anspruch, sie soll nur eine Zusammenstellung des Besten, was über den Gegenstand geliefert ist, versuchen. Daher auch kein historischer Abriss — sonst ein Liebling unserer Zeit.

Ich schmücke mich in der Abhandlung nicht mit Zitaten, und da es besonders in der ersten

Abtheilung gar nicht auf Autoritäten ankommt, sondern es nur jedesmal um eine klare Uebersicht des Gegenstandes und Darstellung derjenigen Ansicht zu thun ist, die ich überall für die beste halte, so sind alle Berufungen ganz überflüssig.

Einmal für allemal erkläre ich, dass ich Schriften, in der Anatomie Sömmerring, Hempel; in der Mechanik Borelli, Barthez; in der Bildungsgeschichte Friedreich de nisu formativo, Schmidt Organisations-Metamorphose; in der Pathologie Sprengel, Schmalz; in der Naturheilung Reil allgemeine Therapie und Graf dissertatio de viribus naturae medicatricibus; und im Allgemeinen den Gegenstand der Orthopädie selbst betreffend, die bekannten Werke von Richter, Feiler, Schreger, Jörg, Boyer, Schaw, Heine, gelesen und dankbar benutzt habe.

Der Leser wolle endlich nicht übersehen, dass diese erste Abtheilung eine allgemeine sey, daher auch nur das Allgemeine des Gegenstandes behandeln könne.

Einleitung.

Orthopädie ist die Lehre von den Verkrümmungen und Missbildungen des menschlichen Körpers und deren Heilung, wie der Titel sagt, und von diesen Gegenständen wird in gegenwärtiger Schrift gehandelt werden.

Es ist diese Lehre ein Zweig der Heilkunst, der erst in neuern Zeiten sich durch weitere Entwicklung und Entfaltung so hervorgehoben hat, dass derselbe nicht mehr im Umfange der gewöhnlichen Wundarzneikunde begriffen bleiben kann; und es ist diese Lehre, gleich andern Fächern des ärztlichen Wissens, durch ihre Reichhaltigkeit und Mannigfaltigkeit zu solcher Erweiterung und Ausdehnung gelangt, dass sie, wie z. B. die Lehre von den Augenkrankheiten, mit eigener Selbstständigkeit auftreten, und unter eigenem Namen abgehandelt werden muss.

Verkrümmungen, Verkürzungen, Verschiebungen, Missstaltungen, sind aber im Mechanismus gegründet, es ist also Orthopädie die Lehre von denjenigen mechanischen Abweichungen von der Normalität im Organismus, deren Normalzustand die vollkommene

Ausbildung der Form des Leibes repräsentirt; und diese Systeme und Organe, die die Form und Gestaltùng des Leibes darstellen, sind auch zugleich die, die die freie Bewegung vermitteln, nämlich das Gliedersystem, das wiederum aus den einzelnen Knochen-Muskel- Bänder- und Gelenksystem besteht. In so ferne nun diese untergeordneten Systeme des Glieder- oder Bewegungs-Systems in ihrer Struktur und Funktion einzeln oder gemeinschaftlich mechanischen Abweichungen von der normalen Form unterliegen, in so weit gehören diese abnormen Zustände in den Bereich der Orthopädie.

Die Orthopädie handelt nur von den mechanischen Krankheiten des Gliedersystems, aber auch hier nur von demjenigen Theile derselben, die entweder auf, als Missstaltung angebohrnen, oder allmählig entstandenen Abweichungen von Lage, Struktur und Funktion beruhen.

Dadurch bleiben die Knochenbrüche und Verrenkungen ausgeschlossen, die mechanisch akute Krankheiten genannt zu werden verdienen, die aber die allgemeine Wundarzneikunst schon längst, und vielleicht unter dem ersten von Allen zu ihrem Eigenthume aufgenommen hat. Auch die chronisch entstandene Sprödigkeit und Zerbrechlichkeit der Knochen, gleichsam der chronische Bruch, im Gegensatz zu dem durch äussere Gewalt entstandenen akuten, und die chronischen, freiwillig entstandenen Verrenkungen bleiben hier ausgeschlossen, weil jene auf spezifischer Krankheit, diese auf eigenthümlicher Zerstörung der Gelenkorgane, beide aber auf dynamischer Krankheit beruhen, von der höchstens der Ausgang und Erfolg mechanisch, das Wesen aber und die Ursache rein dynamisch ist.

Nachdem also alle dynamischen, und die akuten mechanischen Krankheiten aus dem Gebiete der Orthopädie entfernt worden sind, kann eine allgemeine Definition derselben ungefähr dahin gegeben werden:

„Es sind die orthopädischen Krankheiten Abweichungen im Mechanismus des Gliedersystems; angebohrne oder allmählich entstandene Störungen im Bau, der Lage, Richtung und Funktion des Knochen- Muskel- Bänder- und Gelenksystems."

Wenn auch nun die gegenwärtige Darstellung vorzüglich, und fast ausschlussweise, dem Mechanismus zu huldigen scheint, so ist das dynamische Verhältniss hierbei nicht ausgeschlossen: sondern die dynamischen Vorgänge haben auch hier gleichen Werth mit dem Mechanismus. Denn da die gestörte Mechanik der Organisation so häufig auf Störung der Dynamik, und umgekehrt Beeinträchtigung der Dynamik auf verletztem Mechanismus beruht, so können beide nicht wesentlich getrennt bleiben; da aber in andern Schriften das Chemische, Dynamische und Organische des menschlichen Leibes und Lebens schon zur Genüge behandelt ist, so sey es hier erlaubt, die Rechte des Mechanismus geltend zu machen, und die Mechanik des menschlichen Leibes hervor zu heben.

Hier werden also die dynamischen Prozesse des Organismus auf andere Gebiete der Natur- und Heilkunde verwiesen, und nur so weit es unumgänglich nöthig ist, angedeutet, während die mechanische Ursache und Wirkung ausführlicher betrachtet wird. Es sey z. B. die in Rede stehende Krankheit die Verkrümmung eines Gliedes durch übermässig starke Muskelkontraktion, so handelt es sich hier nicht vom Einfluss des Nervens auf den Muskel, der Art und Theorie dieser Influenz; sondern es handelt sich vornehmlich darum, die Richtung und den Grad der Verkürzung zu bestimmen, die verkürzte Senne zu erweichen durch Einreibungen, nach möglichster Erschlaffung der angespannten Gebilde durch Bäder, Umschläge, u. s- w., das verkürzte Glied zu strecken und auszudehnen, durch Manipulationen, Bandagen, Maschinen, und somit ist auch die praktische Tendenz dieses Werkes genugsam ausgesprochen.

Es war aber bis jetzt schon so viel von Mechanismus die Rede, dass, obgleich seine Rechtfertiguug sich am Ende des Werkes am Klarsten darstellen wird, dennoch einigen Einwendungen zu begegnen, und einigen, vielleicht schon gefassten, falschen Ansichten entgegen zu arbeiten seyn möchte.

Vielleicht sieht Mancher, der zur höhern Ansicht des Dynamischen und Órganischen der menschlichen Natur sich erhoben zu haben glaubt, mit stolzem Blick und Bedauern auf den herab, der den Mechanismus derselben behandelt, indem es nach seiner Meinung im Organismus vielleicht gar nichts Mechanisches geben könne, und hält es für einen Rückschritt in der Kultur unserer Tage, auf meshanischem Wege noch erreichen zu wollen, was er auf dynamischen zu erzielen glaubt, oder auf diesem für unerreichbar hält.

Lässt sich nun eine Sache auf mechanischem und dynamischem Wege zugleich erreichen, so fragt es sich für den Praktiker, welcher der vortheilhafteste sey, welcher mit den wenigsten Beschwerlichkeiten und Schwierigkeiten am sichersten, und in der kürzesten Zeit zum Ziele führe, und hier muss die Erfahrung entscheiden. Ist aber nur ein Weg möglich, nämlich der mechanische, und leistet der Mechaniker, was der Dynamiker für unerreichbar hält, so hat er den. Preis für sich gewonnen.

Es ist aber der Mechaniker in der Heilkunst nicht zu verachten, denn wie häufig entfernt sich der Dynamiker und Theoretiker durch künstliche Spekulation, und komplizirtes Heilverfahren von der Einfachheit der Natur, und der, der auf niederer Stufe sich weniger Freiheit erlaubt, aber genauer Beobachtung gewiss, die Wege der Natur selbst erlauscht hat, leistet oft auf seiner Stufe mehr, als der, der ganze Systeme in seinem Kopfe trägt, dessen Patienten aber sterben oder krüppelhaft bleiben.

Und dann ist dieser körperliche Mechanismus kein geistiger für den heilenden Künstler; denn die Untersuchung ob? und wo? und wann? und wie? der Mechanismus in einem Krankheitsfalle hülfreich sein könne, ist oft schwerer und verwickeltrr, als alle Reflexionen und Hypothesen über z. B. eine krampfhafte Krankheit, bei der das Endresultat meistens dahin geht, man wisse nicht bestimmt, wo? wie? und warum? der Kranke leide, und müsse eben dieses und jenes versuchen, ob es nicht helfen werde.

Es sei z. B. der gegebene Fall eine Verkrümmung des Rückgrats mit bedeutender Abweichung der Wirbel, schmerzlos, aus Schwäche der Muskeln allmählig entstanden, so wird der Dynamiker China und Eisen reichen, um durch Kohlenstoffung des Blutes kräftigere Muskeln zu erzeugen, oder er wird Arnika und Valeriana verordnen, um die Nerven zu stärkerer Wirksamkeit zu reizen, und Blasenpflaster und Einreibungen anwenden lassen, um die Reizbarkeit und Empfänglichkeit der Theile zu beleben — er wird den Kranken lange quälen, dessen Umgebung in Unruhe lassen, seine Heilversuche wiederholen, endlich aber aufgeben, und das Uebel für unheilbar erklären.

Der Mechaniker dagegen wird wohl erkennen, dass die kräftigste Muskelkontraktion nicht im Stande sei, die ausgetretenen Wirbel zur Normallage zurückzuführen, da sie sich selbst im Wege stehen; er wird den Kranken auf sein Streckbett legen, und die verkürzten Muskeln ausdehnen, und er wird bald symptomatische Linderung der konsekutiven Zufälle erzielen, und endlich radikale Herstellung bewirken.

Ich werde wohl niemals dynamische Leiden durch mechanische Mittel heilen wollen, und die Natur würde diesen Fehlgriff schwer strafen, auch läugne ich nicht, dass in dem eben angeführten Falle der Rückgrats-Krümmung nach, oder bei und während der mechanischen Ausdehnung, erst eine erweichende, erschlaffende, dann eine kräftigere Kontraktion setzende dynamische Behandlung den Mechanismus unterstützen könne und müsse, (worüber unten noch viel mehr) aber diese Herstellung bewirkt nicht der Dynamiker, sondern der Mechaniker, und Hauptsache dabei bleibt stets die Mechanik. Ueber das Wechselverhältniss der Dynamik und Mechanik in der Folge mehr.

Es giebt viele unter den Aerzten, ich will nicht von den Theoretikern sprechen, denn es finden sich sogar unter Praktikern, die von einer lebendigen Ansicht der Natur und des Lebens durchdrungen, glückliche innerliche Aerzte sind, viele, die in äusserlichen oder rein chirurgischen Fällen zum grössten Nachtheil ihrer Patienten wirken, wenn sie ihre Ansicht der dynamischen Verhältnisse auf den Mechanismus übertragen.

So mag sich Jemand das Achselbein ausfallen, schon setzt der Dynamiker Blutigel, um die Entzündung zu zertheilen, reibt Salben ein und legt Blasenpflaster, schon denkt er an Obliteration der alten Gelenkhöhle, und Resorption des Gelenkkopfes, schon rechnet er auf Bildung eines neuen Gelenkes und in dessen Folge auf wiederhergestellte Beweglichkeit; aber den Knochen an Schulter und Ellenbogen auszudehnen, und die Verrenkung einzurichten, fällt dem Dynamiker nicht ein, weil es mechanisch ist; und der gemeinste Wundarzt, der nur einige Fertigkeit hat, vermag hier in gewöhnlichen Fällen zu helfen.

Ist diese Verirrung nun hier crass geschildert, so kommt sie in geringerem Grade alle Tage vor.

Es scheint aber überhaupt ein gutes Zeichen unserer Zeit, dass man im Allgemeinen von dem Theoretischen und Spekulativen zum Empirischen und Erfahrungsmässigen zurückkehrt, und wenn die Heilkunde von je her ein Tummelplatz der widersprechendsten Ansichten und Meinungen war, so muss es dem unbefangenen Arzte und Laien wohlthun, wenn man zum Erfahrungsmässigen zurückkehrt, und nach der Luftschiffahrt der Spekulation wieder im ruhigen Geleise des Lebens fährt.

Man hat häufig an der Natur gekünstelt, und die Wahrheit und Einfachheit des Vorgangs durch Haschen nach künstlichen Theorien und Heilmitteln entstellt und verfehlt. Das Dynamische und Organische unserer Natur ist uns verschlossen, wir erschliessen es blos durch unsern Geist, aber dadurch, dass wir es nicht unmittelbar vernehmen, ist die Möglichkeit zahlloser Verirrungen gegeben, und vielleicht mag es niemals zur Gewissheit und Sicherheit kommen.

Durch die Vollendung des Niedern und Tiefern muss man zur Erkenntniss und Ausbildung des Vollkommneren und Höhern aufsteigen, das Niedere kann leichter erkannt und zur Bestimmtheit gebracht werden, als das Vielfachere, das Höhere; und für die wahre Wissenschaft ist eine kleinere Anschauung zur Klarheit gebracht, wichtiger, als eine grössere, die aber unvollständig ist und im Dunkel schwebt.

Ob die ganze Heilkunde vom Hellsehen und magnetischer Tempelweisheit ausgegangen, und die Aerzte der alten Welt in solcher Klarheit gelebt haben, dass Hippokrates und seine alten Kollegen nur noch ein Ueberbleibsel dieses frühern Wissens sind, das die älteste Menschheit besass, die mittlere verlor, und die neueste wieder suchen muss — mag dahin gestellt bleiben; es lehrt uns wenigstens die Geschichte, dass die Heilkunde mit dem Niedersten begonnen habe, und es ist anerkannt, dass die gesammte Heilkunde, wenigstens soweit ihre Geschichte reicht, mit dem Mechanismus der Wunden, Beinbrüche, u. s. w. angefangen, und auf diesem Grunde sich weiter entwickelt und entfaltet habe.

Es möge nun der Mechanismus der ersten Chirurgie in Beinbrüchen, Verrenkungen und Wunden, sich in der Orthopädie vollenden; und wenn dieses Buch auch keinen Werth sonst haben sollte, so mögte einiges Verdienst darein zu setzen sein, dass es, ehe man zur Vollendung der höhern Gebiete in der Natur des Menschen schreiten will, erst die Vollendung der Grundlage, des Niedersten, die Vollendung des Mechanismus fordert.

Nachdem nun also der Mechanismus einigermassen gerechtfertiget worden und gezeigt ist, dass er kein geistiger Mechanismus für den Heilkünstler sei, dass er zwar eines der niedersten Gebiete in der Natur ausmache, aber eben deswegen eher und leichter erkannt, und zu sicherer Wissenschaft erhoben werden könne, je weniger er durch Mannigfaltigkeit und Verwicklung seiner Erscheinungen und unmessbarer Potenzen der Erkenntniss unzugänglich wird; nach diesen Erörterungen und dem Beweise, dass das Streben nach Erkenntniss und Vollendung dieses Mechanismus nicht verächtlich sein könne, ist es wohl Zeit, diesen Mechanismus näher zu beleuchten.

Es dürfte einem aufmerksamen Leser nicht entgangen sein, dass ich trotz der Rechtfertigung des Mechanismus auf den vorhergehenden Seiten, denselben dennoch in mehreren Widersprüchen verwickelt gelassen habe, und es könnte vorerst sogar die Frage gestellt werden, ob es denn in der menschlichen Organisation einen Mechanismus gebe?

Es ist zwar der Mechanismus das Niederste in der Natur wie in dem Geiste, wenn aber das Ganze der Natur verschiedene Stufen und deren Thätigkeiten umfasst, als eine organische, dynamische, chemische und mechanische; und das Einzelne immer das Gesetz des Ganzen in sich wiederholt, so muss es sich schon daraus erschliessen lassen, dass auch in der menschlichen Organisation sich ein Mechanismus finden müsse.

Wenn aber die höchste Organisation sich im Menschenleben entfaltet, die Dynamik in den Lebensäusserungen der Thiere sich offenbart, und der Chemismus sich im Pflanzenreiche äussert, so bleibt der Mechanismus der unbelebten todten Natur, der nur erscheint in starrer Thätigkeit lebloser Masse, in der Welt der Kristalle.

Das Niedere aber ist überall die Wurzel des Höhern, und auf dem Mechanismus als seiner Grundlage ruht die Entfaltung der weitern Entwicklung. Die Erde selbst muss Festigkeit und Starrheit haben, wenn sie selbstständig bestehen soll. Diese Starrheit der Erde ist aber ihr Mechanismus, ausgesprochen in den Felsen und Gebirgen, die als Urfesten das Gerippe, das Knochensystem der Erde bilden. (Was von den Kalkgebirgen in noch einer Beziehung gilt.)

Die Starrheit giebt der Erde ihre Selbstständigkeit unter den übrigen planetarischen Körpern, diese ist aber ihr Mechanismus, und auf der mechanisch starren Erde entwickeln sich ihre Geschöpfe. Zuerst dem chemischen Prozesse entsprechend, durch die einfachste Ernährung, die Aufsaugung, Zersetzung und Aushauchung des Wassers die Pflanzenwelt; und diese wiederholt den Mechanismus der Kristalle in ihrer starren Faser, dem Holze, welches steif und fest, der Pflanze mechanische Basis ist.

Die Thierwelt wiederholt nun beides mit dem Hinzutritt dynamischer Lebensäusserungen. Des Thieres Höchstes ist sein Dynamisches, seine Lebensäusserungen, nach Gefühl und Trieb, in Sinnlichkeit und

Willkühr; sein chemisches oder pflanzliches Moment erscheint durch Aufnahme, Umwandlung und Ausscheidung der Speise und des Trankes; sein irdisches oder mechanisches System aber ist das Knochensystem, das schon durch seine Bestandtheile sich den Bestandtheilen der Erde selbst nähert; in den Strahlthieren, den Seesternen u. s. w. selbst noch als Kristall starrend, mit geringen Spuren der Reproduktion und Sensibilität; den Korallen als steinerne Faser noch keine oder wenige Bewegung gewährend; in den Weichthieren, als Muscheln und Schnecken als festes Gehäuse bestehend, in den Gliederthieren als hornerne Füsse, Flügeldecken, Kneipzangen, Panzer, erscheinend, bis endlich in den Wirbelthieren, mit Erscheinung des Rückenmarkes, das mechanisch tragende und stützende, das Knochensystem, in die weiche Umhüllung aufgenommen wird.

Endlich erscheint die menschliche Natur, die auf dem Mechanismus des Knochen- oder allgemeiner ausgedrückt, Gliedersystems ruhend, dem Chemismus der Pflanze durch tägliche Aufnahme, Umwandlung und Ausscheidung der Nahrung huldigt, in die Dynamik des Thierlebens eingehend, Sinnlichkeit und Willkühr äussert, und beiden das rein Menschliche, Bewustsein und Wille hinzufügt, und der Freiheit unterordnet. Wenn aber auch die höchste Organisation sich im Menschen dadurch ausspricht, dass Gefühl und Trieb sich in Gemüth und Geist vollenden, und über allen, als das Höchste, die Seele steht — so ruht doch der Körper, der der Träger der Seele ist, auf seinem Gliederungssysteme, welches ein Apparat von Hebeln ist, um willkührliche Bewegungen hervorzubringen und den Gesetzen des Mechanismus gehorcht.

Giebt es nun im Menschen ein System, das den Gesetzen des Mechanismus gehorcht, so können dessen Funktionen auch von ihrem Gesetze abweichen, und demnach giebt es auch mechanische Krankheiten. Es giebt also im Menschen so vielerlei Klassen von Krankheiten, als es Stufen der Entwicklung giebt, nämlich die rein menschlichen oder psychischen, die Seelenkrankheiten; die thierischen oder dynamischen in gestörter Sinnlichkeit; die pflanzlichen oder chemischen in gestörter Ernährung; und die mechanischen in gestörter Form und Gestaltung bestehend. Ein Theil dieser letzten Krankheits - Klasse sind nun die orthopädischen.

Es sei erlaubt die Behauptung, dass das Gliedersystem mechanisch sei, und den Gesetzen des Mechanismus gehorche, noch etwas weiter auszuführen.

Der organische Mechanismus im Menschen, oder das mechanische System ist das Gliedersystem, oder der Innbegriff aller Organe und Gebilde, die zur Vermittlung und Ausführung der freien willkührlichen Bewegung vorhanden und thätig sind. In diesem Gliederungs- oder Artikulations - Systeme liegen wieder einzelne untergeordnete Systeme, die für sich Theilganze ausmachen, und diese sind das Knochensystem, das Muskelsystem, das Bändersystem, und in so fern der Apparat, den die Gelenke an eigenthümlichen, überall gleichförmig vorkommenden Gebilden besitzen, ebenfalls zu einem System erhoben werden darf, das Gelenksystem.

In diesem Gliederungssystem nun, das die freie Bewegung vermittelt, und den ganzen Organismus stützt und trägt, ist der Mechanismus in Bau und Verrichtung auf das deutlichste ausgesprochen. Es ist das Gliedersystem ein System von Hebeln, deren Aktion dem höhern Einfluss der Nerven untergeordnet ist, um die Verbindung mit der Aussenwelt durch die Bewegung herzustellen, und die daran befestigte Maschine des ganzen Organismus selber zu bewegen, die Gesetze dieser Bewegung sind aber mechanisch.

Es soll hier nicht der Ort seyn, dieses ausführlich nachzuweisen, was in dem Abschnitt von der Mechanik des menschlichen Leibes geschehen wird, sondern es soll blos der Begriff eines mechanischen Systems festgestellt werden. Auch wird, so oft von Krankheiten des Gliedersystems gesprochen wird, immer nur das Mechanische derselben gemeint; so wie unter der Funktion des Gliedersystems blos die Möglichkeit der Bewegung, die Beweglichkeit verstanden ist, denn die bewegende Kraft selbst gehört dem Willen und dem Nervensystem an, welche bei Betrachtung des Mechanismus ausgeschlossen bleiben.

Es ist also der organische Mechanismus nach seiner strengsten Bedeutung bezeichnet, wenn gesagt ist, dass er der Inbegriff derjenigen Gebilde, Organe und Systeme sei, die die Stützung, Tragung und Bewegung des Leibes vermitteln, ohne Beziehung auf die höhere in ihnen waltende Thätigkeit. Diese letztere besteht in der Ernährung dieser sämmtlicher Gebilde durch das Blut, und in der Wirhung der Nerven auf den Muskel; diese Aktionen bleiben aber hier ausgeschlossen.

Wenn es nun schon eine oberflächliche Ansicht lehrt, dass diejenigen Gebilde, die Stützung, Tragung und Bewegung des organischen Leibes unter dem Einflusse der Nerven vermitteln, eben hiedurch nur mechanische Aktion ausüben, so lehrt dieses bei genauerer Betrachtung ihr Bau, ihre Anordnung und Bildung noch vielmehr.

Die Knochen sind das Niederste, am meisten Irdische und Starre, was am menschlichen Leibe gefunden wird, sie sind eine Masse von Fasern, sind das Holz der Pflanzen, ja für Hirn und Mark noch wirklich das Gehäuse; ihre erdigen Stoffe und Salze, die die Chemie zeigt, stellen sie der Erde näher, sie sind thierische Kristalle, aus Kristallisationspunkten entstanden, nur als thierische Theile sind sie nicht eckigt, sondern abgerundet.

Alle Knochen, die eine grosse Beweglichkeit haben, besitzen Ansätze und Fortsätze, die zur Befestigung der Muskeln und Flechsen dienen. Man betrachte z. B. einen Rückenwirbel. An alle Fortsätze setzen sich Muskeln, die die Bewegung für die bewegenden Muskeln erleichtern. Man betrachte das Armgelenke, so besteht der Vorderarm als Last, die beugenden oder streckenden Muskeln als Kräfte, das Gelenke selbst als Stützpunkt, und das Ganze ist eben ein Hebel u. dgl. m.

Der Ellenbogenknorren ist für die Strecker, das Hügelchen an der Speiche und der Kronenfortsatz der Röhre für die Beuger ein Punkt der Anheftung und Erleichterung für die wirkende Kraft. Die Rollen der Gelenke sind das Gewinde, um welches die Bewegung Statt findet, und der Oberarm der Stützpunkt. Selbst das Fett ist vorhanden, das die Hebelarme schmiert und schlüpfrig macht, als Synovie, und selbst die Namen Rolle, Gewinde, Gelenkschmiere deuten auf den Mechanismus des Prozesses hin.

Dieses gilt nun vom ganzen Verhältniss der Knochen, Muskeln und Gelenke zu einander. Die Knochen bilden überall die Last, die Muskeln die Kraft, und das Gelenke den Stützpunkt.

Bedenkt man hiezu noch, dass die Kraft, die die Bewegung wirklich hervorruft, nämlich der Einfluss des Willens mittelst der Nerven auf die Muskeln, für die Organisation der Glieder selbst eine äussere ist, und die Beweglichkeit der Gelenke auf die wirkliche Bewegung, die nicht von den Gliedern ausgeht, warten muss, dann aber bei ihrem Eintritt ihr ganz gehorcht, so ist wohl die eben aufgestellte Ansicht vom Mechanismus noch mehr begründet.

Vollendung der höchsten Mechanik des Organismus fände sich in Ballettänzern, äquilibristischen Künstlern, Taschenspielern, Seiltänzern, deren Kunstfertigkeit auch unter dem Namen: „mechanische Künste" zu Markte getragen wird.

Wäre somit nun nachgewiesen, dass es einen Mechanismus in der menschlichen Organisation gebe, und dass solcher auch mechanisch erkranken könne, so wäre dadurch auch der Aufgabe des Werkes näher gerückt.

Dass jedes Gebilde in der Art, in der es besteht und wirkt, auch erkranken könne, lehrt tägliche Erfahrung, und ausser dem, was eben schon über mechanische Krankheiten gesagt worden ist, will ich hier eine kurze Uebersicht derjenigen Krankheiten geben, die den Gegenstand der Orthopädie ausmachen.

Solche Zustände sind aber: Verkrümmungen am Halse, nach vorne oder einer Seite, mit mehr oder minder falscher Achsendrehung des Kopfes; Verkrümmungen des Rückgrats, nach rückwärts, vorwärts und den beiden Seiten; Abweichungen und Austretungen von einzelnen Rippen, und Verschiebung des Brustbeins, mit, aber auch ohne Leiden der Wirbelsäule; Verschiebung des Schulterblatts, meistens mit, aber auch ohne Rückgratskrümmung; Verschiebungen des Beckens, wohl stets von Rückgratskrümmung abhängig; Verziehungen der Knochen in den Gelenken durch einseitig überwiegende Muskelkraft; Verkrümmungen im Verlaufe der Röhrenknochen, Klumpfüsse, Klumphände, und wenn man diesen Krankheiten noch veraltete Verrenkungen und Lähmungen einzelner Muskeln und Bänder zufügt, gegen welche ebenfalls orthopädische Maschinen können angewendet werden, so ist durch diese Aufzählung verhältnissmässig weniger Krankheitszufälle der Umfang der Orthopädie so ziemlich erschöpft.

Dass diese krankhaften Zustände auf mechanischer Abweichung und Verschiebung aus ihrer Normallage beruhen, lehrt wohl der Augenschein; aus welchen Ursachen und unter welchen Verhältnissen aber der Mechanismus gestört sei, das wird die Pathologie noch genauer bestimmen.

Ist aber einmal eine mechanische Krankheit vorhanden, so kann sie unter gewissen Bedingungen auch nur durch Mechanismus geheilt werden.

Eine Rückgrathsverkrümmung z. B. aus Schwäche der Muskeln entstanden, mit bedeutender Ausweichung der Wirbel, wird die Dynamik nie heilen; denn sie wird durch kräftigere Zusammenziehung der Muskeln heilen wollen, aber die kräftigere Kontraktion der Muskeln wird die Verkrümmung nur noch erhöhen, indem theils die verschobenen theils in ihrer Substanz veränderten Wirbelkörper sich nur selbst im Wege stehen, und die Neigung ihrer Schwere stets der Muskelaktion entgegen wirkt; auch möchte es kaum möglich sein, auf dynamische Weise auf die geschwächten Muskeln allein stärkend, und auf die verkürzten allein erschlaffend einzuwirken. Dieses vermag aber der Mechanismus durch seine Manipulationen, Binden, Maschinen u. s. w. Und ist hier schon die Wirksamkeit der Mechanik so gross, wo die Ursache der Krankheit dynamisch seyn mag; und vielleicht auf dynamische Weise gehoben werden kann, um so vielmehr muss sie erst bei ganz rein mechanischen Uebeln z. B. angebohrnen Missstaltungen hervortreten.

Nur mechanische Krankheiten können mechanisch behandelt werden; wenn nun ein Glied unbeweglich ist wegen Beinbruch, Verrenkung, oder Verwundung und Zerreissung seiner Muskeln und Flechsen, so ist dieses zwar auch eine mechanische Krankheit, die aber nicht zum Gebiete der Orthopädie gehört, als akute mechanische Krankheit; Unbeweglichkeit eines Gliedes wegen Verletzung oder Unterbindung einer Arterie, wegen Verletzung oder Lähmung eines Nerven gehört ebenfalls in ein anderes Feld der Heilkunst, jene zur gestörten Vegetation als pflanzliche, diese zur gestörten Dynamik als thierische Krankheit.

Es kann aber eine Ursache noch dynamisch seyn und der Erfolg mechanisch, wie bei dem oben gegebenen Beispiel der Rückgrathskrümmung, und umgekehrt eine mechanische Krankheit, dynamische Folgen haben, z. B. der Druck verschobener Wirbel auf die Nerven, Gefässe, Respirations- und Nutritions-Organe, und in jedem Falle mechanische Hülfe nöthig und nützlich sein.

Auf diese Weise muss der Mechanismus des menschlichen Leibes, sein Erkranken und seine Heilung begriffen werden, und da er ohne Ernährung nicht bestehen kann, so kann er auch wesentlich von den höhern Funktionen des thierischen Lebens nicht anders getrennt werden, als nur behufs der Darstellung, und diese Trennung wird in der Therapie durch das Ineinandergreifen der dynamischen und mechanischen Behandlung wieder aufgehoben.

Hieraus ergiebt sich nun der Begriff einer orthopädischen Krankheit als einer solchen, die ohne Leiden eines höhern Systemes der thierischen Natur, des Blut- oder Nervensystemes, blos einzig und allein in gestörtem Gleichgewichte der Faktoren der Beweglichkeit, in den Knochen, Muskeln, Bändern und Gelenken besteht.

Da aber solches ohne Theilnahme des Blutumlaufes und der Nerventhätigkeit nicht möglich ist, es also keine mechanische Krankheit geben kann bei der nicht die Reproduktion, Irritabilität und Sensibilität in Mitleidenschaft gezogen wäre (denn auch das Gliedersystem kann ohne Ernährung durch das Blut, und Belebung durch der Nerv nicht bestehen) so führt dieses auf die wichtige Frage:

„Welches ist das Verhältniss des Mechanismus zur Dynamik in der menschlichen Organisation?"

So weit nun diese Frage für das praktische Handeln des heilenden Arztes zu beantworten ist, ist solches in der Therapie geschehen, indem dort von der dynamischen Behandlung, von der mechanischen Behandlung, und vom Ineinandergreifen des Mechanismus und der Dynamik die Rede ist, und um Wiederholung zu vermeiden, muss auf jenen Abschnitt verwiesen werden.

In wiefeen diese Frage dahin bezogen wird, was der Mechanismus in der menschlichen Organisation sei, wie er sich zu den dynamischen Lebenserscheinungen verhalte, wie dieser Mechanismus erkranke, in welchen Beziehungen seine Krankheiten zu den übrigen gesunden und kranken Funktionen des Organismus stehen, und wie die Heilung mechanischer Krankheiten von mechanischen und dynamischen Prinzipien ausgehen müsse? so ist dieses die Aufgabe, um die der Inhalt des ganzen Buches sich dreht, und erst am Schlusse der dritten Abtheilung mag der Leser beurtheilen, ob es mir gelungen sei, diese Aufgabe zu lösen.

In so fern endlich aber die Einleitung zu dieser Schrift über dieses Verhältniss einigen Aufschluss geben soll, mögen sich folgende allgemeine Grundsätze, die ich aber nicht ohne Grund vorläufig nenne, aufstellen lassen.

1. der Mechanismus ist die Basis, auf der das höhere Leben mechanisch ruht. Gleichwie die Masse der Erde auf ihren Felsen, und der Eichbaum auf seinem Holze ruht, so ist das Knochensystem die Grundlage des thierischen Körpers, und bestimmt dessen Form.
2. Ohne Reproduktion d. h. ohne Ernährung und Umwandlung kann keine Organisation bestehen, und so wie das Anschiessen der Mineralien und Kristalle wenigstens einen chemischen Prozess in sich trägt, so liegt im mechanischen System des Organismus die Ernährung und Verzehrung, Reproduktion und Resorptiou durch Blut und

Lymphgefässe, die das eine Band ausmachen, durch das der Mechanismus der Organisation verbunden ist.

3. Je mehr ein Gebilde sich dem Organisch-starren d. h. dem Mechanischen nähert, desto spärlicher äussert sich in ihm das höhere Leben, desto träger geht jeder Prozess vor sich, um so näher steht es der Kristallwelt. So steigt das Gliedersystem hinab, von den Muskeln durch ihre Scheiden und Flechsenhäute zu den Sennen, diese durh die Bänder zu den Knorpeln und Knochen, und die Bestandtheile der letztern zeigen deutlich ihre Annäherung zur starren unorganischen Natur.

4. Das Niedere bleibt dem Höhern untergeordnet, und der Mechanismus des Gliedersystems steht auch unter dem Einflusse des Nervensystems, mittelst dieses Systems aber unter die Herrschaft des Bewustseins und Willens gesetzt, werden geregelte Bewegungen möglich, und dieses ist das zweite Band, welches den Mechanismus der Organisation verkettet.

5. Je mehr aber ein Gebilde der Starrheit sich nähert, um so tiefer sinkt der Einfluss der Ernährung und des Willens, und um so mehr tritt der Mechanismus hervor.

6. Beide aber bedingen sich, ohne Reproduktion kann der Mechanismus nicht existiren, und das höhere Leben kann nicht bestehen ohne mechanische Grundlage, eines bedingt das andere; daher auch Krankheit des einen, Krankheit des andern nach sich zieht.

7. Aber auch umgekehrt, durch Zurückführung zum

Normalzustand des einen, wird auch das andere zum Normalzustand zurückgeführt.

8. So wie nämlich die Funktionen der übrigen Systeme auf den Mechanismus des Gliedersystems einwirken, wirkt auch der Mechanismus dieses Systems wieder auf sie zurück, und so kann die Krankheit im ernährenden Blut- und belebenden Nervensystem auch Krankheit des Mechanismus; Krankheit des Mechanismus hingegen Mitleidenschaft jener höhern Systeme erregen. Daher kommt es denn, dass manche mechanische Krankheiten auch dynamisch geheilt, oder wenigstens durch dynamische Behandlung unterstützt werden müssen, während manche dynamische Zufälle durch Mechanismus gehoben werden können.

Diese Einleitung lässt sich wohl am besten mit einer Uebersicht des Inhaltes des Buches schliessen, da diese die klarste Ansicht von der Tendenz der Schrift gewähren wird.

Die vorliegende erste Abtheilung enthält nun nach der Einleitung, die den Begriff und Umfang des zu behandelnden Gegenstandes bestimmt, eine allgemeine Anatomie des Gliedersystems. Diese beschreibt im Allgemeinen die Knochen, Muskeln, Bänder und Gelenke, wie sie überall am ganzen Leibe vorkommen. Darauf folgt eine gedrängte Bildungsgeschichte dieser Theile des menschlichen Leibes, weil ihre Entwicklung und ihr jeweiliger Zustand in jeder Lebens- und Krankheits-Periode aufs möglichste bekannt sein muss. Hierauf folgt eine Darstellung der Mechanik des menschlichen Leibes, und zwar zuerst Grundsätze der allgemeinen mathematischen Mechanik, dann der Nachweis ihres Vorkommens in den Bewegungen des Gliedersystems, und endlich eine Mechanik des Stehens und Gehens. Dann folgt die Pathologie. Dieser Abschnitt ist der weitläuftigste; denn da recht häufig die mechanischen Krankheiten mit dynamischen verbunden sind, von ihnen herrühren, oder sie endlich selbst erzeugen, so ist auch die Kenntniss der dynamischen Krankheiten des Gliedersystems höchst nöthig; und daher sind sie vor den eigentlichen orthopädischen angedeutet, und nach diesen folgt eine Uebersicht der chronisch-mechanischen, oder eigentlich orthopädischen Krankheiten. Einen fernern Abschnitt bildet die Abhandlung über Vorhersagung und Naturheilung, durch welche möglichst angedeutet wird, was in gegebenen Fällen erfolgen möge und könne, und was Natur und was Kunst leisten wird. Endlich folgt die Therapie. Diese wiederholt ausführlich mehreres schon Angegebenes, in sofern es zur Heilung nöthig wird. Sie zählt die dynamischen Heilmethoden und Mittel auf, und eben so die mechanischen, und handelt dann vom Ineinandergreifen beider Behandlungsarten. Die dynamische Behandlung verweist sie jedoch in andere Gebiete der Heilkunde, und beschäftigt sich vornehmlich mit dem Mechanismus. Es folgt eine Abhandlung über das Wesen und Wirken der Maschinen, ihre Gesetze und Anwendungsart. Endlich der Beweiss, dass Ausdehnung und Streckung das Erste Moment der orthopädischen Behandlung sei, und sie schliesst mit den Anforderungen an einen guten Streckapparat.

Die Abbildungen geben eine allgemeine Ansicht von dem zu behandelnden Gegenstande.

Was nun diese erste Abtheilung im Allgemeinen ausführte, werden die beiden andern im Einzelnen thun.

Die zweite Abtheilung behandelt die Verkrümmungen des Halses, Rückgraths, Beckens und der Rippen und Brustbeine, die dritte Abtheilung dieselben Zustände der Schultern, Schlüsselbeine, Arme, Füsse, welche letztere vornehmlich in Kontrakturen der Gelenke, und angebornen oder erworbenen Missstaltungen und Klumpfüssen u. s. w. bestehen.

Wie im allgemeine Theile werden diese Organe erst anatomisch, dann nach ihrer Bildungs- und Entwicklungsgeschichte, dann nach ihrem Mechanismus, dann pathologisch, und endlich nach gestellter Vorhersagung therapeutisch betrachtet.

Nach diesen einleitenden Erörterungen beginnt nun die Darstellung der Sache selber, und zwar mit der Anatomie.

Anatomie des Gliedersystems.

Anatomie ist die Grundlage aller Heilkunde, und namentlich der wundärztlichen, wohin auch die orthopädische gehört; auf sie stützt sich die Physiologie, und erst wenn der Bau und die Funktion des Systems oder Organs im normalen Zustande erkannt ist, lässt sich dessen Pathologie und Therapie abhandeln.

Allgemeine Sätze gelten überall, und so dieser auch hier.

Ich gebe also als Grundlage meiner Abhandlung eine kurze anatomische Beschreibung und Uebersicht des Systems, das meine Abhandlung umfasst, und füge dann, ehe ich zur Pathologie schreite, so viel als nöthig scheint, aus der Physiologie bei; diese aber ist hier mechanisch, und führt dann die Aufschrift von der Mechanik des menschlichen Leibes.

Die Orthopädie umfasst nun das Gliederungs- Bewegungs- oder wie es sonst noch genannt wird, das Artikulationssystem, d. h. mit andern Worten: die Gesammtzahl derjenigen Glieder. Organe und Gebilde, durch welche im gesunden Zustande die äussere Form und Gestaltung des Körpers dargestellt, und die willkührliche Bewegung verrichtet wird. Der Standpunkt der Orthopädie ist aber ein mechanischer, er erkennt und heilt Gebrechen des organischen Mechanismus auf mechanische Weise, daher werde ich auch nur eine Beschreibung von der Konstruktion, und Funktion dieses Systemes geben in so weit es mechanisch ist.

Ich werde daher über das Verhältniss von Blut und Nerv im Artikulations-System, über chemische Mischung, über Muskelreizbarkeit und Nerveneinfluss wenig sagen; denn der gegebene Standpunkt fordert nur eine Behandlung in so fern es mechanisch ist, und die Möglichkeit der Bewegung, oder die Beweglichkeit darstellt; die Bewegung selbst und ihre Störungen, so weit sie nicht vom gestörten Mechanismus, sondern von vermehrter oder verminderter Reizbarkeit und Empfänglichkeit der Muskeln, von gesteigerter oder geschwächter Thätigkeit der Nerven ausgehen, liegen über den gegenwärtigen Zweck hinaus.

Daher denn die Darstellung mechanisch ist, und von der Bildungsgeschichte im Allgemeinen nur so viel zugegeben wird, als zur Kenntniss des Zustandes dieser Organe in jeder Altersperiode zu wissen nothwendig ist.

Das Bewegungs- Artikulations- oder wie ich es lieber nenne, Gliedersystem, ist also der Inbegriff aller derjenigen Organe, Gebilde und Glieder, die im gesunden Zustande die Form und Gestalt des menschlichen Leibes ausdrücken, und zur willkührlichen Bewegung dienen, und dessen Theile sind zunächst die Wirbelsäule oder das Rückgrath, das Brustgebäude mit Rippen und Brustbein, das Becken mit den untern, die Schlüsselbeine und Schultern mit den obern Extremitäten.

Dieses Gliedersystem zerfällt aber seinen Bestandtheilen nach in untergeordnete Systeme, nämlich: 1. in das Knochensystem oder das Skelett, welches das Gebäude des ganzen Organismus tragen und stützen muss; 2. un Fleischbündel oder Muskeln, durch deren Ausdehnung und Zusammenziehung die Bewegung möglich und wirklich wird; 3. in die Bänder oder Ligamente, durch welche die in sich selbst gebrochenen Knochen des Skeletts in den Gelenken wieder mit Beweglichkeit vereinigt sind; und 4. aus den in ihrer Continuität gebrochenen und durch die Bänder beweglich vereinten Knochen bilden sich mit Befestigung der Muskeln und unter Hinzutritt eines überall gleichförmig vorkommenden Apparates eigenthümlicher Gebilde die Gelenke, in denen die freie Bewegung Statt findet.

Diese einzelnen Systeme als: die Knochen, Muskeln, Bänder und Gelenke haben nun eine komplizirte Zusammensetzung, von der ausführlicher die Rede sein wird.

Das Knochensystem.

Die Knochen sind die härtesten und festesten Theile des menschlichen Körpers, sie bilden die Grundlage des Organismus, helfen die Gelenke zusammensetzen, dienen den weichen Theilen zur Unterstützung, werden aber durch sie bewegt. Die Knochen sind im gesunden Zustande völlig unempfindlich aus Mangel an Nerven. Härte und Sprödigkeit haben die Knochen wegen ihres Gehaltes an Erde, daher sie auch eher brechen oder reissen, als dass sie sich ausdehnen, strecken oder biegen lassen. Es sind aber die Knochen bei Kindern und jungen Leuten, wo sie am meisten Gallerte halten, am wenigsten spröde, daher dehnen und beugen sie sich in diesem jugendlichen Alter häufiger und leichter, als bei Erwachsenen und Greisen, bei denen sie am wenigsten thierischen Leim und am meisten Erde enthalten, und am leichtesten brechen.

Das ganze Knochensystem ist symetrisch gebaut; denn selbst die unpaarigten Knochen lassen sich in Gedanken theilen, oder haben die Theilung durch eine Demarkationslinie angedeutet; doch erleidet diese Symetrie manche Abweichungen, da häufig der rechte Knochen dem gleichnamigen linken ungleich ist, häufig der eine dicker, länger, breiter oder kürzer, dünner, schmäler und lockerer als der andere gefunden wird. Oft ist auch die eine Hälfte des Knochengerüstes anders gestaltet als die andere, sei es angeboren, oder durch besondere einseitige Anstrengung, oder durch Krankheiten erworben. Doch gehören solche Erscheinungen zu den Ausnahmen von der allgemeinen Regel.

Man theilt die Knochen ein: in lange oder Röhrenknochen, als Oberarm- Schenkel- Ellenbogen- Schienbein-Knochen; in flache, als Brustbein- Rippen-Knochen; in platte, als die Wirbelknochen; in runde, als Hand- und Fuss- Wurzelknochen, Kniescheiben, Sennenbeinchen u. s. w. Man theilt sie auch ein nach dem Gewebe, in festere z. B. Röhrenknochen und in schwammige, als die Hand- und Fuss-Wurzelknochen, was allerdings in Beziehung auf manche Krankheiten, die sich dieses oder jenes Gewebe zu ihrem Sitze erwählen, wichtig ist.

Am Geeignetsten scheint hier die Eintheilung nach der Substanz und den einzelnen Bestandtheilen.

Knochensubstanz. Die Knochensubstanz oder Knochenfaser ist hart und fest, aus Faserstoff bestehend, mit phosphorsaurer Kalkerde verbunden, und stellt ein verknöchertes poröses Gewebe dar. Die Knochenfasern liegen in den Röhrenknochen parallel neben einander, in platten und runden Knochen strahlen sie netzförmig vom Mittelpunkte nach dem Umfang zu. Gegen die äussere Oberfläche zu ist die Substanz am härtsten, glänzendsten, je tiefer man eindringt, um so lockerer wird sie. Die langen Knochen sind nach aussen zu gradweise dichter und fester; nach innen zu hingegen in der Mitte blätterig, darauf locker, und endlich hohl, gegen die Enden zu inwendig netzförmig, in den Enden selbst aber schwammig. Die flachen Knochen sind an den Stellen, wo sie sehr dünn sind, von Gewebe meistentheils sehr dicht, wo sie hingegen dicker sind, haben sie nach innen gewöhnlich eine grobe zellige Struktur. Die platten und runden Knochen gehen von ihrer dichten, mehr oder weniger dicken Rinde nach innen zu in eine bald mehr zellige, bald mehr netzförmige, bald mehr schwammige Substanz über. In die Knochensubstanz treten Blutgefässe ein, nur kleinere und sparsamer, je mehr der Knochen ausgebildet ist; ein Gefässchen tritt jedesmal in die Markhöhle und verbindet seine Zweige mit der Markhaut.

Beinhaut. Die Beinhaut ist eine feste, für sich bestehende, fibröse gefässreiche Membran, die den

Knochen äusserlich genau umgiebt. Im Fötus liegt sie lockerer auf dem Knochen und verbindet sich um so inniger mit ihm, je älter der Körper wird. Sie läuft über die Gelenkkapsel und geht zu dem gegenüberstehenden Knochen, so dass sie als eine zusammenhängende Membran das ganze Skelett überzieht. Sie besitzt viele Blutgefässe in um so grösserer Menge, als das Subjekt jung ist. Mit dem zunehmenden Alter verlieren sich die Gefässe und verwachsen. Die Arterien gehen aus der Beinhaut in die Substanz des Knochens, und die Venen neben ihnen zurück. Diese Membran hat nur geringe Empfindlichkeit, und anatomische Untersuchungen haben keine Nerven gezeigt. Nur im pathologischen Zustande zeigt sie Empfindlichkeit.

Mark. Das Knochenmark ist eine fette, öligte Substanz, die auf der innern Seite der Diploe der flachen, platten und runden, und in den Höhlen der röhrigten Knochen abgesetzt wird. In den ersten Jahren nach der Geburt ist es flüssiger, weniger fettartig. Das dasselbe absondernde Organ befindet sich auf der innern Fläche der Knochen, als eine für sich bestehende, mit der äussern Beinhaut durch Gefässe verbundene Membran, die Markhaut genannt. Es hat diese Membran nur einen geringen Grad von Empfindlichkeit, aber gross ist die Zahl ihrer Gefässe.

Knochenkerne. Die Knochenkerne, wichtiger in der Geschichte der Entwicklung der Knochen, als in dem vollendeten und ausgebildeten Knochengerüste, sind das, woraus alle Knochen werden. Alle Knochen sind nämlich im Fötus erst wahre Knorpel, und in diesen entstehen die Verknöcherungspunkte, oder wie sie hier heissen, Knochenkerne. Es sind thierische Kristallisationspunkte, aus denen der Knochen sich entwickelt. Von ihnen geht die Verknöcherung nach dem Umfange des Knorpels zu, bis der Knorpel ganz zum Knochen geworden ist. Die flachen Knochen sowohl und die platten als die Röhrenknochen haben mehrere Verknöcherungspunkte, die gegen einander wachsen, bis sie zu einem Stücke zusammenfliessen. Jeder grössere Knochen besteht anfangs aus mehreren Knochenkernen, die sich zu einzelnen Ansätzen und Fortsätzen bilden, und oft erst spät ganz verwachsen. Alle Epiphysen und Apophysen sind aus einzelnen Knochenkernen entstanden, und bleiben lange mit dem Hauptkörper des Knochens nur durch Knorpelscheiben vereinigt, bis sie endlich erst bei der Reife und Vollendung des ganzen Körpers mit den übrigen Theilen des Knochens zu einem einzigen Stücke zusammenwachsen. Man vergleiche hieher die An- und Fortsätze am Knochen des Oberschenkels, die einzelnen Stücke des Hüftbeins, als Darm- Sitz- und Schaambein u. s. w.

Soviel von den einzelnen Bestandtheilen der Knochen. Man zählt wohl mit Recht hieher auch die Knorpel; aber da diese nur an den Knochenenden, also in den Gelenken vorkommen, und der eigenthümliche Gelenkapparat ebenfalls aus Knorpeln besteht, so sind diese Gebilde theils ihrer Bedeutung nach, theils um Wiederholung zu vermeiden, unter dem Gelenkapparate abgehandelt.

Die physiologische Bedeutung der einzelnen Bestandtheile der Knochen ist wohl, dass der Knochenkern der erste Ursprung und Beginnen des neuen Knochens im mütterlichen Knorpel ist, dass die Fasersubstanz durch die, in sich aufgenommenen erdigen und salzigen Theile das Haltbare, Feste und Formgebende bildet, dass die Beinhaut als nährendes Organ des Knochens auftritt, in pathologischem Zustande, Ueberwucherung oder Resorption der Knochensubstanz bewirkt, und dass endlich das Mark, theils als nährendes Fett, theils als befeuchtendes Oel, theils Ernährung, theils Schmeidigung und Bewahrung vor allzugrosser Sprödigkeit zur Folge haben soll.

Wichtig ist für den vorliegenden Zweck die Geschichte der Bildung und Entwicklung der Knochen, um den vermuthlichen Zustand dieses Systems in jedem Individuum, und auf jeder Entwicklungsstufe möglichst erschliessen zu können, daher darüber noch einige Erörterungen.

Bei der Geburt sind noch nicht alle Knochen des Kindes gleichförmig und vollständig ausgebildet; am vollkommensten zeigen sich die Rippen und Schlüsselbeine, am unvollkommensten sind die Kniescheibe, das Steisbein, die Hand- und Fusswurzelknochen. Alle Fortsätze der Knochen sind bloss durch Knorpel verbundene Ansätze, die Röhrenknochen sind gerade, Becken und Füsse klein, das Rückgrath nicht gebogen, das Brustbein von geringer Festigkeit. Erst im fünfzehnten bis zwanzigsten Jahre haben die Knochen ihre vollkommene Festigkeit erreicht. Am meisten sieht man das mittlere Brustbein in Zahl und Form seiner Knochenkerne variren, die Rippen behalten lange ein blos knorpelartiges Köpfchen, das erst um die Zeit der Mannbarkeit mit dem Uebrigen zu einem festen Knochen vereinigt wird. Auch die Wirbelsäule, ausser dem Träger und Kreuzbein, bleibt lange unvollendet. In den Röhrenknochen vergrössert sich das Mittelstück der Länge nach, desswegen bleiben die Enden lange knorpeligt, und erst gegen die Jahre der Mannbarkeit, wenn die Knochen ihre vollständige Länge erreicht haben, verwachsen auch die durch dünne Knorpelscheiben mit ihnen verbundenen Endstücke zu einer Continuität, so dass man in ihnen keine Spur von Trennung mehr bemerkt.

In den Jahren der Mannbarkeit sind daher bei beiden Geschlechtern vollendet: der Kopf, der Träger, Handwurzel und Fusswurzel, die vordersten Glieder der Finger und Zehen, die Kniescheiben, die Sennenknöchelchen; noch nicht vollendet sind: die übrigen sechs Halswirbel, deren Fortsätze und Ansätze noch nicht mit dem Körper der Wirbel verschmolzen sind, die Schlüsselbeine am Brustende, die Rippen, deren Köpfchen noch einen Ansatz zeigt, das Schulterblatt, das an seiner obern und untern Ecke noch einen Ansatz zeigt, die Oberarmröhre, die oben noch einen Ansatz verräth, und deren innerer unterer Knöchel noch einen Ansatz hat, Ellenbogen und Speiche, die am obern Theile zwar verwachsene, aber im untern Theile noch abgesonderte Ansätze haben, die Mittelhand- und Mittelfussknochen, die am Hand- und Fussende vollendet sind, aber noch nicht am Finger- und Zehenende, die hintern und mittlern Finger- und Zehenglieder, die am vordern, aber noch nicht am hintern Ende vollendet sind. Ferner sind noch unvollendet: das Hüftbein, es ist daran der Kamm, der Häcker und der Sitzknorren noch ein eigenes Knochenstück; das Kreuzbein, es zeigt nur noch schwache Spuren der Zusammensetzung, die Rücken- und Lendenwirbel, sie sind weniger als die Halswirbel vollendet, zeigen auch deutlich oben und unten auf ihren Körpern noch Knorpelscheiben und einen noch getrennten Knochenkern im Dornfortsatze. Am Schenkel sind die beiden Rollhügel, unten die Gelenkköpfe noch abgesondert, selbst der Schenkelkopf zeigt noch Spuren seiner ehemaligen Trennung. Das Schienbein und das Wadenbein haben an beiden Enden noch Ansätze.

Nach einigen Jahren wird die ganze Ausbildung vollendet, die Endstücke verschmelzen mit den Mittelstücken; am spätsten vereinigt sich mit den übrigen Knochen der Kamm des Hüftbeins, die Spitze der Dornfortsätze der Rücken- und Lendenwirbel, und fast zuletzt die untere Ecke des Schulterblattes. Die Markzellen werden nun völlig ausgebildet, hin und wieder die Knochen im Umfang dicker, ihre Spitzen hervorragender, ihre Länge aber nimmt nicht mehr zu.

In dieser Periode sind die Knochen am festesten stärksten, vom fünf oder sieben und zwanzigsten, bis zum vierzigsten oder fünfzigsten Jahre werden die Knochen nicht ferner verändert, nur treten die Ecken, Höcker und Leisten derselben stärker hervor.

Doch dauert immerhin die Metarmophose fort, bei einer uneingerichteten Verrenkung verschwindet das alte Gelenk, und bildet sich ein neues, gebrochene Knochenenden vereinigen sich, Krankheiten bilden Knochenanschwellungen, Heilmittel dagegen bewirken ihre Resorption; liegt ein sonst beweglicher Knochen unbeweglich auf dem andern, so verwächst er mit ihm; bei Kyphosis können sogar mehrere Wirbel ganz verloren gehen, andere verwachsen, und doch der Kranke genesen.

Im höhern Alter werden die Knochen spröder und dünner, die Ernährung sinkt, hört endlich auf, die Knochen werden leichter, brüchiger, spröder, hin und wieder verwachsen wenig bewegliche Gelenke, mehrere Knorpel verknöchern u. s. w.

Bei dem männlichen Geschlechte erfolgt die Vollendung des Knochengerüstes in der Regel früher, als bei dem weiblichen; bei Individuen, die sich viel bewegen, früher, als bei ruhig lebenden.

Der Unterschied im Knochenbau des männlichen und weiblichen Skelettes hat für orthopädische Zwecke ebenfalls wichtige Differenzen; doch müssen krankhafte Zustände, soll es wenigstens mit Erfolg geschehen, noch vor der Geschlechtsreife behandelt werden.

Im Allgemeinen ist ausser den auf die Geschlechtsverrichtungen Bezug habenden bekannten Verhältnissen des Beckens und des Winkels der Ansetzung der Schenkelköpfe an den Körper des Schenkelknochens, das weibliche Knochengerüste schwächer, zarter und feiner, da im Gegentheil am Manne die Knochen in den Durchmessern grösser, in der Dichtigkeit stärker und fester, an ihren Fortsätzen mehr hervortretend sind. Ueberhaupt ist bei dem Manne das Brustgebäude und das Schultergelenk, bei dem Weibe das Becken und Hüftgelenk durch seine Bedeutung und Form ausgezeichnet.

Das Muskelsystem.

Das System und die Anordnung der Gebilde, die, wenn die Knochen beweglich mit einander verbunden sind, die Bewegung durch ihre, vom Nerveneinfluss veranlasste Zusammenziehung wirklich ausführen, heisst das Muskelsystem, und die Muskeln sind ihrer Organisationsstufe nach das höchste Gebilde des Gliedersystems, so wie die Knochen das niederste sind; denn wenn auch gleich in den Gelenken ein Zusammentreten aller Gebilde des Gliedersystems vorkommt, so sind doch diese Organe bei weitem nicht mit der Belebtheit und Lebendigkeit der Struktur und des Baues versehen, die sich in den Muskeln ausspricht.

Die Muskeln sind Theile des Körpers aus eigenthümlichen, weichen, röthlichten, durch Zellstoff zusammengehefteten Fasern bestehend, mit Gefässen und Nerven durchflochten, und besitzen die nur ihnen eigne Reizbarkeit und Zusammenziehungsfähigkeit, Irritabilität und Kontraktibilität. Nach Einigen sollen die Muskeln die Indifferenz der Wechseldurchdringung von Blut und Nerven sein.

Man theilt die Muskeln in zwei grosse Hauptklassen: in Bewegungs- und Verdauungs-Muskeln, womit auch so ziemlich die Eintheilung in willkührliche und unwillkührliche übereinstimmt, und der Uebergang der Bewegungs- zu den Verdauungs- so wie von den willkührlichen zu den unwillkührlichen Muskeln ist am Anfange und Ende des Speisekanals, an Mund und After ausgesprochen. Man theilt die Muskeln ferner ihrem Baue nach in bauchigte, gefiederte, häutige Schliessmuskeln u. s. w. Hier aber ist wohl vorzüglich der Bau und die Zusammensetzung der Muskeln zu beachten.

Muskelfaser. Die eigentlichen Fleischbündel, welche den Bauch des Muskels bilden, werden aus einer Masse feiner, weicher, röthlichter, meist parallel laufender Fasern zusammengesetzt, die durch Zellstoff in grössere Parthien vereinigt werden. Der Zellstoff ist in den feinern Bündeln zart, an den gröbern, derber, und der vollständige Muskel wird durch ein starkes mit Fett umgebenes Zellgewebe umwickelt, was seine Beweglichkeit befördert. Nach der Grösse der Muskeln richtet sich auch die Grösse und Zahl der Blutgefässe und Nerven. Nur die Fasern und Fleischbündel, oder diese vereinigt zu einem Muskel, besitzen Reizbarkeit, werden zusammengezogen und lassen sich strecken. Im Muskel besteht ein Gegensatz zwischen der Fleischfaser und ihrer Umhüllung, die etwas zäher als die Faser ist. Nur die Fasern und Fleischbündel haben die Fähigkeit sich auszudehnen und zusammenzuziehen, und Verlängerung und Verkürzung zu erzeugen, die Flechsen und Sennen haben diese Fähigkeit nicht. Die Muskelfaser wird gereizt und verkürzt durch den Einfluss der Nerventhätigkeit, diese aber zu betrachten gehört nicht hieher. Verlorne Muskelsubstanz wird nur durch Zellstoff, nicht durch Faser ersetzt.

Scheiden. Die Muskeln sind alle durch Zellstoff mit weniger oder mehr Fett umkleidet, und dadurch die einzelnen Faserbündel eines Muskelbauches, vorzüglich aber die verschiedenen Muskeln selbst untereinander getrennt und unterschieden, so dass ohne Zerreissung der Substanz jeder für sich dargelegt werden kann, sobald nur der verbindende Zellstoff entfernt ist. Schon dieser umkleidende Zellstoff bildet eine absondernde Scheide um jeden einzelnen Muskelbauch, noch deutlicher ist aber dieses ausgesprochen in den Sennen; denn die langen Sennen der Muskeln laufen fast alle in Scheiden, wo aber zugleich sich Schleimbeutel befinden, die durch ihre sezernirte Flüssigkeit die Theile schlüpfrig erhalten, und die Bewegung erleichtern. Sie bestehen aus bald weichern, bald härtern Synovialmembranen, die eine Höhle bilden, und entweder Sennen umschliessen, oder an denselben anhängen, in sich aber eine zähe, gelblicht röthlichte Flüssigkeit enthalten. An langen Sennen umgeben sie dieselben scheidenartig. Ihre Haut ist dünn und durchsichtig, aussen rauh vom anliegenden Zellstoff, die innere Fläche ist glatt, und mit einer sezernirten Feuchtigkeit bedeckt. Die scheidenartigen Schleimsäcke lassen die Sennen nicht eigentlich durch sich hindurch gehen, sondern schlagen sich geschlossen über sie zurück; man findet sie vorzüglich an langen Sennen, die an Knochen fortlaufen. Wo mehrere Sennen neben einander liegen, hängen die Schleimsäcke unter sich zusammen, so dass bald ein freier Uebergang von dem einen zu dem andern Statt findet, bald jeder allein für sich besteht.

Flechsenhäute. Die Flechsenhaut oder Aponeurose ist eine sennenartige Membran, aber nicht rund und lang wie die Senne selber, sondern in die Breite gezogen, hautartig. Diese Häute verbinden Muskeln, gehen in deren Scheiden über, wie an den Bauchmuskeln, umschliessen die gesammten Muskeln eines ganzen Gliedes, wie die Schenkelbinde, heften sich an Knochen, wie die Flechsenhaut des Plattfusses u. s. w. Ueberhaupt bilden diese Flechsenhäute ein Mittelding zwischen muskulöser Membran, Ligament und Sennen, und stellen mehr oder weniger den Uebergang von dem einen zum andern dar.

Sennen. Wo der Muskel sich ansetzt, geht er in eine Bildung über, die zwischen Knochenband und Muskel Mitten inne steht, die Sennenbildung. Sennen sind das, wodurch das Bewegliche mit dem Ruhenden sich ausgleicht. Die meisten der Bewegungsmuskeln haben an ihren Enden Sennen, und nur wenige haben sie in der Mitte. Die Senne hat eine glänzend weisse Farbe, die sich auch in das innere derselben erstreckt, ist härter, zäher, fester, und nicht so biegsam als die Muskelfasern. In ihrer Textur ist sie vom Muskelfleische völlig unterschieden, allein wo jenes aufhört und die Senne anfängt, und wie beide in einander übergehen, lässt sich nicht deutlich darthun. Die Fasern laufen weniger parallel als in den Fleischbündeln. Die Blutgefässe dringen nicht so tief ein, Nerven scheinen sie gar nicht zu enthalten. An einigen Muskeln entspringt die Senne nicht am Ende derselben, sondern läuft mitten durch die Muskelsubstanz, so dass die Muskelfasern auf beiden Seiten sich unter schiefen Winkeln in die Senne verlieren, an wieder andern geht die Senne nur an einer Seite herab, und auf der andern laufen die Fasern des Muskels hinein. Die Sennen sind die härtesten Theile nach den Knochen, haben Aehnlichkeit mit den Ligamenten, und besitzen nach den Knorpeln die meiste Schnellkraft. Verlorne Sennen werden nicht wieder ersetzt. Bei jungen Kindern haben die

Sennen mehr Blutgefässe, und verlieren sich an die Knorpel oder Knochenhaut, bei Erwachsenen hingegen sind ihre Fasern so fest mit den Knochen selbst, besonders an den verschiedenen Höckern und Fortsätzen derselben verwachsen, dass sie zugleich mit ihren Gefässen die Beinhaut darstellen, und sich daher auch nicht mehr rein von diesen Stellen absondern lassen. Ausserdem verlieren sie sich bald an Membranen, bald an Gelenkkapseln, bald an Ligamente. Von den Sennen sind einige einfach, andere ästig, einige laufen gerade, andere schlagen sich um eine Rolle, einige liegen frei, lassen sich leicht unter der Haut verschieben, andere liegen in harten Scheiden, festen Ringen, oder von eigenen Haltbändchen eingeschlossen, einige sind lang hin laufend, über Knochen sich ziehend, in eigenen Rinnen und Vertiefungen befindlich, andere sind kurz, gleich am Ende der Faserbündel sich an den Knochen heftend. An den mehrsten Stellen sind die Sennen sowohl unter sich, als mit den benachbarten Theilen durch lockeren Zellstoff zusammengeheftet. Wenn Sennen dicht über Knochen laufen, so sind diese mit Knorpelscheiben bedeckt, an andern Stellen, wo die Sennen unmittelbar über die Knochen laufen, sind sie rings herum mit Schleimbeuteln umgeben.

So viel nun von den einzelnen Bestandtheilen und der Anordnung der Bewegungs - Muskeln, die hier, wie natürlich, einzig und allein im Auge behalten wurden, nunmehr noch einige Notizen über das Muskelsystem im Allgemeinen.

Die meisten Muskeln dieser Klasse sind an ihren Enden an die Knochen befestiget, und der mittlere Theil, der Bauch, der zwischen dem Ursprungsorte, dem

Kopf, und der Anheftungsstelle, dem Schwanz des Muskels, mitten inne liegt, befindet sich frei, um sich je nach den treffenden Einflüssen der Expansion oder Kontraktion hinzugeben. Nur wenige verlieren sich in die Haut, oder heften sich an Knorpeln, Bänder u. s. w.

Indem die Muskeln sich zusammenziehen, werden sie kürzer, aber dafür dicker, härter, zugleich gespannt und ungleich und runzlicht. Was sie bei der Kontraktion an Länge verlieren, das gewinnen sie an Dicke, und umgekehrt, bei der Ausdehnung werden sie schlanker und dünner, aber länger. Es können sich aber die Muskeln auch über den gewöhnlichen Grad verkürzen, sobald die Verhältnisse aufgehoben sind, die sie ausgedehnt erhalten, so bei dem Queerbruch der Kniescheibe, überhaupt bei allen Verschiebungen der Knochen nach Beinbrüchen und Verrenkungen. Es können sich aber die Muskeln auch über ihr Normalverhältniss verlängern und ausdehnen, bei Entstehung und Einrichtung von Verrenkungen, bei der freiwilligen Verrenkung u. s. w.

Hört die Thätigkeit eines Muskels auf, so erschlafft er. Starker Verlust der Wärme macht die Muskeln steif, hohe Grade von Wärme erschlaffen sie. Die Kraft einer einzelnen Faser, oder eines einzelnen Muskels ist schwer zu bestimmen, weil sie nicht allein wirkt. Oft brechen schwache Knochen durch eigene Muskelkraft, oft zerreissen aber auch die Muskeln, ehe ein Knochen aus seiner Lage weicht.

Die Grösse der Arterien ist der Grösse der Muskelparthie angemessen, derselbe Reiz wirkt auf verschiedene Individuen, auch auf verschiedene Muskelparthien desselben Individuums verschieden. Je jünger der Mensch ist, desto reizbarer sind seine Muskeln, das Weib reizbarer als der Mann. Die Röthe und Stärke der Muskelfasern hängt vorzüglich ab von Alter, Geschlecht, Uebung, Gesundheit; gute Gesundheit, häufige Uebung und Gebrauch, das männliche Geschlecht, das mittlere Alter, giebt den Muskelfasern mehr Röthe und Stärke, das Gegentheil weniger. Widernatürliche Reize bewirken einen höhern Grad von Zusammenziehung. Mechanisches Berühren, Kneipen, Stechen u. s. w. bewirkt Zusammenziehung.

Die willkührlichen Muskeln können nach Gefallen schnell oder langsam, stark oder schwach bewegt werden. Wenn Muskeln in Krankheiten schwinden, so werden sie auch schwächer.

Der Bau der Muskeln ist also: dass grosse und lange Muskeln, die grosse Bewegungen zu verrichten haben, in sennigte, feste Scheiden eingeschlossen sind, die von andern Muskeln gespannt und angezogen werden; lange krumme Sennen aber werden, indem sie über die in ihrer Bewegung gelegenen Gelenke ausgedehnt sind, in eigene Bänder aufgenommen, die schlüpfrige Kanäle bilden, und die Sennen ohne die Beweglichkeit zu stören, befestigen, damit sie nicht ausweichen können.

In solche Kanäle ist eine eigene Schmiere ergossen, um die Bewegung durch die Schlüpfrigkeit zu erleichtern, an einigen Stellen werden Sennen um Erhabenheiten der Knochen herumgeleitet, um sich unter einem grössern Winkel an den zu bewegenden Knochen zu heften, an andern Stellen sind die Sennen gleichsam über Rollen geleitet, endlich befindet sich überall Fett, das sich um die Muskeln legt, um leer gewordene

Stellen auszufüllen, auf den Druck der Muskeln und Knochen nachzugeben und auszuweichen, nach aufgehobenem Drucke die alte Stelle wieder einzunehmen, die Muskeln weich zu erhalten u. s. w.

Bau, Form, Lage uud Wirkungsart ist also an den Muskeln nach verschiedenem Zwecke sehr verschieden. Einige bestehen aus geraden, andere aus gebogenen Fasern, einige liegen schicht- und blätterweise über einander, andere stossen in Winkeln zusammen, einige sind durchaus fleischig, andere in der Mitte sennig, einige aussen andere innen sennig, einige setzen sich gerade, andere schief an die Senne. Wo wenig Raum ist gehen sie in Sennen über.

Verschiedene Muskeln sind sich der Wirkung nach entgegengesetzt, Antagonisten, so z. B. Strecker und Beuger. An der Hand sind die Strecker schwächer als die Beuger, am Fusse sind die Beuger schwächer, und die Strecker stärker. Daher kommt es, dass nach Minderung und Aufhebung der Wirkung eines starken Streckers oder Beugers die entgegengesetzte Bewegung von selbst erfolgt.

Das Maass der Kräfte verschiedener Muskeln mit einander zu vergleichen, so verhält sich im Allgemeinen ihre Kraft wie ihre Grösse und die Zahl ihrer Fasern, und die Länge des Raums, welche die durch die Muskeln bewirkte Bewegung beschreibet, verhält sich wie die Länge der Muskelfasern, weil längere Muskeln sich auch um so mehr verkürzen. Uebrigens wirken kurze Muskeln stärker, als lange, und die Grösse der Kraft eines Muskels ist der Grösse seiner Masse angemessen.

Zur Bewegung einzelner Glieder dienen mehrentheils mehrere Muskeln, welche, wie es Lokalität und Zweck erfordern, an verschiedenen Punkten ihren Ursprung nehmen und ihr Ende haben, und daher auch verschiedene Form erhalten.

Es ist aber durch den Bau und die Verrichtung der Muskeln in unserm Organismus eine Mechanik begründet, von der schon häufig die Rede war.

Wie sich nun das Gesetz der Wirkung der Muskeln auf die Knochen nach dem Gesetze des Hebels richte, dass z. B. die Kraft zur Last im umgekehrten Verhältniss der Entfernung der erstern vom Stützpunkt stehe, wie der Insertionswinkel und die Anheftungsstelle der Muskeln mehr oder minder günstig für die Kraft sind, wie überhaupt die Bewegung der Muskeln nach mechanischem Gesetze wirke, davon wird in der Mechanik des menschlichen Leibes weiter die Rede sein.

Das Bändersystem.

Um Beweglichkeit des ganzen Organismus möglich zu lassen, darf das Knochengerüste nicht in einer Continuität bestehen, sondern es muss in sich gebrochen und wieder vereinigt, und zwar beweglich vereinigt sein, und die Gebilde, die die Knochenenden beweglich verbinden, sind die Bänder. Band aber oder Ligament nennt man im weitern Sinne alle diejenigen Theile, die dazu bestimmt sind, Organe, die sonst getrennt sein würden, mit einander zu verbinden, oder zusammen zu halten. In diesem Sinne giebt es nun auch Bänder des Kehlkopfes, der Leber, u. s. w. hier handelt es sich aber nur von den Verbindungs-Mitteln, die die Knochen vereinigen, von den Knochenbändern.

Wo aber Knochen beweglich mit einander vereinigt sind, dort besteht ein mehr oder minder vollständiges Gelenk, nach Verhältniss mit mehr oder weniger Beweglichkeit, je nachdem der Bau der Knochen und die Art, Zahl und Befestigung der Bänder es gestattet. Es ist hier, höchstens die Beckenbänder ausgenommen, einzig von Gelenkbändern die Rede, und auch die Zusammenfügung der Beckenknochen mag für ein unvollständiges Gelenke gelten.

Ein Band besteht aus biegsamen, elastischen, weissen, grösstentheils parallel neben einander liegenden, fest verwebten, soliden Fasern, oder kürzer gesagt, aus sennigten Fasern. Elastizität ist das wesentliche Attribut der Bänder.

Durch Biegsamkeit und Schnellkraft unterscheidet sich das Band vom Knochen, durch die Faserigkeit vom Knorpel, durch die Farbe vom Muskel, von den Sennen aber, mit deren Substanz es am meisten übereinkommt, durch die Lage, Form und Bestimmung. Einige Bänder sind dichter, fester, elastischer, als andere.

Im strengsten Sinne begreift man unter dem Namen Band freilich nur denjenigen sennigten oder faserigten Apparat, welcher die überknorpelten Gelenkflächen zweier oder mehrerer Knochen an einander hält; aber sennigte Häute und Streifen, Binden, Scheiden, Ringe, Brükken, welche sich auch nicht als unmittelbare Vereinigungsgebilde an den Knochen heften, aber die Sennen und Muskeln u. s. w. befestigen, sind nichts desto weniger ebenfalls hieher zu zählen.

Die Bänder hängen am Erwachsenen, wenigstens die stärkern und gröbern unter ihnen, so fest am Knochen, dass sie nur durch die äusserste Fäulniss sich von ihm trennen lassen. Bei Kindern hängen sie sehr fest mit der Knochenhaut oder Knorpelhaut zusammen, so dass sie zugleich mit dieser Membran bei mässiger Fäulniss sich vom Knochen oder Knorpel ablösen lassen.

Es bestehen die Bänder aus sehr dichtem, festen Zellstoff, sie haben wie die Sennen nur sehr wenige und feine Blutgefässe und Saugadern, und keine Nerven. Innwendig sind sie meist mit der dünnen, glatten, durchsichtigen Gelenkkapsel überzogen, nach aussen aber rauh, indem sie in den allgemeinen Zellstoff übergehen.

Man theilt die Bänder ein nach ihrer Lage, Einfügung, Gestalt, nach dem äussern Ansehen, der Grösse, als inneres, äusseres, oberflächliches, tiefes, gerades, schräges, dickes, dünnes, dreieckiges, rundes Band u. s. w. Wo ein Organ so einfach ist, als ein Band, da kann man wenig einzelne Theile daran unterscheiden. Für jetzt mag Bau und Lage, Zweck und Wirkung einigen Unterschied bestimmen.

Einige Bänder nämlich bestehen aus dicht neben einander liegenden Faserbündeln, andere aus lockeren zusammenhängenden Fasern, andere stellen Membranen dar, andere sind rund, wie zusammen gedrehte oder geflochtene Seile, noch andere bestehen aus gekreuzten und verflochtenen Fasern. Diese verschiedene Struktur, Lage und Wirkung giebt nun den Eintheilungsgrund.

Kapselbänder. Alle bewegliche Gelenke haben Kapselbänder, die gewöhnlich durch Seitenbänder verstärkt werden. Ein Kapselband besteht gewöhnlich aus einer zarten, dünnen, aber sehr dicht gewebten, elastischen, inwendig äusserst glätten, beständig feuchten Membran, welche ringsum die an einander liegenden überknorpelten Gelenkenden der Knochen umschliesst, und eine völlig geschlossene Kapsel oder Höhle bildet. Diese Membran schliesst wegen ihrer ungemeinen Schnellkraft bei allen Bewegungen der Gelenke rings um genau und dicht an die Gelenkflächen der Knochen an, ohne sich zu runzeln, und zieht sich nach jeder Ausdehnung leicht wieder zusammen. Es hängen diese Kapselbänder unzertrennlich mit den die Knochenenden umkleidenden Knorpelrinden zusammen. Vorzüglich ausgebildet an den grössern Gelenken, am Arm - Schenkel - Knie- Ellenbogen - Gelenke u. s. w. vorkommend.

Längenbänder. Ein solches Kapselband wird, und besonders an Stellen, wo es grösser ist, durch offenbare Sennenfasern, die jedoch nicht ringsum von gleicher Grösse und Menge sind, verstärkt, welche Fasern und Ligamente hier unter dem Namen der Seiten- oder Längenbänder vorkommen, in sofern sie nach der Länge der zu vereinigenden Knochen seitlich verlaufen; dahin sind zu rechnen die langen Bänder der Wirbelsäule, die Seitenbänder der Finger und Zehen, die äussern und innern Seitenbänder der Kniee u. s. w.

Queerbänder. Unter diesem Ausdruck sind solche Fasern und Ligamente zu verstehen, die sowohl der Richtung des Körpers, als vornehmlich der ihrer Fasern nach, sich mit den vorigen kreuzend, verlaufen. Jedes grössere Gelenk hat auch solche Befestigungsbänder; dahin gehören z. B. die queerlaufenden Bänder der Hand- und Fusswurzel, Mittelhand und Mittelfuss, die Kreuzbrüder am Fussrücken, Kniegelenke u. s. w.

Runde oder innere Bänder. Ein eigener Apparat von Bändern sind die runden, oder vielmehr ihrer Lage nach innern Bänder, die noch innerhalb der Gelenkkapsel die Knochenflächen vereinigen. Sie kommen nicht an allen Gelenken vor, sondern nur dort, wo es um vorzüglich starke Befestigung zu thun ist. Dahin gehört das eigentlich so genannte runde Band des Oberschenkels, welches in der Pfanne entspringt, und sich an den Kopf des Oberschenkels setzt; das innere Gebände des Kniees mit den mondförmigen Knorpeln; und der Bedeutung nach sind auch noch hieher zu zählen die Knorpelscheiben und Bänder zwischen den Wirbelkörpern.

Weder die Gelenkkapseln noch die übrigen Bänder werden nach einer Zerstörung wieder erzeugt, doch heilen ihre Verletzungen durch Narben.

Das Gelenksystem.

Aus den Knochen, den Bändern und den Muskeln mit ihren Sennen bilden sich unter Hinzutritt eines eigenthümlichen Apparates elastischer und schlüpfriger Organe die Gelenke.

Gelenke sind also da, wo zwei oder mehrere Knochen, die ursprünglich getrennt sind, durch Ligamente verbunden werden, wo sich in der Nähe des Verbindungsortes Muskeln, oder deren Sennen anheften, um die beweglich vereinigten Knochen wirklich zu bewegen, und wo diese Bewegung durch einen Apparat elastischer, schlüpfriger Gebilde besonders erleichtert und befördert wird.

Die Verbindungsarten der Knochen überhaupt theilen sich in zwei Hauptklassen, in die Verbindung mit, und die Verbindung ohne Beweglichkeit. Um die letztere Art der Verbindung handelt es sich hier nicht, denn es werden Knochen, die durch Näthe verbunden sind, wie die Kopf- und Gesichtsknochen, oder solche, die durch Einkeilung befestiget werden, als wie die Zähne, niemals zur orthopädischen Behandlung kommen; denn um die Mechanik der Zahnkünstler handelt es sich hier gar nicht; wohl aber kommen in der Orthopädie solche Zusammenfügungen der Knochen, die, wie man sagt, halbe Beweglichkeit besitzen, und unvollständige Gelenke genannt werden, recht oft zur Beachtung vor.

Hieher gehören die Verbindungen zweier oder mehrerer Knochen, die mittelst eines dritten Gebildes vereinigt werden, so dass die Knochen sich nicht unmittelbar an einander selbst befestigen, wie bei der Nath, sich dagegen aber auch kein eine Beweglichkeit gestattender Apparat von Gelenkbildung vorfindet. Diese Verbindungsart der halbbeweglichen Zusammenfügung bildet natürlich den Uebergang von der Unbeweglichkeit zur freiern Beweglichkeit, und es ist hier vornehmlich von der Hüftkreuzbeinverbindung und der Schoossfuge die Rede.

Dazu sind auch zu zählen die Verbindungen der Ansätze an Knochen (der Epiphysen) mit dem Knochenkörper selbst, so lange als diese Ansätze, vor vollendeter Entwicklung, noch nicht zu Fortsätzen

(Apophysen) geworden, d. h. ganz mit dem Körper des Knochen verschmolzen und verwachsen sind; sondern noch dünne Knorpelscheiben zwischen dem Ansatze und dem Körper des Knochen liegen, die die Verbindung zwischen beiden vermitteln und das vereinigende und befestigende Mittelglied ausmachen, zugleich aber die Möglichkeit einer Verschiebung begründen.

Mehr vielleicht der pathologische Zustand, wenn durch irgend eine Veranlassung der Ansatz, der während der Entwicklungs-Perioden noch nicht fest vereinigt ist, von seinem Körper abweicht, und darin der Verschiebung der Hüft- und Kreuzknochen untereinander so ähnlich ist, als der physiologische Zustand der Knochenbildung, mag diese Ansicht rechtfertigen.

Die Verbindung der Knochen mit Bewegung, als zweite Hauptklasse der Knochenverbindungen ist 1. die Amphiarthrosis, die eine Beweglichkeit in geringem und unmerklichen Grade gestattet, wie zwischen den Knochen der Hand- und Fusswurzel unter sich, zwischen den Rippen und Wirbeln. 2. Ginglymus, welche die Knochen so vereinigt, dass blos die Bewegung nach einer Richtung möglich ist, wie zwischen Schenkel und Schienbein, zwischen den Gliedern der Finger. 3. Rotatio, bei der sich ein Knochen um den andern bewegt, wie der Träger- um den Umdreher-Wirbel, wie die Speiche um die Ellenbogenröhre. 4. Arthrodia, bei der sich der Kopf eines Knochen in der Pfanne eines andern befindet, so dass der Gelenkkopf einen Zirkel beschreiben kann, wie die Bewegung des Armes an der Schulter, des Schenkels am Hüftgelenke.

Man hat die Betrachtung der Gelenke sonst eingetheilt in die Gebilde, die allen Gelenken zukommen, und die, die nur einigen zukommen, hier aber scheint eine Untersuchung nach den einzelnen Bestandtheilen, die den Gelenken wesentlich zugehören, geeigneter, und der Zustand der allgemeinen Konstruktion wird hier passender abgehandelt, da künftig in der Anatomie der einzelnen Gelenke alles Einzelne speziell und genau wird aufgezählt und beschrieben werden. Alle Ligamente gehören unter den Artikel Bänder, und zur Betrachtung des eigentlichen Gelenkapparates gehören nur diejenigen Organe, die bestimmt an jedem Gelenke vorkommen, und dieses sind die Gelenkhaut, die Knorpel, das Gelenkfett und die Gelenkflüssigkeit.

G e l e n k h a u t, S y n o v i a l m e m b r a n. Die eigentliche Gelenkkapsel, ligamentum capsulare, besteht aus zwei Theilen, der eine, welcher äusserlich liegt, besteht aus dichten fibrösen Fasern, die theils eigenthümlich der Gelenkkapsel zu gehören, theils Fortsetzungen von den sennigten Fasern benachbarter Muskeln sind. Man findet diese aber nicht an allen Kapseln, sondern nur da, wo die Bewegung sehr stark ist. Dieses ist das eigentliche Kapselband, von dem oben schon die Rede war, unter diesem erscheint aber nach innen ein zweites Gebilde, die eigentliche Synovialmembran, die viel dünner, und mit der fibrösen Membran genau verbunden ist. Dieses zweite Gebilde findet man an allen Gelenken.

Beide Theile verhalten sich in Ansehung des Verlaufes auf folgende Weise: Die fibröse Membran oder das Kapselband geht nicht in die Gelenkhöhle, sondern verliert sich in die Beinhaut; die Synovial-Membran dagegen dringt in die Höhle, überzieht die Gelenkenden der Knochen, die innern Gelenkbänder, wo diese vorhanden sind, und bleibt ein geschlossener Sack. Ihre innern Flächen sind glatt und feucht, und die Membran selbst ist das einzige Organ zur Absonderung des Gelenksaftes.

Knorpel. Man hat gewöhnlich die Knorpel als Theile der Knochen aufgestellt, und als zum Knochensysteme gehörig unter diesem Abschnitte behandelt. Hier hat man sie denn in vorübergehende, verschwindende, oder einstweilige, und in bleibende Knorpel eingetheilt. Ich verkenne die Richtigkeit dieser Ansicht gar nicht, und es ist wahr, dass jeder Knochen anfangs Knorpel ist, in welchem die Knochenkerne entspringen, und sich allmählig durch Entwicklung der erdigen und salzigen Stoffe zum wirklichen Knochen ausbilden. Der Knorpel ist gleichsam die mütterliche Substanz, aus der der Knochen sich bildet.

Die Entwicklungs- und Bildungsgeschichte lehrt nun, wie aus den Knorpeln die Knochen sich bilden, (davon in der Folge) die Anatomie aber hat das Bestehende, Bleibende nachzuweisen, und handelt daher von dem entwickelten Gliedersysteme, daher auch nur von den bleibenden Knorpeln.

Unter diesen sind natürlich blos die zum Gliedersysteme gehörigen gemeint, die Knorpel anderer Organe der Augen, Nase, Kehlkopf u. s. w. gehen den jetzigen Zweck nichts an.

Somit wäre blos von den bleibenden Knorpeln und

namentlich nur von denen der Knochenenden die Rede, durch die sich die Gelenke bilden, und da die Gelenkenden übarall überknorpelt bleiben, so haben die Knorpel eine vorzugsweise Beziehung auf die Gelenke, sie heissen daher auch Gelenkknorpel, und fast möchte ich behaupten, dass es gar keine andern (für das entwikkelte Gliedersystem) giebt, als Gelenkknorpel. Daher, und um bei den ausserdem noch im Gelenksystem z. B. in dem Kniegelenke vorkommenden eigenthümlichen Gelenkknorpeln Wiederholung zu vermeiden, habe ich ihre Erwähnung hieher verlegt.

Die Untersuchung der Knorpelbildung ist von grosser Wichtigkeit für den Zweck gegenwärtiger Schrift, denn viele Krankheitszufälle beruhen in diesen Organen, deren saftiges Gewebe leicht dynamischen Krankheiten, deren elastische, nachgiebige Struktur mechanischen Verschiebungen unterworfen ist. So beruhen die meisten mit Zerstörung der Knochen und Gelenke verbundenen Krankheiten auf ursprünlichem Leiden der Knorpelgebilde, so die Verschiebung der Knochenansätze durch zu grosse Weichheit, so die Anchylose durch zu grosse Straffheit, Härte und Verknöcherung, auf Anomalien der Funktion der Knorpel; so der Gliedschwamm, die Arthrokaze u. s. w. Ja die anomale Entwicklung allein z. B. Verspätung oder Mangelhaftigkeit der Knochenbildung ist von grösster Bedeutung für das Leben des Gliedersystems.

So sind die Kenntniss und Beachtung der Knorpelstruktur höchst wichtig, z. B. in den Krankheiten des Beckens. So lange noch die verschiedenen Knochenstücke nicht vereint sind, und die Knorpel noch leichtere Verschiebung gestatten, können in treffenden

Krankheitsfällen weit eher Verschiebungen vor; Abweichungen der Knochenansätze von ihren Körpern lassen sich noch eher und leichter zur Normallage zurückführen, so lange die Knorpelscheiben noch einige Beweglichkeit gestatten u. s. w.

Meiner oben aufgestellten Ansicht von den Knorpeln, dass alle bleibende Knorpel eigentlich Gelenkknorpel wären, wird man wohl die Rippenknorpel entgegensetzen, aber ich behaupte dennoch, wo Knorpeln sind, dort sind Gelenke, und wie ich oben schon angedeutet habe, sind alle einzelnen Knochenstücke, die sich aus den Knochenkernen entwickeln, anfangs durch den noch dazwischen liegenden Knorpel, als durch ein unvollständiges Gelenke vereinigt, bis sie später zu einem Stücke zusammen fliessen. Die Vereinigung der Beckenknochen mit dem Kreuzbein zeigt davon einen Ueberrest, und die Verwachsung mehrerer Wirbel durch Verknöcherung der Knorpelscheiben giebt dazu eine passende Analogie.

Anchylose ist ein krankhafter Mangel; Beweglichkeit der Epiphysen ein krankhafter Ueberfluss an Gelenken, und die Rippenknorpel bilden wegen ihrer unaufhörlichen Bewegung nur ein in die Länge gezogenes Gelenke, als Gelenkknorpel zwischen Rippenknochen und Brustbein.

Der Knorpel ist sowohl im Ansehen, als im Bau von dem Knochen sehr verschieden. Er ist milchweiss; glatt, sehr elastisch, wird, wo er nicht im Gelenke liegt, von der Knorpelhaut, wo er aber im Gelenke selber liegt, von der Synovialmembran überzogen, die mit ihm innig verwachsen ist. Der Knorpel befindet sich aber in völlig entwickeltem Zustande der Knochen blos an ihren Enden.

Die eigentliche Natur des Knorpels ist noch so wenig aufgeklärt, als die Natur der Muskel- oder Nervenfaser. Er scheint aus festem Zellgewebe zu bestehen, das mit zäher Lymphe angefüllt ist. Blutgefässe gehen nur sparsam in ihn über, dagegen besitzt er aber eine grössere Menge Haargefässe, die zu seiner Ernährung beitragen.

Durch und durch findet man die Masse der Knorpel von derselben Beschaffenheit, der daraus entstehende Knochen mag nachher schwammig, oder blätterig, oder dicht werden, der Knorpel mag in Knochen übergehen oder nicht, seine Masse ist immer dieselbe.

Die Knorpelrinden auf den Gelenkflächen scheinen manchmal aus senkrecht stehende Fasern zusammengesetzt. Den Knorpeln der Wirbel, Hüft- Kreuz- und Schaambeine sind deutlich Sennenfasern beigemischt.

Einige Knorpel bestehen aus mehr, andere aus minder dichtem Zellstoff. Kein Knorpel hat Nerven.

Die Wunden der Knorpel heilen durch Vernarbung, Knorpel widerstehen länger als Knochen der kränklichen Auflösung und Aufreibung. Sind sie verloren gegangen, so werden sie nicht wieder erzeugt.

Der Knorpel unterscheidet sich vom Knochen noch dadurch, dass er kein Mark besitzt, und heilt nicht durch eine Schwiele, sondern durch Narben.

Das Gelenkfett. Es befinden sich in der Gelenkhöhle grössere oder kleinere Klumpen, die man mit dem Namen der Gelenkdrüsen belegt. Man glaubte sonst, sie wären zur Absonderung des Gelenksaftes bestimmt, allein sie bestehen aus Fett, das blos abgelagert ist, um den Druck zu mindern. Diese Klümpchen haben gemeiniglich eine rothe Farbe, die von den röthlichten Arterien der Synovialmembran herrührt.

Von den Zwischengelenkknorpeln, die im Kniegelenke mit den Knochen nicht zusammenhängend, eirunde Knorpelstücke bilden, die mit der Synovialmembran überzogen, blos dazu dienen, um den Druck zu mildern, ist im Allgemeinen schon unter den Knorpeln die Rede gewesen.

Der Gelenksaft. Diese Flüssigkeit quillt, sobald man die Kapsel öffnet, hervor. Sie ist in gesundem Zustande in mässiger Menge vorhanden, in grösserer Quantität in weiten Kapseln, in geringerer in engen. Der Gelenksaft zeigt sich als eine halb durchsichtige, etwas zähe, sich in Fäden ziehende Feuchtigkeit, die eine eiweissartige Natur zu besitzen scheint.

Dieser Saft dient um die überknorpelten Gelenkenden feucht und schlüpfrig zu erhalten, Reibung zu verhüten, und die Bewegung zu erleichtern.

Nun glaube ich kein; wenigstens kein wesentliches Gebilde des Gliedersystems übersehen zu haben, und füge der nun geschlossenen allgemeinen Anatomie des Gliedersystems noch eine kurze physiologische Uebersicht bei.

Das ganze Gliedersystem mit allen den Organen, die ich so eben abgehandelt habe, dient zur Darstellung der äussern Gestaltung des menschlichen Leibes, und zur Vermittlung der willkührlichen Bewegung, wenn es durch den Einfluss der Nerven dazu angeregt wird. Mehr aber als blos die Beweglichkeit oder Möglichkeit der Bewegung liegt nicht in ihm. Seine Ernährung und

Bildung wird durch das Gefässsystem besorgt, Schlagadern, Blutadern und Saugadern treten ein und ab um die Metamorphose zu bewirken; aber davon spricht die Bildungsgeschichte.

Den Knochen kommt im Allgemeinen die Stützung und Tragung des ganzen Gebäudes zu, sie sind die Grundpfeiler, auf denen der ganze übrige Bau ruht, an denen alle übrigen weichen Theile angeheftet sind. In Beziehung auf die Muskeln sind sie die Last, die bewegt werden muss.

Die Muskeln. Ihre allgemeine Funktion ist die Bewegung. Der Muskel ist die Kraft, der die anhängende Last bewegt. Die Muskelsubstanz selbst als Faser und deren Vereinigung zu Fleischbündeln und ganzen Muskelparthien (Muskelbauch) besitzt die Reizbarkeit und das Vermögen sich auszudehnen und zusammenzuziehen, Irritabilität, Expansibilität und Contraktibilität, und diese Eigenschaften sind das ganze Wesen des Muskels.

Die andern Gebilde des Muskelsystems wirken nur mechanisch, so die Scheiden, dass sie den Muskel umschliessen und in seiner Lage erhalten; die Aponeurosen haben ihre Wirksamkeit in Anspannung von Muskeln, Befestigung mancher Fasern, Unterstützung und Beförderung der Bewegung; und die Bestimmung der Sennen ist, blos durch den Zug auf die Knochen zu wirken.

Einzig und allein die Muskelfaser besitzt das höhere Leben; im ganzen Gliedersysteme das höchste, die Aktion der übrigen Gebilde des Muskelsystems ist rein mechanisch.

Eben so mechanisch, und vielleicht noch mehr, ist die Bedeutung der Bänder. Sie vereinigen die getrennten Knochenenden mit Beweglichkeit, und ihre Wirkung besteht blos in der Ausdehnung und Zusammenziehung, die aber nicht vom höhern Leben ausgeht, wie bei der Muskelfaser, sondern von der niedern mechanisehen Elastizität, die ihrem Baue einwohnt.

Die Kapselbänder umschliessen das ganze Gelenke und helfen die Gelenkhaut oder Synovialmembran bilden, die Längen- Seiten- Queer- und Kreuzbänder befestigen und verstärken die Vereinigung, und die innern Bänder unterstützen diese Befestigung noch innerhalb der Gelenkkapsel.

Die Gelenke. Aus den Knochen, Muskeln und Bändern bildet sich mit Hinzutritt der eigenthümlichen Organe das Gelenk; und auf den Mechanismus der Bewegung bezogen, stellen die Gelenke den Stützpunkt und Mittelpunkt dar, um den die Bewegung Statt findet.

Die Gelenkhaut ist überziehend und umkleidend, durch ihre Glätte und Schlüpfrigkeit die Reibung vermindernd, durch ihre Elastizität eine Runzelung und Falten vermeidend, den Gelenksaft absondernd; die Knorpeln sind nachgiebig und schnellkräftig, die animalischen Federkräfte; das Fett und die Knorpel in den Gelenken ausfüllend, ausweichend, und nach dem Drucke wieder zur alten Stelle zurückkehrend, der Gelenksaft befeuchtend und schmeidigend.

Der Muskel ist das höchste Gebilde des Gliedersystems, nur er hat irritables Leben, die Bänder, Knorpeln, Sennen, Flechsenhäute, sind lymphatischer

Natur, die Knochen am meisten unempfindlich und irdischer Natur.

Der Muskel ist am lebendigsten, empfindlichsten, in ihm gehen alle Prozesse am raschesten vor sich; der Knochen ist am meisten der leblosen Materie genähert, am unempfindlichsten, in ihm entwickelt sich jede innere Metamorphose am trägsten, nur Krankheit macht ihn empfindlich. Zwischen beiden liegt nun das Wesen der übrigen Gebilde, durch mehr oder weniger Mangel an Gefässen und Nerven, oder deren Reichthum und Anzahl, sich bald diesem, bald jenem Extreme nähernd.

Diese wenigen Worte geben nun schon eine Charakteristik der Krankheits-Anlagen und Ausbildung in den verschiedenen Theilen des Gliedersystems, die die Pathologie noch weiter ausführen wird.

Bildungsgeschichte.

Mit dem Bilden des Leibes fängt alles thierische Leben an, und das Leben wird durch den Leib in die Aeusserlichkeit versetzt.

Der thierische Körper geht aber von der Einfachheit aus, und entsteht durch Entwicklung, und die Erfahrung lehrt, dass allen thierischen Gebilden und denen des menschlichen Leibes ohne Ausnahme ein und derselbe Stoff zu Grunde liege, der Keimstoff, das Zoogen, der Thierstoff, der sich in allen Organen und Gebilden immer auf dieselbe Weise verhält.

Der ganze menschliche Körper besteht aus einem solchen, in allen seinen Theilen gleichförmigen Stoffe, und der Körper mit seinen verschiedenen Geweben,

Systemen und Gebilden ist Produkt der Bildung und Entwicklung aus diesem einfachen Urstoffe.

Dieser Thierstoff nun ist ein Schleimgewebe, durch die Zeugung gesezt, aus ihm bildet sich Nerv und Blut, und aus diesen wieder der Keimstoff, und daraus entwickelt sich der ganze menschliche Körper.

Dieser Keim- oder Thierstoff ist wässerig, dem Eiweissstoffe nahe kommend, in der Wärme gerinnend, geronnen in Fäden sich ziehend, aus Körnern und Schleim bestehend.

Da das Leben sich seinen eigenen Leib bildet, so entstehen aus dem Keim- oder Thierstoff, der durch die Zeugung als ein belebtes Schleimklümpchen gesezt ist, alle Theile des zu entwickelnden Leibes, und sonach liegt im Thierstoff die Möglichkeit der Entwicklung der mannigfachsten Organe und Gebilde, und alle Gewebe, Systeme und Organe des entwickelten Leibes sind Modifikationen des Keimstoffs.

Die Entwicklung geht vom Einfachen zur Mannigfaltigkeit, aber diese ist nur möglich durch den Stoffwechsel thierischer Materie, durch die thierische oder Organisationsmetamorphose.

Ohne Aufhören dauert das Bilden, es besteht ein beständiger Wechsel der thierischen Materie und Form. Das Dasein und die Existenz des thierischen Leibes ist daher ein beständiges Entstehen und Vergehen, eine stätige Solution und Reproduktion, es giebt kein ruhiges Bestehen, denn da der Leib stets sich bildet, so muss er auch stets sich zerstören.

Dieser Wechsel ist nun abhängig von der Ernährung, der Aufnahme äusserer Stoffe in die Organisation, die erst mechanische Einführung, dann chemische

Umwandlung, und endlich organische Aneignung dieser fremden Stoffe ist; und von der Ausscheidung der organisch gewesenen und nun zu äussern Stoffen gewordenen Massen als Sekretion und Exkretion, und diese Wechselfunktion der Assimilation und Exkretion bedingt die thierische Metamorphose.

Die Aufnahme äusserer Stoffe geschieht als Genuss von Flüssigkeiten, als Befriedigung des Durstes, im Trinken; die Aufnahme von soliden Stoffen, als Befriedigung des Hungers, durch das Essen; die Aufnahme der Luft und des Sauerstoffes als belebenden Prinzips für das Blut durch die Respiration, und die Aufnahme athmosphärischer Bestandtheile durch die Haut, als Aufsaugung oder Inhalation.

Die Ausscheidung dagegen der festen Stoffe durch den After, der flüssigen durch die Blase, als Koth und Harn; die Ausstossung wässerigter und gekohlter Stoffe durch die Lunge; und die Aushauchung von Schweiss und überhaupt thierischen Stoffen durch die Haut, stellen das Gleichgewicht im Organismus wieder her, und diese Prozesse der Aufnahme und Ausscheidung sind die wahrnehmbaren Erscheinungen der thierischen Metamorphose.

Die Respiration wirkt belebend auf das Blut, und die aufgenommene Nahrung, im Magen und Darmkanal verdaut, wird zum Chymus, dieser aber wird jetzt schon theils zu Chylus theils zu Blut; der Chylus aber in Thierstoff und Blut verwandelt.

Blut aber und Thierstoff sind die zwei materiellen Indifferenzpunkte thierischer Natnr, und wechselseitig sich bedingend erzeugen sie sich gegenseitig. Aus dem, ursprünglich durch die Zeugung der Geschlechter gesetzten belebten Schleimklümpchen, aus diesem Thierstoffe, bildet sich das Blut, und aus dem gebildeten Blute erzeugt sich wieder der Thierstoff.

Aus der Indifferenz des Blutes und des Thierstoffes nun, die sich wechselseitig bedingen und erzeugen, bildet sich die Mannigfaltigkeit der Organe und Systeme des menschlichen Körpers.

Das Weiche aber ist das Unbestimmte, Unbegränzte, es bildet sich seine Schranke, die es als Gehäuse äusserlich, oder als Knochensystem innerlich trägt; stets ist aber die Schranke mit dem Beschränkten, das Harte mit dem Weichen innigst verbunden.

Das Knochensystem aber ist die Schranke; äusserlich bei Schnecken und Muscheln als Gehäuse und Schaale, innerlich bei Wirbelthieren als Kuochensystem, und die Schildkröte zeigt deutlich den Uebergang. Um je mehr der Bildungstrieb sich befestigen will, um so härter und fester werden alle Theile, um so mehr befestigt sich das Beschränkende, das Knochensystem.

Und wenn bei der ersten Entfaltung der thierischen Bildung Weichheit und Flüssigkeit vorherrschte, und die Entwicklung vornehmlich den Gesetzen der Dynamik unterlag, so tritt bei erhöhter Selbstständigkeit schon der Mechanismus in der Knochenbildung hervor.

Der Fötus, sobald er nicht mehr Eins mit seiner Mutter sein kann, und selbstständiges Leben, selbstständige Entwicklung haben soll, bedarf selbstständiger Gestaltung; damit die Unbestimmtheit seiner Form beschränkt werde, muss die Schranke derselben auftreten, und diese Beschränkung seiner gestaltlosen

Bildung zur selbstständigen Gestaltung ist aber das Erscheinen des Knochensystems.

Die Knochenbildung ist eine nach chemischen Gesezzen erfolgende Präzipitation des Thierstoffs, zu der die Uebergangsreihe vom Organischen zum Unorganischen bezeichnenden Knochenmasse, welche anfänglich durch Gerinnung der ursprünglichen Flüssigkeit zum Knorpel, und dann durch Ansetzung eines festen Knochenpunktes mit Ausstrahlung vom Centrum gegen die Peripherie, gleichsam durch thierische Kristallisationspunkte zum vollendeten Knochen wird.

Die Wirbelsäule setzt die ersten Knochenpunkte an, und sie ist, wie das Wichtigste, so auch das Erste der ganzen Knochenbildung, auf die alle übrigen Systeme sich beziehen, von welcher ausstrahlend nach und nach das ganze Skelett, wie Zweige und Aeste vom Stamme aus, sich bildet, und die Wirbelsäule ist das Erste des Knochensystems so gut der Bedeutung, als der Zeit ihrer Entstehung nach.

An die Bedeutung des Knochensystems als Stütze und formgebendes Gestaltungsmittel schliesst sich auch zugleich die Bedeutung der Reaktion und Wirksamkeit nach Aussen, also die Bewegung an, und in der Ausführung derselben vereinigt sich die Dynamik mit dem Mechanismus.

Die Bildungsperiode der Knochen und Muskeln fällt in die spätere Zeit der Ausbildung des Fötus, in das dritte und vierte Monat seines Lebens.

In vollkommenen Thieren ist der Thierstoff faserigt, diese Fasern beziehen sich auf Blut und Nerven, haben also Polarität, und zwar Polarität der Länge. Die Muskeln sind Fleischfasern, mit Gefässen und

Nerven auf das innigste verwebt. Im menschlichen Körper herrscht aber die Länge vor, und der Körper ist strahligt gebildet, nach den Verzweigungen der Nerven und Gefässe, und die Knochenbildung richtet sich darnach, weil die Gefässe das Ernährende sind.

Die Bedeutung der Extremitäten ist blos eine äusserliche, und was seinen Zweck nicht in sich selber, sondern im Aeussern hat, ist mechanisch. Daher herrscht auch hier der Mechanismus vor. Die Knochen am Rumpfe erscheinen als Decken, den Leib zu beschützen, sie sind am Schädel und an der Wirbelsäule noch das Gehäuse für Hirn und Rückenmark, die Knochen an den Extremitäten sollen Hebelarme sein, und die Muskeln bekommen die Bedeutung der bewegenden Kräfte.

Auf diese Weise wird das Verhältniss mit der Aussenwelt vermittelt, und die Beziehung auf das Ganze wird im Gliedersysteme erhalten durch das Gefäss- und Nervensystem, und diese beiden Systeme bilden also den Beziehungspunkt des Mechanismus zur gesammten Organisation.

Die Bildung der Organe in ihrer äussern Form hängt auch viel von der mechanischen Einwirkung benachbarter Organe ab. Die Knochen der Brust richten sich nach der Form der darin enthaltenen Lunge, und überhaupt alle Erhabenheiten und Vertiefungen, Fortsätze, Furchen, Rinnen, Löcher, die an den Knochen vorkommen, sind Wirkungen des Widerstandes benachbarter oder anliegender Theile, der Muskeln, Gefässe, Flechsen u. s. w.

Ja bereits ausgebildete Knochen ändern ihre Form, wenn ihre gewöhnlichen Widerstände entfernt sind.

Wenn der Schenkelkopf aus der Pfanne tritt, ebnet sich die Pfanne und der Gelenkkopf ändert seine Gestalt nach der neuen Höhle, die er erhalten hat, oder sich bildet.

Die Ernährung, die diese Umbildung veranlasst, ist eine Eigenschaft des Lebensprozesses und der Lebenskraft. In der Jugend wird die Zerstörung von der Ernährung übertroffen, es wird mehr ersetzt als verzehrt, und daraus geht der Wachsthum hervor; im Mittelalter halten sich Ernährung und Verzehrung das Gleichgewicht, daher der Stillstand; im höhern Alter ist die Assimilation gemindert, und die Resorption gesteigert, daher die Abnahme.

Die Ernährung ist aber nicht allein auf die Erhaltung der ursprünglichen Organe beschränkt, sie ändert auch ihre Mischung und ihren Bau, wie es der fortschreitende Zustand des lebenden Individuums mit sich bringt, sie zerstört auch den alten Bau und stellt einen neuen her.

Die Knorpeln vertreten eine Zeitlang bei Kindern die Stelle der Knochen, und diese Knorpeln verknöchern sich zu verschiedener, aber für jeden einzelnen Knochen bestimmter Zeit, so dass die an den langen Röhrenknochen befindlichen Ansätze, im zwei und zwanzigsten bis vier und zwanzigsten Jahre erst ganz verknöchert werden. Diese Verknöcherung geschieht nun nicht durch Verhärtung oder Verwandlung der Knorpel in Knochen, sondern der Knorpel wird allmählig aufgelösst, und von dem in seinem Schoosse entstandenen und genährten Knochen verdrängt und vernichtet.

Es entstehen nämlich zu seiner Zeit in den Knorpeln einige Blutgefässe, die sich aus der Nachbarschaft dahin verlängern, und mit diesen Gefässen erscheinen auch die ersten Ossifikationspunkte, weiche nach und nach einen knochigten Kern bilden. In dem Maasse, als dieser Kern zunimmt und sich seiner bestimmten Grösse und Form nähert, wird der ihn umgebende Knorpel immer dünner und verschwindet am Ende ganz.

Der Vergleich der Röhrenknochen Erwachsener mit Kinderknochen zeigt, dass diese letztern nicht hohl sind, und dass die Knochenfasern und Blätter nicht allein an Zahl zugenommen, sondern auch ihre Richtung geändert haben. Und dieses kann nicht anders geschehen, als dass die Natur allmählich und unvermerkt den alten Bau zerstört, und einen neuen bildet.

Dasselbe gilt von dem Vergleiche der Knochen im Greisenalter mit dem im mittleren Lebensalter. Die Knochen haben nicht allein an Gewicht und Umfang abgenommen, sondern es sind auch nur noch wenige von den Knochenfasern und Blättchen übrig geblieben, andere sind in eine andere Lage versetzt.

Von der Zeit des Zahnwechsels bis zur Pubertät geht vornehmlich die Entwicklung des Knochensystems vor sich. Die Wirbelbeine, die anfangs ganz Knorpel waren, dann aber aus drei Knochenstücken bestanden hatten, werden zu einem Knochen, desgleichen auch das Kreuzbein und die Hüftbeine, deren jedes aus drei Stücken bestand, vereinigen sich zu einem Knochen. Die Verknöcherung der Hand- und Fusswurzel-Knochen, der Kniescheibe, die ganz knorpeligt waren, schreiten vor sich, die langröhrigen Knochen werden immer länger, hohl und mit Mark gefüllt, die knorpeligten Extremitäten und Fortsätze nehmen an Verknöcherung zu, bis sie vollendet sind.

Die Muskeln erst zart und von mehr weisslichter Farbe, werden nach und nach kräftiger und röther. Um die Zeit des ersten Zahnens, früher oder später, beginnt das Kind freiere Bewegungen, es versucht zu kriechen, zu stehen, zu gehen. Hier entwickeln sich die Muskeln. Noch mehr entwickeln sie sich gegen die Zeit des Zahnwechsels im sechsten und siebenten Jahre. Um je mehr Uebung Statt findet, um so mehr nimmt die Kraft und frische Farbe zu, und die Vollendung erfolgt zur Zeit der vollkommenen Ausbildung des ganzen Körpers.

Uebung hat den grössten Einfluss auf die Bildung der Muskeln.

Ein Fuss, der nicht geht und läuft, nimmt bald an Stärke ab, wird magerer, dünner, schwächer; der Arm eines Fechters wird viel dicker, derber, und kräftiger, als der andere ungebrauchte, die Gliedmassen der Ballettänzer stehen im Missverhältniss durch die Ausbildung und Zunahme der Muskeln an den Füssen, weil die Hände weniger gebraucht werden u. s. w.

Die Kunstfertigkeiten die durch Uebung erlangt werden können, sind oft unglaublich.

So viel von allgemeiner Anatomie und Bildungsgeschichte.

Mechanik des menschlichen Leibes.

Es möchte befremdend sein, in einem pathologisch therapeutischem Werke die Grundlehren der Mechanik zu finden; da aber der Mechanismus hier die vorherrschende Rolle spielt, und sowohl der Grund der Krankheiten auf mechanischen Formveränderungen beruht, als die Heilung durch Maschinen geschehen soll, wozu eine Ansicht des natürlichen Mechanismus im menschlichen Leibe unerlässlich ist, und mehrere Leser diejenigen mathematisch-mechanischen Grundsätze vielleicht nicht in der Art und Ordnung vor Augen haben dürften, als es eine mechanische Physiologie, Pathologie und Therapie bedarf; so wird es nicht überflüssig sein, die allgemeinsten und wichtigsten hieher gehörigen Grundsätze der Mechanik jetzt zu verhandeln, um in der Folge lästige Wiederholungen vermeiden zu können.

In der Natur ist der ideelle Pol zurückgetreten, und der materielle hervorgehoben. Im Wesen und im Innern der Dinge liegt das Dynamische und Organische, in der äussern Erscheinung offenbart sich aber das Physische und Mechanische.

So ist die Natur wesentlich Organismus, in der Erscheinung aber Materie; innerlich Kraft, äusserlich

Masse, und so herrscht auch im Menschen wesentlich die Seele, in der Erscheinung die Materie, und im Bau des menschlichen Leibes wesentlich Organisation, äusserlich Mechanismus.

Im menschlichen Leben herrschen aber vier Systeme, zwei individuelle, und zwei vermittelnde, und in je zweien, den beiden individuellen und den beiden vermittelnden, ist ein aktives und ein passives Glied.

Selbstständige Systeme des menschlichen Leibes sind: das passive: die Vegetation oder Ernährung, und alle ihre Organe, Gebilde, Funktionen und Thätigkeiten; das aktive: die Organisation, durch die Nervenkraft thätig; die vermittelnden Systeme mit der Aussenwelt sind: das passive: das Sinnensystem, das die Eindrücke der Aussenwelt aufnimmt, und dem höhern organischen Nervensysteme vorführt und mittheilt, und das aktive: das Gliedersystem, das durch seine Bewegungen auf die Aussenwelt zurückwirkt.

So verhalten sich also die Systeme des menschlichen Leibes; die Ernährung oder Vegetation bildet das pflanzliche System = Chemismus; das Nervensystem constituirt die höchste Entfaltung menschlicher Entwicklung = Organisation; das System der Sinne giebt die Sensualität, gleichsam das thierische System = Dynamik, und das Gliedersystem verhält sich = dem Mechanismus.

Durch die Anordnung der Gliederung ist nun der Mechanismus in den menschlichen Leib eingebildet, und daher organischer Mechanismus.

Mechanismus bleibt aber Mechanismus, er erscheine am Räderwerke oder am Hebel, oder in Systemen eines organischen Leibes; die Gesetze sind dieselben, und das mathematische Moment überall gültig.

Mechanik nun ist die Lehre von der Bewegung, oder weitläuftiger gesagt, Mechanik lehrt, eine gegebene Last durch Druck und Zug mit Vortheil an Zeit und Kraft zu bewegen.

Allgemeine Mechanik.

Der Ursprung und Grund der Mechanik beruht auf der Erscheinung der Kraft, die sich an der Materie offenbart. Die Kräfte aber sind lebend, es giebt keine todte Kraft, und beruhen alle auf der Urkraft. Die Urkraft aber ist ursprünglich Eine im Gegensatz, als expandirende und kontrahirende, anziehende, abstossende Kraft, gleich Licht und Schwere.

Die Einheit der Kräfte vor eingetretener Störung, und ihre Ausgleichung nach Aufhebung derselben heisst Gleichgewicht.

Diese Kräfte auf die Sphäre der bewegenden Mechanik bezogen, geben den Druck und den Zug.

Diese zwei Thätigkeiten, die unmittelbar von der Urthätigkeit aller Materie, von der Attraktiv- und Repulsivkraft abgeleitet sind, erfüllen die ganze Sphäre der Mechanik, und sind ihre Grundthätigkeiten.

Die Kraft, die hier erscheint, sezt zwar schon die Materie voraus, die Masse ist aber jedoch mit der Kraft schon zugleich gegeben, da, wie oben schon gezeigt, eines ohne das andere nicht bestehen kann.

Diese Thätigkeiten oder Wirkungen der Urkräfte, auf Mechanik bezogen, sich äussernd als Druck und Zug, sind der Mechanik Grundthätigkeiten, und offenbaren sich in Erscheinung tretend an Hebel, Keil, Schraube und Federn.

Diese Apparate nun, als Hebel, Keil, Schraube,

Federn, äussern die Grundfunktionen der Mechanik durch Druck und Zug, mittelst der auf sie angebrachten, oder in ihnen liegenden Kraft. Jeder dieser Apparate kann so gestaltet werden, dass er durch Druck und Zug zu wirken vermag.

Es folgen nun die wichtigsten Momente der allgemeinen Mechanik, nebst einigen physikalischen Definitionen und Lehrsätzen.

Der Mittelpunkt ist im Kreise und der Kugel der, der von allen Endpunkten der Oberfläche gleichweit entfernt ist, im Quadrat und Rektangel da, wo die von den Enden kreuzweise gezogenen Linien sich schneiden, in unregelmässigen Körpern hat er nur Bedeutung, in so fern er mit dem Schwerpunkte zusammenfällt.

Mittelpunkt der Bewegung heisst derjenige Punkt, um den die Bewegung Statt findet, und der während der Bewegung selbst ruhend gedacht wird.

Schwerpunkt heisst derjenige Punkt eines Körpers, der, wenn er senkrecht unterstützt ist, den Körper in jeder Lage vor dem Fallen sichert.

Stützpunkt heisst derjenige Punkt, auf dem der Schwerpunkt ruht.

Ruhepunkt heisst der Punkt, auf dem zwei oder mehrere Kräfte, z. B. die am Hebel sich ausgleichen, so dass das Gleichgewicht der Kräfte besteht.

Fallpunkt heisst derjenige Punkt, der wenn er über die Stützungspunkte hinausrückt, den Moment des beginnenden Falles bezeichnet.

Senkrechte Linie heisst die, die der Richtung der Schwere folgt, von oben nach unten, auch Vertikale oder Lothrechte genannt.

Waagrechte Linie heisst die, die mit dem Horizonte gleichlaufend ist, und die Senkrechte rechtwinklicht schneidet, auch Horizontale genannt.

Diagonale heisst eine Linie, die in einem Rektangel von einem gegenüberstehenden Winkel schief zum andern geht.

Achse heisst eine der Länge nach durch den Mittelpunkt oder Schwerpunkt eines Körpers gezogene Linie.

Queerachse eine der Queere nach durch die gedachten Punkte gezogene Linie, die die Achse rechtwinklicht schneidet.

Achse der Bewegung ist die Verlängerung des nach entgegengesetzten Richtungen fortgesezten Punktes der Bewegung.

Neigungslinie oder Direktionslinie der Schwere ist eine senkrechte, durch den Schwerpunkt gezogene, den Horizont rechtwinklicht schneidende Linie. Man kann sich dieselbe auch als eine Reihe von Punkten denken, die vom Schwerpunkte aus senkrecht auf den Horizont fallen. Wenn nun ein Körper sich auf einer horizontalen Grundfläche befindet, so wird derselbe nicht fallen, so lange seine Neigungslinie innerhalb der Unterstützungspunkte oder Fläche fällt.

Bewegung im mechanischen Sinne ist Veränderung der Lage eines Körpers in Beziehung auf einen gegebenen Ort. Ruhe ist die beharrliche Gegenwart an demselben Ort.

Bewegende Kraft heisst jede Ursache und Wirkung, die in einem Körper Bewegung hervorzubringen, umzuändern oder zu vernichten vermag.

Diese Kraft äussert sich als Druck und als Zug; denn der Stoss ist nichts, als ein rasch wirkender und augenblicklich wieder aufgehobener Druck oder Zug. Zug, wenn der Körper genähert; Druck, wenn er entfernt werden soll. Ganz analog den Urkräften der Attraktion und Repulsion.

Ein bewegter Körper ändert für sich seine Richtung nicht, alle Veränderung kommt von äusserer Ursache her.

Die Trägheit d. h. der Widerstand, den eine bewegende Kraft zu überwinden hat, ist der Masse des zu bewegenden Körpers proportional.

Zwei Kräfte, die einander ganz oder zum Theil aufheben, nennt man Kraft und Last.

Der Zustand zweier entgegengesetzter Kräfte, die sich wechselseitig aufheben, heisst Gleichgewicht; und in diesem Zustande der Ruhe heissen die Kräfte gebunden; frei heissen sie, wenn eine die andere überwiegt und Bewegung erfolgt.

Jede Kraft und jede Last können durch Gewichte, Elemente, Thiere, Federn u. s. w. in Bewegung gesezt werden, und das bewegende Moment heisst schlechthin Kraft.

Die Grösse einer Bewegung vergleicht man nach ihrer Wirkung, die sie auf andere Körper äussert, und diese Wirkung ist gleich dem Produkte der Geschwindigkeit in die Masse. Dieses Produkt heisst nun das Moment oder die Grösse der Bewegung.

Jede Kraft und jede Last lässt sich auf Gewichte reduziren, indem das Gewicht beiderlei Funktionen der Bewegung vereinigt, oben aufgelegt als Druck, unten angehängt als Zug wirkt, aber die Wirkungen der Gewichte sind der Vergleichungsmassstab über die Wirkung der Kräfte.

In der Folge wird die Nothwendigkeit sich zeigen, die Wirkung der Maschinen, den Zug der Federn, den Widerstand der Muskeln u. s. w. auf Gewichte, als das Vereinigungsprinzip zu bringen.

Bei ungleichen entgegengesetzten Kräften hebt die stärkere mit gleichem Verluste die schwächere auf.

Wirken zwei Kräfte nach verschiedener Richtung auf einen Körper, so nimmt die Bewegung desselben den mittlern Weg — daraus folgt:

An die Stelle zweier Kräfte lässt sich Eine setzen; und Eine Kraft lässt sich in Zwei zerlegen.

Man erinnere sich der Lehre vom Parallelogramm der Kräfte, wovon unten noch mehr.

Bei Ausführung von Maschinen wolle man die Hindernisse der Bewegung vom Widerstand der Luft, Schwere, Reibung, Zerbrechlichkeit u. s. w. nicht übersehen.

Es kommen in Beziehung auf gegenwärtige Schrift vornehmlich zu betrachten der Druck und Zug der Gewichte und gespannter Federn, die Wirkung vom Keil, die schiefe Ebene der Hebel u. s. w.

Von den einzelnen Lehren der Mechanik sollen aber nur die hier betrachtet werden, die von besonderer Wichtigkeit für den Zweck der gegenwärtigen Schrift erscheinen.

Einzelne Lehren der Mechanik.

Vom Hebel.

Die Gesetze des Hebels kommen im organischen Mechanismus in der Bewegung der Knochen durch die Muskeln vor, und alle Wirkung der Muskeln auf die Knochen ist hebelartig. Ein hinreichender Grund das

Wichtigste davon abzuhandeln, abgesehen noch davon, dass die Gesetze des Hebels auch bei dem Bau der Maschinen in Anwendung kommen.

Jede gerade, gebrochene oder auch krumme, unbiegsame Linie, die in irgend einem Punkte unterstützt ist, in andern Punkten aber von Kräften gedrückt oder gezogen wird, heisst ein Hebel. Der Begriff des Hebels ist durch die Worte Last, Kraft, Stützpunkt, Gleichgewicht, vollkommen erschöpft.

Sind die Kräfte und der Unterstützungspunkt so angebracht, dass der Hebel in Ruhe bleibt, so sagt man, der Hebel stehe im Gleichgewicht. Die Wirkungen der Kräfte verhalten sich aber umgekehrt wie ihre Entfernung vom Stützpunkte, so dass um an einem Hebelarm eine gleiche Wirkung hervorzubringen bei zehnmaliger Verlängerung des Hebelarmes das wirkende Gewicht oder die Kraft um das zehnfache vermindert werden muss.

Es giebt verschiedene Arten von Hebeln, den einarmigen, den doppelarmigen und den Winkelhebel, der abermals ein- oder doppelarmig sein kann.

Jeder Hebel hat zwei gegenseitig wirkende Kräfte, die eine, die bewegt werden soll, heisst die Last; die andere, die diese bewegen soll, heisst schlechthin die Kraft; der Stützpunkt trägt und stützt beide, ist Ruhepunkt, um den die Bewegung Statt findet, also Mittelpunkt der Bewegung.

Gleichgewicht am Hebel erfolgt, wenn die Entfernungen vom Stützpunkte sich umgekehrt verhalten wie die Grössen der Kräfte, die auf den Hebel wirken. Es sei der eine Arm fünfzehn Fuss, und der andere drei Fuss lang, so wird eine Kraft von drei Pfund am ersten

Arme einer Kraft von fünfzehn Pfunden am zweiten das Gleichgewicht halten; denn da drei um fünfmal kleiner ist, als die Entfernung fünfzehn von ihrem Stützpunkte, so muss am andern Arme die Last um fünfmal grösser sein als die Länge des Hebels, also fünfzehn, und die gegenseitigen Produkte der Kräfte in die Entfernungen sind sich gleich. Nämlich die Länge des einen Hebelarmes = fünfzehn, und das Gewicht = drei, und eine Länge von drei, und Schwere von fünfzehn, geben jedes ein Produkt von fünf und vierzig.

Der einarmigte Hebel ist der, an dem Last und Kraft auf einer Seite des Stützpunktes liegen, und davon giebt es zwei Arten:

Bei der einen ist die Last dem Stützpunkt näher, und die Kraft ferner;

Bei der andern ist die Kraft dem Stützpunkt näher, und die Last ferner.

Die erste Art erleichtert die Wirkung für die Kraft, sie darf um so viel kleiner sein, als sie weiter vom Stützpunkte entfernt ist, die zweite Art ist ungünstiger für die Kraft, indem sie, um der Last das Gleichgewicht zu halten, um so vielmal grösser sein muss, als sie näher am Stützpunkt gelegen ist, als die Last.

Nach der lezten Art sind fast alle Muskelbewegungen konstruirt, man vergleiche die Wirkung des zweiköpfigten und innern Armmuskels am Ellenbogen, den zweiköpfigten, halbhäutigten, und halbsennigten Muskel am Kniegelenke u. s. w.

Beim Winkelhebel lassen sich die Entfernungen vom Unterstützungspunkte zu der Richtung der Kräfte auf Zahlen bringen, durch die vom Ruhepunkt auf die Richtungsliuie der Kräfte gezogenen Senkrechten. Man vergleiche hieher die Anheftung und Wirkung der Muskeln an den Dornfortsätzen der Wirbel.

Ein Zweiarmigter Hebel ist der, an dem der Stützpunkt in der Mitte, auf der einen Seite die Kraft, auf der andern die Last gelegen ist. Auch hier ist der Fall doppelt, dass entweder

die Last näher am Ruhepunkte gelegen ist, und die Kraft weiter davon entfernt wirkt, was letztere begünstigt, oder dass

die Kraft näher am Ruhepunkte gelegen ist, und die Last ferner wirkt, wodurch die Kraft in Nachtheil versetzt ist.

Uebrigens gelten auch hier alle unter dem einarmigen Hebel aufgeführte Gesetze.

Am organischen Leibe sind hieher zu vergleichen die Wirkungen der Armstreckmuskeln am Ellenbogenhöcker, der einen zweiten, wenn gleich kürzern Hebelarm bildet, und der Achillessenne auf das Fersenbein, das von seinem Ruhepunkte, dem Sprunggelenke aus, einen langen Hebelarm bildet, und dem andern von dem Sprunggelenke bis zur Fussspitze, worauf bei erhobener Ferse der Plattfuss noch ruht, einigermassen das Gleichgewicht hält, wodurch die Wirksamkeit dieser Senne so sehr befördert wird.

Diejenigen Hebel sind die besten, in denen die Kraft in perpendikulärer Richtung auf die Linie wirkt, welche von dem Ruhepunkt aus auf den Punkt, auf welchen die Kraft wirkt, gezogen ist.

Ist dieses nicht der Fall, und wirkt die Kraft nicht in senkrechter, sondern in schiefer Richtung auf die gedachte Linie, so wird die Kraft zerlegt, und ein Theil geht verloren, und zwar um so mehr, je schiefer der Winkel der wirkenden Kraft auf die gedachte Linie gerichtet ist.

Denn wenn man das Parallelogramm der Kräfte darüber errichtet, so sieht man, dass die Kraft, die auf den Hebelarm wirkt, nicht eine geradezu der Last entgegenstrebende, sondern eine aus zwei andern zusammengesezte Kraft ist, deren die eine der Last entgegen, die andere aber in der Richtung vom Ruhepunkte nach dem Punkte, darauf die andere senkrecht wirken sollte, gerichtet ist. Es ist also die schief wirkende Kraft nur die mittlere zwischen diesen beiden. Daher im Verhältnisse der Schiefheit ihrer Richtungslinie die Wirkung verringert wird.

So wirken viele Muskeln, die sich unter schiefen Winkeln ansetzen.

Von der Bewegung auf schiefen Flächen.

Abgesehen, dass Keil und Schraube, streng genommen, nichts als schiefe Flächen sind, und nach deren Gesetzen sich richten, so ist die Lehre von der Bewegung auf der schiefen Fläche schon um ihrer selbst willen, wegen der Gesetze der Bewegung auf derselben, wichtig.

Eine schiefe Fläche ist aber eine solche, die den Horizont in einem spitzigen Winkel schneidet.

Es kann nun ein Körper auf einer schiefen Fläche nicht stehen, so lange sein Schwerpunkt nicht senkrecht unterstützt ist, und eine senkrechte Linie durch seinen Schwerpunkt gezogen (Neigungslinie der Schwere) ausserhalb des Stützpunktes fällt. Es muss der Körper je nach der vorhandenen Richtung des nicht unterstützten Schwerpunktes abwärts (oder auf der schiefen Ebene auch) aufwärts fallen.

Beim Stehen oder Gehen auf einer schiefen Ebene,

z. B. beim Herabsteigen von einem Berge, fällt die wahre Neigungslinie des Schwerpunktes, die vom Schwerpunkte auf den Horizont rechtwinklicht gezogen ist, wenn die Achse des herabsteigenden Menschen auf der schiefen Fläche senkrecht steht, bei weitem ausserhalb, vor und tiefer, als die Unterstützungsfläche, die die Vorfüsse gewähren, der Mensch wird also den Berg vorwärts herabfallen. Der Schwerpunkt fällt hier zu tief.

Daher muss der Mensch durch Anordnung seiner Stellung die Achse seines Körpers mit der Direktionslinie seines Schwerpunktes in einerlei Richtung bringen, er muss also durch Zurückbeugen des Rückgraths den Schwerpunkt soweit zurückschieben und erhöhen, dass dessen zum wahren Horizont rechtwinklichte Stützungslinie innerhalb der auf der schiefen Fläche stehenden Stützen, nämlich der Vorfüsse fällt, so wird er ruhig stehen, ohne zu wanken oder zu fallen.

Umgekehrt, wenn bei dem Hinaufsteigen auf einen Berg die Achse des Menschen auf der schiefen Ebene senkrecht stünde, würde die Direktionslinie der Schwere hinter die Fersen, also ausserhalb der Stützungsfläche, und der Mensch also den Berg herab fallen; aber rückwärts. Er muss sich also vorwärts legen, um den Schwerpunkt zu erhöhen und unter die stützenden Füsse zu bringen. Am Schlusse der Mechanik ist dieses durch eine Zeichnung erläutert.

Aber schon Schuhe mit hohen Absätzen bilden schiefe Flächen, auf denen der Mensch steht und geht.

Der Keil.

Der Keil besteht aus zwei einander schneidenden Flächen, die sich in einem stumpfern oder spitzigern

Winkel berühren, und wirkt, indem diese Flächen sich zwischen zwei Körper hineinpressen, um sie zu entfernen. Wird also der Keil zwischen einen Körper, der beweglich ist, und einen der unbeweglich ist und ihm zum Stützpunkte dient, hineingetrieben, so wird er durch allmählich verstärkten Druck den beweglichen Körper aus seiner Lage schieben.

Seine Wirkung geschieht durch Druck und nur an Maschinen, daher nicht mehr davon zu erwähnen ist. Dasselbe gilt

Von der Schraube.

Die Schraube, ebenfalls nach dem Gesetz der schiefen Fläche wirkend, ist eigentlich nur eine um einen Mittelpunkt gewundene, sich immer wiederholende schiefe Fläche. Sie äussert bei ihrem Gebrauch eine nur allmählich und unmerklich steigende Wirkung, wird ziehend oder drückend zu allmähliger Ausdehnung oder Compression, immer nur zur Befestigung und als Stellschraube an Maschinen gebraucht, und bedarf daher keiner tiefern mathematischen Erörterung.

Das Rad und die Rolle werden ebenfalls nur in ihrer einfachsten Wirkung angewendet, so dass sie keine weitere Betrachtung nöthig haben.

Höchst wichtig aber für den orthopädischen Heilapparat sind die

Federn.

Die Wirkung der Federn beruht auf der Elastizität oder Schnellkraft, die manche Körper haben, eine Fähigkeit, sich zu verschieben und zu biegen, ohne zu brechen, und nach geschehener Ausdehnung und dem Aufhören der spannenden Kraft ihre alte Lage wieder anzunehmen, oder fortwährend gespannt, ein stetes

Streben zur Rückkehr in ihre natürliche Lage zu äussern.

Sie wirken ziehend oder drückend, und haben eine lebendige schon dem Organischen sich nähernde Spannkraft.

Sie bestehen aus Stahl, Messing, Fischbein u. s. w., und sind am besten geeignet, die Kraft der Muskeln, deren Spannung und ihren Zug, die Elastizität der Bänder u. s. w. zu ersetzen.

So viel von einer allgemeinen Mechanik.

Mechanismus im Bau des menschlichen Leibes.

Es ist in dem Bisherigen schon so oft von dem Mechanismus des menschlichen Leibes die Rede gewesen, und der Gegenstand selbst als Hauptsache der ganzen Schrift so wichtig, dass eine etwas ausführlichere Darstellung nicht am unrechten Orte sein möchte.

Hier gilt nun denn auch der in der Mechanik überhaupt bestehende Satz: dass jede Bewegung von äusserer Kraft bewirkt werde; es ist daher die Wirkung des Willens mittelst der Nerven auf die zu bewegenden Organe des Gliedersystems für diese etwas Aeusserliches.

Die Ernährung der Knochen, Muskeln, Bänder, Gelenke, überhaupt des ganzen Gliedessystems durch das Blut, so wie die Erregung und Reizung desselben durch die Nerven, gehört nicht hieher, wo einzig und allein nur vom Mechanismus der Bewegung die Rede ist; denn die Kräfte, die das System bilden und ernähren, so wie die Potenzen, die dasselbe erregen, ohne die es freilich keinen Augenblick bestehen kann, ja die bewegende Kraft selbst, sind für die mechanische Bewegung ein Aeusseres; ein Fremdes, und es handelt sich hier blos davon, wie durch den Zug der Senne eines kontrahirten Muskels ein Knochen bewegt oder festgehalten werde. Durch welche Kraft aber der Muskel zusammengezogen und die Senne gespannt werde, welche Funktionen dieses thun und vorher, während und nach der Muskelaktion eintreten müssen, dieses gehört nicht zur Sache, von der hier die Rede ist.

Die Aktion der Muskeln auf die Knochen an und um die Gelenke entspricht dem Hebel, und hierin bildet das zu bewegende Glied, zunächst dessen Knochen, an den, als ihre starre Linie, die weichen Theile sich heften, die Last; die mittelst der Zusammenziehung der Muskeln angespannten und angezogenen Sennen bilden die Kraft; die den bewegenden Muskeln entgegenwirkenden Antagonisten eine Gegenkraft; und das Gelenke, um das sich der Knochen bewegt, den Stützpunkt.

Das Stehen und Gehen und überhaupt alle körperliche Bewegungen sind Resultate zweier Potenzen, deren die eine innerhalb, die andere ausserhalb des Leibes liegt, nämlich der Schwere und der Muskelkraft.

Diese beiden Potenzen nun äussern ihre Wirkung als Druck und als Zug, die Schwere wirkt als Druck, durch die auf- oder gegeneinander stehenden Knochenenden, und die Muskeln wirken als Zug, durch ihre Sennen; diese beiden Wirkungsarten der bewegenden Kräfte aber leiten auch die Konstruktion aller Maschinen und orthopädischen Apparate, und der Ableitung des Druckes und Zuges zufolge sind diese unmittelbare Ausflüsse der ersten Urkräfte, der Repulsiv- und Attraktivkraft; und somit erhellt die Einfachheit der Konstruktion des Mechanismus des menschlichen Leibes und des Mechanismus der Maschinen, in der Ableitung von den einfachsten Prinzipien.

Alle Bewegungen des menschlichen Leibes geschehen nun aber durch Druck und Zug der einander gegenüberstehenden, an einander anliegenden, gegen einander bewegten und festgehaltenen Knochen; dieses aber soll nun etwas ausführlicher dargestellt werden.

Der Druck der Schwere äussert sich in jedem Körper, in so ferne er nur irgend Masse hat, z. B. der Druck des Oberleibes auf die Wirbelsäule, der Druck der Wirbelsäule auf das Becken, des Beckens auf den Oberschenkel, des Oberschenkels auf Knie- und Sprunggelenke; und umgekehrt der Gegendruck des auf der Erde feststehenden Fusses gegen Knie-Hüftgelenk, Becken, Wirbelsäule u. s. w.

Der Zug offenbart sich im organischen Mechanismus durch die Muskeln, und zwar nach dem Gesetz des Hebels, welches überall im Gliedersystem unverkennbar ausgesprochen ist, und wo dieses waltet, gelten auch alle Nebenbedingungen, die bei demselben in Anwendung kommen.

Eine Mechanik des Organismus ist eigentlich dem Worte nach ein Widerspruch; sie ruht jedoch fest in der Natur der Dinge begründet. Die Artikulation steht unter dem Gesetze des Mechanismus, und wenn sich dabei auch die Kräfte nicht so genau bestimmen lassen, als die mathematischen und physikalischen; so rührt es daher, dass die hier wirkenden Kräfte lebendig und organisch, und für den Zollstab und die Waage nicht messbar sind. Eine solche vielfache für uns unmessbare Zusammensetzung ist die Wechselwirkung einer gegebenen Intensität der Nerventhätigkeit mit einem gewissen Grade der Oxydation des Blutes, im Verhältnisse zur Lebenskraft des ganzen Körpers und der Abhängigkeit derselben von der Energie des freien Willens; wenn nun, um den Grad einer zu erfolgenden Bewegung zu berechnen, es nothwendig ist, die Qualität der im Augenblicke bestehenden Lebenskraft des ganzen Körpers, und die sie mehr oder weniger erregende Energie des Willens, dann unter diesem Verhältnisse, die Oxydationsstufe des Blutes, und den Einfluss der Nerven zu erkennen, so wird man leicht einsehen, dass dieses unmöglich sei.

Die Erscheinungen aber dieser Kräfte im Mechanismus sind auch für einen mechanischen Zollstab, für eine Pfundwaage messbar.

Bewegung ist der Zweck und die Bestimmung der Gliederung, und zwar eine willkührliche, vom freien Willen beherrschte. Die Beweglichkeit liegt im Gliedersystem, die bewegende Kraft ausser ihm; auf der Wechselwirkung des Blutes und der Nerven beruhend, vom Willen abhängig. Daher kann auch das Gliederungssystem ungeregelte Bewegungen machen, die oft ganz widernatürlich scheinen, diese sind aber nicht Krankheiten der Organe der Beweglichkeit, sondern Krankheit der bewegenden Kraft. Solche krankhafte Bewegungen aber sind die Krämpfe, und ihr Wesen ist nicht mechanisch. Der Krampf aber gehört nicht in die Orthopädie. Wer Theorien über diese Verhältnisse sucht, der lese Haller, Humbold, Prochaska, Walther, Wilbrand, Rudolphi und andere mehr.

Zusammenziehung des Muskels erzeugt Ortsveränderung der Theile, an die der Muskel geheftet ist. Sind die Anheftungspunkte des Muskels beide beweglich, so nähern sie sich; ist es nur einer, so nähert sich der Bewegte dem Ruhenden. Es ist aber kein Theil absolut beweglich oder unbeweglich, sondern nur relativ; der Oberarm ist beweglich in Beziehung auf die fixirte Schulter, unbeweglich aber in Beziehung auf den Unterarm, in sofern alle diesen bewegende Muskeln von ihm entspringen; der Oberschenkel ist beweglich in Beziehung auf das feststehende Becken, unbeweglich aber als Ursprungspunkt der den Unterschenkel bewegenden Muskeln.

Dieses ist das natürliche und gewöhnliche Verhältniss. Es lässt sich dieses aber auch umkehren, z. B. wenn die Hände irgend einen festen Punkt gefasst haben, und fest haltend, sich dort fixiren, so sind sie der unbewegliche Punkt, und die Wirkung der Muskeln zieht den Arm und den ganzen daran gehefteten Leib nach sich; so der Fuss, der beim Aufstehen aus sitzender oder liegender Situation sich zuerst auf dem Boden fixirt, wird der unbewegliche Punkt, der durch Gegendruck und Muskelbewegung den ganzen Körper hebt und trägt.

Die Muskeln haben ihre Wirksamkeit, d. h. die Fähigkeit sich zusammenzuziehen und wieder auszudehnen, nur in ihrem Fleische, und der Wirkungspunkt fällt in dieser Beziehung in ihre Mitte. Dort, im Muskelbauche, erfolgt die Anschwellung bei der

Kontraktion, die Verdünnung bei der Expansion, und man behauptet, dass die Intensität der Kraft eines Muskels im gleichen Verhältniss stehe mit der Dicke seiner Fleischbündel und der Länge seiner Fasern. Es gilt also auch hier das mechanische Gesetz: die Wirkung ist der Masse gleich.

Wo zwei oder mehrere Muskel einen Knochen nach verschiedenen Richtungen ziehen, nimmt die Bewegung den mittlern Weg. Wirkt z. B. der grosse Brustmuskel, der allein den Arm vorwärts zieht, und der breite Rückenmuskel, der allein den Arm rückwärts zieht, zusammen, so wird der Arm abwärts und einwärts gegen die Brust gezogen, und so bei mehreren. Wo die Kraft und Gegenkraft z. B. die Strekker und Beuger gleiche Wirkung äussern, dort ist Gleichgewicht, und das Glied bleibt in Ruhe.

Am Skelett ist die Wirbelsäule der Stamm, auf den alle Bewegungen bezogen werden, und sie ist, wie in der Entstehung, so auch in der Bedeutung das Erste, was vom Mechanismus in Erscheinung tritt.

Die Wirbelsäule ist der gemeinsame Mittelpunkt der Bewegungen, so wie sie Achse des Körpers ist, und da die Rückgrathssäule die ganze Schwere des Körpers trägt, und der gesammten Beweglichkeit das Gleichgewicht halten muss, so vereinigt sie mit der grössten Festigheit des Baues auch die grösste Beweglichkeit.

Die Vielseitigkeit und Leichtigkeit der Bewegung ist durch die Brechung ihrer Continuität in zwei Dutzend Wirbel und deren besondern Bau, und die Festigkeit abermal durch den Bau der Wirbel, ihrer Körper und Fortsätze, und vorzüglich durch den

Reichthum und die Mannigfaltigkeit ihrer Bänder, Knorpel, Muskeln u. s. w. bedingt.

Die grosse Festigkeit ist Resultat der Grösse und Menge der Gelenkflächen an den Wirbeln und ihren Fortsätzen, und der an diesen Berührungspunkten sie vereinigenden Knorpelschichten, Ligamente und Muskeln, und die vielseitige Beweglichkeit entspringt aus ihrer Anzahl; und um so beschränkter die Beweglichkeit eines jeden einzelnen Wirbelbeins mit seinem Nachbar ist, um so grösser und freier ist die Beweglichkeit der ganzen Rückgrathssäule.

Die Reibung in den Gelenken verhindert die Elastizität der Knorpel, die den Knochen an den Gelenkflächen umkleiden, und die durch ihre Glätte theils übereinander gleiten, theils, elastischen Federn gleich, dem Drucke nachgeben und ausweichen, und nach Aufhören des Druckes in ihre alte Lage zurückspringen.

Es verhütet auch die Reibung die Glätte der Gelenkbänder und Membranen, und die Gelenkflüssigkeit, die die Gelenkorgane schlüpfrig erhält. Sie ist die wahre Schmiere, das Oel und Fett, das auch in Maschinen die Friktion vermindert.

Unter die Hindernisse der Bewegung gehören nun der Widerstand der Antagonisten, ja der Widerstand der Luft; unter die Vortheile der Schwung, den ein einmal bewegter Körper schon hat, der ihn als Zentrifugalkraft von selbst weiter bewegt, der Druck der eigenen Schwere u. s. w., welche Momente alle nur den organischen Mechanismus bestätigen.

Die Bewegung der Knochen durch die Muskeln geschieht also nach dem Gesetze des Hebels, der Stützpunkt liegt im Gelenkende des Knochens, um den die

Bewegung geschehen soll, und ist also ruhend. Der Ort, auf den die Kraft zunächst einwirkt, ist die Anheftungsstelle der Flechse, der Senne, des Muskels an den Knochen, in der Knochenhaut, am Ligamente, Knorpel, oder wo sich sonst noch die Sennen hin verlieren. Der Punkt der höchsten Intensität der Last ist durch die Länge des zu bewegenden Gliedes, oder die Grösse der daran befestigten und zugleich mitbewegten Theile bestimmt.

Die Intensität der Kraft bestimmt sich nach der Grösse, Länge, Anheftung der Muskeln u. s. w.

Unter den drei Arten des Hebels kommt gerade die ungünstigste, bei der am meisten Kraft verloren geht, am häufigsten vor. Die Anheftung der Muskeln ist nämlich so, dass sich der Punkt der einwirkenden Kraft zwischen der Last und dem Ruhepunkte befindet, also am einarmigten Hebel die Kraft dem Stützpunkte näher, als die Last, was man im gemeinen Leben Wurfhebel nennt.

Die meisten Muskeln heften sich an den zu bewegenden Knochen gleich neben dem Stützpunkte an, wobei die meiste Kraft verloren geht. Dahin gehören z. B. die oben schon berührten Beugemuskeln des Ellenbogen- und Kniegelenkes u. s. w.

Ein ähnliches Verhältniss der Insertion findet Statt am zweiarmigten Hebel, z. B. die Anheftung der Armstrecker am Ellenbogengelenke, das Olekranon bildet zwar hier einen zweiten Hebelarm, der dem ersten vor dem Gelenke, der Armröhre, entgegensteht, allein die Kürze dieses Hebelarmes hinter dem Gelenke erfordert verstärkte Kraft.

Die Fortsätze der Wirbel, namentlich die Dornfortsätze bilden durch die Anheftung ihrer Muskeln

Winkelhebel, die durch ihre Aktion die Streckung des Rückgraths vorzüglich nach hinten erleichtern.

Durch die oben angeführte Insertion der Muskeln geht zwar sehr viele Kraft verloren, und der ungünstig angeheftete Muskel muss um Vieles stärker sein, wenn er doch mit gleicher Kraft wirken soll. Es wird aber auch in diesem Falle durch die mindeste Verkürzung des Muskelbauches die ausgedehnteste Bewegung bewirkt, und wenn die Verkürzung des Muskels auch langsam geschieht, so wird am Ende des bewegten Gliedes die Bewegung dennoch rasch erfolgen. Man vergleiche hier abermal die schon oft angeführten Streck- und Beugmuskeln des Kniees und Ellenbogens.

Hier giebt es zwar einen Verlust an Kraft, aber Gewinn an Raum und Zeit, und zwar in der Art, dass bei den nahe am Stützpunkte angehefteten Muskeln allerdings an Kraft verloren geht, aber bei langsamer und geringer Verkürzung dieser Muskeln dennoch die Bewegung des Gliedes mit Geschwindigkeit und durch grossen Raum erfolgt; da im Gegentheil bei der Insertion nahe am Ende des Gliedes und entfernter vom Stützpunkte, zwar an Kraft gewonnen, aber an Schnelligkeit und Raum der Bewegung verloren wird. Man vergleiche zu der letztern Art die Anheftung der Achillessenne an das Fersenbein, der Schläfe- und Kaumuskel an den Uiterkiefer u. s. w.

Von den andern Hebelarten kommt diejenige, bei welchen der Ruhepunkt in der Mitte ist, und an die beiden Hebelarme Kraft und Last vertheilt sind, beinahe nur in der Anordnung der Rollmuskeln, indem der Schenkelkopf den einen, der Trochanter den andern

Hebelarm bildet, und der Ruhepunkt die Achse des Oberschenkelbeins ist — die andere Art, wo sich die Last zwischen dem Ruhepunkte und der Kraft befindet einigemal z. B., wenn der Vorfuss, Ballen und Zehen auf dem Boden ruhen, das Fersenbein durch Kontraktion der Achillessenne in die Höhe gehoben ist, und das Bein nun mit der Last des ganzen Körpers auf dem Sprunggelenke ruht — vor.

Nur die Kau- und Schläfemuskeln bilden am Unterkiefer einen Hebel, bei dem die Kraft sich zwischen dem Stützpunkt und der Last befindet, aber weit ferner vom Stützpunkte und näher an der Last, als es an andern Orten der Fall ist. So haben die Armstrecker einen weniger, die Achillessenne einen mehr Vortheil gewährenden Hebelarm, was aber hier an Kraft gewonnen wird, geht wieder an Raum und Zeit, d. h. an Ausdehnung und Geschwindigkeit der Bewegung verloren.

Die Muskeln verlieren aber an Kraft nicht allein durch den Ort, wo sie sich ansetzen, d h., durch die Nähe oder Entfernung vom Stützpunkte und der Last, sondern auch noch durch die Art, wie sie sich ansetzen, d. h. durch den Winkel, unter welchem sich die Senne an den Knochen heftet.

Es gilt nämlich, wie schon unter der allgemeinen Mechanik abgehandelt wurde, das Gesetz, dass diejenige Kraft am stärksten wirkt, die ihre Thätigkeit in perpendikularer Richtung auf die Linie äussert, die vom Stützpunkte aus auf den Punkt, auf den die Kraft wirken soll, gezogen ist.

Ist und bleibt dieser Wirkungswinkel der Kraft ein rechter, so wirkt die Kraft am stärksten, ist dieser

Winkel aber ein spitziger, so wird die Kraft zerlegt, und wirkt nicht mehr mit ihrer ganzen Stärke auf diesen Punkt.

Errichtet man nämlich das Parallelogramm der Kräfte, so zeigt sich, dass die Kraft des Muskels und ihre Richtung zusammengesetzt ist, oder zerlegt wird von zwei andern Kräften und deren Richtungen, nämlich der Richtung, die gegen die Last gerichtet ist, und einer andern, die vom oder gegen den Stützpunkt wirkt, so dass nur ein Theil der Kraft in der schiefen Richtung gegen die Last wirkt, der andere aber gegen den Stützpunkt zu wirkt; und also die Reibung vermehrt, oder vom Stützpunkt ab zieht und die Ligamente anstrengt, also doppelten Verlust erzeugt.

In dieser Art sitzen günstig, also so ziemlich rechtwinklicht, der Kau- und Schläfemuskel, die Achillessenne; ungünstig, also unter spitzen Winkeln, die Beuger des Ellenbogen- und Kniegelenks.

Doch bessert sich dieses ungünstige Verhältniss während der Wirkung; denn so spitzig der Anheftungswinkel auch sein mag, z. B. bei den Beugemuskeln des Kniees und Ellenbogens, um so mehr nähert sich durch die Veränderung der Lage des bewegten Gliedes der spitzige Winkel dem rechten; je rascher nun (vergleiche oben) die Bewegung erfolgt, um so eher und schneller wird das ungünstige Anheftungsverhältniss umgewandelt, und wenn die Intensität der Nerven oder Muskelkraft sinken sollte, so wird sie nun durch das günstiger gewordene mechanische Verhältniss des Anheftungswinkels ersetzt.

Umgekehrt verhält es sich mit den Streckmuskeln z. B. des Armes und Fusses, diese verlieren ihren günstigen Winkel während der Wirkung der Muskeln, theils sind aber ihre Massen sehr gross, theils ist hier durch einen andern Mechanismus gesorgt, der den Beugern abgeht, nämlich den Ellenbogenhöcker und die Kniescheibe, welche beide Hebel bilden zur Erleichterung der Muskelaktion.

Aber nicht allein durch Ort und Art, wo, und wie sich der Muskel an den Knochen setzt, wird Kraft verloren, sondern auch durch den Winkel, unter dem die Senne sich an den Muskelbauch ansetzt, oder durch den Winkel, unter dem sich die Fasern der Fleischbündel in die Sennen verlieren. Und je grösser dieser Winkel ist, um so mehr Kraft geht verloren. Man vergleiche hiezu die doppelt und einfach gefiederten Muskeln.

Dem Bisherigen Zufolge werden also die Kraftäusserungen der Muskeln bemessen:

1. nach der Dicke der Muskeln, oder der Menge ihrer Fasern, je mehr Fasern und Bündel da sind, um so stärker wirkt die Muskel;
2. nach der Grösse der Entfernung ihres Insertionspunktes, je kürzer der Muskel und seine Faser ist, um so stärker wirkt er;
3. nach der Richtung des Insertionspunktes, dem Insertionswinkel, und Winkel des Uebergangs der Faser in die Senne;
4. nach der Insertion in Beziehung auf Nähe oder Entfernung vom Ruhepunkt oder der Last.

Nun nach dieser, wie ich hoffe, genügenden Nachweisung des allgemeinen Mechanismus im Gliedersystem, noch einige Begriffsbestimmungen, ehe ich zu den speziellen Funktionen und deren Mechanismus übergehe.

Strecken eines Gliedes heisst diejenige Bewegung, durch welche der bewegte Knochen in die fortgesetzte Achse desjenigen ruhenden gebracht wird, an dem er befestigt ist; Beugen heisst diejenige Bewegung, bei der die Achsen zweier beweglich verbundener Knochen sich in einem Winkel gegenüber gestellt werden, so dass das Glied, das in der Streckung nur eine Achse hatte, in der Beugung zwei, in einen grössern oder kleinern Winkel gegen einander gestellte Achsen erhält, daher die Bewegung des Vorfusses nach Rückwärts durch Aktion der Achillessenne Streckung heisst.

Der menschliche Körper ist schwer, daher den Gesetzen der Schwere unterworfen; und daher hat der ganze Körper sowohl als jedes seiner Glieder einen Schwerpunkt. Universell ist der Schwerpunkt des ganzen Körpers, partiell der des einzelnen Theiles oder Gliedes.

Der Schwerpunkt des Menschen fällt in das kleine Becken, so dass er sich zwischen dem letzten Lendenwirbel und der Schoosfuge und den beiden Hüftgelenkpfannen mitten inne befindet.

Die Linie vom Schwerpunkte rechtwinklicht auf den Horizont gezogen heisst, wie bei jedem andern Körper, die Direktions- oder Neigungslinie der Schwere.

Stützungslinie heisst sie, weil sie auch bei Erschlaffung der Muskeln den Körper trägt. Der Körper steht aber, oder er ist gestützt, wenn die Neigungslinie der Schwere innerhalb der Unterstützungsfläche fallt.

Die Unterstützungsfläche ist der Raum, den die äussersten Ränder der Füsse, und die Linien von den Zehen des einen und der Ferse des einen zu den Zehen und der Ferse des andern Fusses in sich fassen.

Die Muskeln sind das einzige Mittel, den Schwerpunkt bei unsern Bewegungen nach Bedürfniss oder Gefallen zu erhalten, verändern, oder nach Gefallen wieder herzustellen. Ist freilich die Neigungslinie über die Stützungsfläche hinausgerückt, dann fällt der Mensch, weil alle Theile im Falle mit hingerissen sind; und die Muskeln der Füsse keinen Fixirungspunkt mehr haben, sondern dem allgemeinen Falle nachgeben müssen.

Mechanismus des Stehens.

Insofern nun die mechanischen Krankheiten, von denen in der Folge gehandelt wird, vom gestörten Mechanismus des menschlichen Leibes abhängen, muss diese Mechanik auch in ihrem gesunden Zustande erkannt sein; daher hier die Schilderung der wichtigsten Funktionen derselben gegeben wird.

Die vornehmsten und wichtigsten Situationen des menschlichen Leibes sind: das Liegen, das Sitzen, das Stehen, das Gehen, das Laufen und das Springen; und als krankhafte Erscheinung bei gestörter Mechanik des Leibes tritt das Hinken ein, und vor der Entwicklung des Ganges und Laufes findet das Kriechen Statt.

Im Liegen ruht die Achse des Körpers ganz oder zum Theil auf einer horizontalen Fläche, und jeder Theil ist fast unmittelbar unterstützt, die Muskeln sind erschlafft, und diese Situation giebt nicht leicht zu Abweichungen von der Normalität Anlass, ja sie dient oft einzig und allein zur Heilung der in andern Stellungen entstandenen mechanischen Uebel.

Das Sitzen besteht darin, dass die Achse des Körpers nicht auf den Füssen ruht, wie beim Stehen, und nicht horizontal wie bei dem Liegen, sondern dass der Körper auf den Sitzbeinen gestützt ist, in welcher Lage aufmerksame Beachtung des Schwerpunktes, um diesen nicht über die Stützungsfläche zu verschieben, den Körper ruhig und im Gleichgewicht erhalten kann; hiezu gehört aber Anspannung der Muskeln, ohne diese und bei erschlafftem Zustande der Muskeln müssen Stützung der Füsse auf den Boden, oder Anheftung der Arme, oder Anlegung der Arme, oder Anlegung der Brust an einen vorne befindlichen festen Körper den vorwärts geneigten, oder das Anlehnen des Rückens an einen rückwärts befindlichen Stützpunkt den rückwärts sinkenden Schwerpunkt tragen helfen.

Laufen und Springen sind für den Menschen weniger nothwendig, als das Stehen und Gehen. Das Stehen wird bei allen fortschreitenden Bewegungen vorausgesetzt, und wer nicht springen kann, mag sich mit dem Gehen begnügen. Das Laufen ist ohnehin Modifikation des Gehens.

Es wird also vornehmlich hier das Stehen und das Gehen, als das wichtigste Moment des organischen Mechanismus behandelt. Bei dem Mangel an Litteratur über den Gegenstand möge der Leser auch die vielleicht hier zu treffende Mangelhaftigkeit der Darstellung entschuldigen, und es für keinen Raub halten, wenn er sieht, dass grösstentheils **Barthez** benützt worden ist.

Stehen nennt man die mehr oder weniger aufrechte Stellung des Menschen, die dadurch erhalten wird, dass die Beine, indem sie sich auf die Erde oder eine andere feste Grundlage stützen, den Körper aufrecht erhalten.

Das Stehen findet Statt im Zustande der Ruhe oder der fortschreitenden Bewegung.

Ob der Mensch wirklich zum aufrechten Stehen und Gehen bestimmt sei, darüber haben die Gelehrten viele Worte verloren, und wenn auch **Aristoteles**, **Monboddo**, **Rousseau**, **Daubenton**, **Herder** u. a. m. bewiesen hätten, dass es nicht so sei, so würde die Menschheit darum doch nicht auf allen Vieren kriechen. Hier wird das Vernünftige und Nothwendige, als Solches, vorausgesetzt.

Wenn der Mensch aufrecht steht, so bildet das Rückgrath schwache Krümmungen, die nach entgegengesetzten Richtungen gehen, die Wirbel bilden Bogen, deren Convexität am Halse nach vorn, am Rücken nach hinten, und an den Lenden wieder nach vorn gerichtet ist.

Diese Krümmungen nähern sich der Achse des Körpers, oder sie entfernen sich von derselben. In dieser Stellung werden die Theile des Kopfes, der Brust und des Unterleibes auf beiden Seiten der Achse im Gleichgewicht erhalten.

Achse ist hier die nach oben verlängerte Neigungslinie der Schwere, also die Senkrechte, die durch den Schwerpunkt von oben nach unten gezogen ist.

Bei langem Stehen nimmt man allezeit ein schwaches Wanken wahr, weil die Muskeln die lange anhaltende, vollkommen gleichförmige Zusammenziehung nicht viele Zeit hindurch aushalten können, und die schlüpfrigen Gelenkenden der Knochen, die sich nur in kleinen Flächen berühren, leicht von einander abgleiten. Dadurch weicht der Körper von der Achse des Schwerpunktes ab. aber die Streckung des Rückgraths strebt sie wieder herzustellen.

Die Streckung der Wirbelsäule erfolgt in jedem obern Wirbel mit seinem untern Nachbar in zwei Punkten der Bewegung; der eine liegt in der Knorpelverbindung der Wirbelkörper, der andere in den Gelenkflächen der schiefen Fortsätze. Ist die Streckung bis auf einen gewissen Punkt gekommen, so endigt sie sich in den letztern Gelenkflächen.

Bei der Streckung mehrerer Wirbel ruht auf dem untern die Last der obern und aller Theile, die die Wirbelsäule trägt. Sie widersteht der Streckung der untern Wirbel, indem sie einen langen Hebelarm bildet, dessen Ruhepunkte theils in dem Zwischenknorpel, der unter dem Körper dieses Wirbels liegt, theils in den Gelenkflächen der schiefen Fortsätze desselben sich befinden.

Um diesen Widerstand zu überwinden, agiren die Streckmuskeln, die sich an den Dornfortsatz jedes Wirbels heften, indem der Dornfortsatz einen verlängerten Hebelarm in Beziehung auf die beiden Mittelpunkte der Streckung bildet.

Ueberdiess muss die Länge der Dornfortsätze der Grösse und Zahl der angehängten Muskeln angemessen sein.

Daraus ergiebt sich, warum die Dornfortsätze an den letzten Hals- und ersten Rückenwirbeln so gross sein müssen, besonders an Thieren, die grosse Köpfe und schwere Hörner haben.

Die Dornfortsätze der Hals- und Rückenwirbel sind etwas nach unten geneigt, aber die Dornfortsätze der Lendenwirbel stehen fast senkrecht auf der Achse der Wirbelkörper.

Diese dachziegelförmige Lage der Dornfortsätze soll bei den Rücken- und Halswirbeln die Biegsamkeit nach hinten befördern, durch die horizontale Lage aber der Lendenwirbel-Dornfortsätze soll das Uebermaass der Bewegung beschränkt werden.

Die Dornfortsätze der Wirbel sind aber verschiedentlich, und zwar beim Menschen die Fortsätze der Hals- und Rückenwirbel von oben nach unten, die der Lendenwirbel gerade nach hinten gerichtet, um die Aktion der Streckmuskeln zu erleichtern.

Die Richtung nach unten ist aber vortheilhafter und vornehmlich da, wo die Wirkung der Streckmuskeln darauf beruht, den obern Wirbel dem ihn zunächst unten liegenden zu nähern, wie dieses bei den Rückenwirbeln der Fall ist.

Man betrachte zwei zusammenhängende Rückenwirbel, so ergiebt sich Folgendes:

Die Strecker des obern Wirbels, die sich an den Dornfortsatz befestigen, sind der Zwischendornmuskel, der den einen mit dem andern Wirbel vereinigt, ferner Portionen vom grossen Dornmuskel des Rückens, und die Queerdornmuskeln von der einen und andern Seite des Rückens.

Die überwiegende unter den Kräften dieser Muskeln wirkt auf das Ende des Hebels, womit der obere Wirbel um die Ruhepunkte, die ihm der Zwischenknorpel darbietet, sich bewegt, und die Direktionslinie dieser Kraft fällt in einem niedrigern Punkte mit der Achse der Wirbelsäule zusammen. Die Direktionslinie dieser überwiegenden Kraft, welche auf irgend einen gegebenen Punkt des Dornfortsatzes am obern Wirbel wirkt, macht also einen grössern Winkel mit der Wirbelsäule, wenn dieser Dorn nach unten gerichtet ist, als wenn er gerade nach hinten, oder wohl gar nach aufwärts stünde.

In diesem Falle ist also hier der Sinus jenes Winkels, und die senkrechte Linie, die aus dem Ruhepunkte auf die Direktionslinie der überwiegenden Kraft gezogen wird, grösser; die Muskelkraft wirkt also leichter. Vergleiche hiezu der ersten Tafel zehnte Figur, in der a. b. c. x. die Dornfortsätze der Rückenwirbel, d. e. f. y. die Dornfortsätze der Lendenwirbel darstellen. Kömmt es nun darauf an, wie bei vielen Thieren, die Lendenwirbel nach oben zu strecken, so müssen auch die Fortsätze dieser Wirbel die Wirkung der Muskeln bedeutend erhöhen, wenn sie nach oben gerichtet sind. Bei dem Menschen aber stehen die Dornfortsätze der letzten Rücken- und der Lendenwirbel gerade nach hinten, und die Streckmuskeln dieser Wirbel haben also blos zum Zweck, sowohl im Stehen als im Gange dem obern vorwärts gebeugten Wirbel seinen vorigen Stand wieder zu geben.

Wenn die Streckung der Rückenwirbel mittelst der Zwischenknorpel zu einem gewissen Punkte gediehen ist, so wird sie durch die schiefen Gelenkfortsätze vollendet. Hierdurch ergiebt sich abermal ein Vortheil der nach unten geneigten Richtung der Dornfortsätze; denn diese Richtung läuft parallel mit den schiefen Fortsätzen der Wirbel.

In den letzten Rücken- und den Lendenwirbeln stützt sich die Bewegung des Streckens fast gar nicht auf die Gelenkflächen der schiefen Fortsätze, weil die Gelenkflächen dieser hier fast senkrecht stehenden Fortsätze von hinten und aussen nach innen und vorne laufen, um die drehende Bewegung dieser Wirbel zu beschränken.

Die zwei letzten Rückenwirbel stehen gerade an dem Orte, wo sich die Wirbelsäule am meisten einbiegt, auf diese Wirbel wirkt also der stärkste Druck der Biegungen des Rückgraths. Man sieht, dass diese Wirbel sich auch leichter nach hinten und vorn bewegen können, dass sie also auch den überwiegenden Eindrücken, die auf den obern und untern Theil der Wirbelsäule wirken, weit eher nachgeben müssen. Um diese Beweglichkeit zu fördern, wurden die letzten Rippen nicht so fest mit den Queerfortsätzen der Rückenwirbel vereinigt; daher hat auch der letzte Rückenwirbel konvexe Gelenkflächen nach oben und unten, vermöge deren er mit den Gelenkfortsätzen der nächsten Wirbel innig zusammenhängt.

Daraus sieht man endlich noch, warum die zwei letzten Rückenwirbel Dornfortsätze haben, die weder nach oben noch nach unten stehen.

Die Muskeln im untern Theile des Rückens und den Lenden müssen die vorzüglichsten Bewegungen bewirken, die zum Stehen und zum Gange nothwendig sind.

Der Mensch kann bei dem Stehen der Wirbelsäule eine gehörige Neigung gegen die Beckenknochen geben, deren Stellung alsdann gegen die untern Gliedmassen eine geringe Schiefe hat. Diese Neigung erleichtert das Gleichgewicht verschiedener Theile des Körpers, welches von der gehörigen Entfernung von der Achse des Schwerpunktes herrührt. Hätte das Becken einen schiefern Stand, so müsste immer die Wirbelsäule gegen das Becken gehörig gerichtet, und fast senkreckt auf dem Horizonte erhalten werden, denn wenn die Neigung von dieser Säule auch noch so unbeträchtlich würde, so müsste doch immer der grösste Theil der Masse des Körpers vor die Direktionslinie des Schwerpunktes hinfallen.

Bei langem Stehen, wenn die Muskeln geschwächt sind, müsste dann der Körper nach vorn überfallen, und grosse Hindernisse für den ganzen Mechanismus entstehen.

Die Beckenknochen bilden eine kreisförmige Stütze, die die untern Gliedmassen am Zusammenstossen verhindert, wodurch ihre starke Neigung nach der Achse des Körpers verhütet wird. So wie nun die untern Gliedmassen sich mit dem Becken verbinden, müssen sie den Körper als Säulen unterstützen, die senkrecht aufgerichtet sind. Hätten die untern Gliedmassen eine zu starke Neigung gegen die Achse des Körpers, so würden sie den Körper nur in einem Winkel unterstüzzen. Aber diese Säulen werden durch die an ihren Köpfen ruhenden Beckenknochen befestigt, und da diese letztern in die Queere liegen, so nähert sich die Richtung ihres Druckes der senkrechten Linie. Daher können die Beckenknochen und das Kreuzbein als

Grundlage und Stütze des ganzen Körpers behandelt werden.

Die walzenförmigen Knochen der untern Gliedmassen müssen in grösserer Anzahl vorhanden sein, dadurch wird das Stehen erleichtert und gesichert; denn jede Säule, die aus mehreren knöchernen Walzen zusammengesetzt ist, trägt die Last des Körpers sicherer, als es eine Säule thun würde, die gleiche Höhe und Dicke hätte mit dieser Reihe mehrerer in einander greifender Knochen.

Die Richtung des Kopfes und Halses des Oberschenkels macht einen beträchtlichen Winkel mit der durch den Körper dieses Knochens gezogenen Achse. Da nun die Achse des Knochens im obern Theile des Knochens nach aussen gebogen ist, so unterstützen die beiden Schenkel das Becken mit mehr Leichtigkeit, als wenn sie nach einer schiefen Linie mit demselben zusammenliefen.

Der Unterschied zwischen Mann und Weib im Baue der Schenkelknochen wurde in der Anatomie schon berührt.

Dieser Bogen des Schenkels unterstützt nun das Bekken nicht nur sicherer, als es die senkrechte Lage thun würde, sondern es wird auch die Festigkeit durch die Art des Baues gesichert. Die Rollhügel z. B. dienen zur Befestigung und Erleichterung der Bewegung.

Die Unterstützungsfläche für den menschlichen Körper im Stehen ist die durch die äussersten Ränder der Füsse eingeschlossene Fläche, und die Neigungslinie der Schwere, oder diese nach oben fortgesetzt gedacht, die Achse des Körpers, fällt innerhalb dieser Fläche.

Manche können die Kniee sehr weit aus einander bringen, um sich dadurch eine vortheilhaftere Lage des Körpers zu gewinnen, werden aber die Füsse zu weit von einander entfernt, so haben die anziehenden und streckenden Muskeln des Schenkels grosse Anstrengung nöthig, um in ihrer gegen den Boden geneigten Lage das Becken und die ganze Last des Körpers zu tragen.

Daraus ergiebt sich, wie der Mensch sich vom Sitzen wieder aufrichtet. Es geschieht durch die Streckmuskeln des Schenkels, und der Körper könnte sich nicht erheben, wenn er einen rechten Winkel mit dem Schenkel machte, und wenn der Schwerpunkt desselben auf den Mittelpunkt des Kniegelenks mit einem Hebel wirkte, der die Länge des Schenkelbeins hätte.

Darum bringt ein Mensch, der im Sitzen ist, und aufstehen will, seinen Körper nach vorn, oft streckt er auch den Hals vor, um die Neigungslinie des Schwerpunktes dem Knie näher zu bringen, mechanisch ausgedrückt, um die von der Neigungslinie der Schwere auf das Kniegelenk gefällte Senkrechte zu verkürzen. Auch die Unterfüsse pflegt er nach unten zu biegen um die Anlage der Streckmuskeln an das Knié mehr zu fixiren, damit, wenn die Unterstützungsfläche des Körpers nach hinten fällt, eine mässige Biegung des Körpers nach vorne hinreiche, um die Neigungslinie des Schwerpunktes auf diese Fläche fallen zu lassen. Ein einfacher Versuch, von einem Stuhle aufzustehen, erläutert diesen ganzen Mechanismus am Besten.

Daraus sieht man auch, dass je schwächer Jemand

ist, er beim Aufstehen sein Knie und Hüftgelenk in einen um so spitzigern Winkel beugen muss.

Wenn nun eine Fläche gegeben ist, auf der der Körper unterstützt ruht, so ist es klar, dass die Muskeln, die die Achse des Schwerpunktes auf dieser Fläche fixiren, wenn sie sich von derselben zu entfernen sucht, mit desto grösserer Anstrengung wirken müssen, je weiter dieser Schwerpunkt vom Mittelpunkt des Gleichgewichts, oder der Bewegung des Körpers auf den untern Gliedmassen entfernt ist.

Es kommt nun darauf an, die Abweichungen der Entfernung dieser beiden Punkte zu bestimmen.

Bei dem Stehen finden immer augenblickliche Bewegungen Statt, durch vorübergehende Schwäche der Streckmuskeln. Bei diesen Bewegungen wird der Schwerpunkt nicht gleichmässig unterstützt, ob er gleich immer auf die Unterstützungsfläche fällt, er steigt also herab, oder hat wenigstens die Neigung sich zu senken, indem er sich um die untern Gliedmassen bewegt.

Da die Mittelpunkte dieser Bewegungen sich in der Verbindung des Oberschenkels mit dem Becken befinden, so lassen sie sich auf den mittlern Punkt in der geraden Linie zurückbringen, welche von einem der gedachten Punkte zum andern geht, und dieses ist der Mittelpunkt der Bewegung des ganzen Körpers auf diesen Gliedmassen.

Im Gehen erhält bei jedem Schritte der Rumpf durch den Antrieb der einen oder andern Gliedmasse einen Druck nach oben und vorn; der Schwerpunkt des Rumpfes und der Gliedmasse, nach vorn und oben getrieben, senkt sich alsdann um den Mittelpunkt des andern Schenkelgelenkes.

In allen Fällen, wo der Schwerpunkt neben dem Mittelpunkt der Bewegung sich hinabsenkt, ist die Linie seiner Richtung zusammengesetzt, aus der Richtung nach oben und vorn und der senkrechten Linie des Falles.

Der Schwerpunkt des ganzen horizontalliegenden Körpers fällt in die Gegend zwischen die Hüften und die Schaambeine, aber der Schwerpunkt des Rumpfes beim Stehen für sich betrachtet, oder beim Gehen mit der einen untern Gliedmasse zusammengenommen, fällt offenbar weit höher.

Es seien nun zwei senkrechte Flächen, und eine horizontale, die beide Mittelpunkte der Bewegung und der Schwere durchschneiden, und die zwei senkrechten Flächen parallel, so ergiebt sich: die senkrechte Fläche, in der der Schwerpunkt liegt, kann in verschiedener Entfernung sich befinden von der senkrechten Fläche, durch die der Mittelpunkt der Bewegung geht, je näher beide sich sind, um so weniger Kraft brauchen die Streckmuskeln der untern Extremität, um den Schwerpunkt vom Sinken abzuhalten, oder ihn zu dem Punkte zu erheben, von dem er herabgesunken ist; denn die senkrechte Linie, die man vom Mittelpunkte der Bewegung auf die Neigungslinie des Schwerpunktes fallen lässt, ist um so kürzer, je näher sich beide senkrechte Flächen liegen, und um so länger, je weiter diese von einander entfernt sind.

Darin liegt der Grund, dass der Mensch beim Stehen und Gehen beide senkrechte Flächen so viel als möglich zu nähern sucht.

Je näher die horizontale Fläche des Schwerpunktes derjenigen horizontalen Linie ist, die durch den Mittelpunkt der Bewegung geht, desto kürzer ist die senkrechte Linie, die aus dem Mittelpunkte der Bewegung auf die Horizontallinie, die den Schwerpunkt bei der Bewegung berührt, gezogen wird; und desto geringer ist die Anstrengung der Streckmuskeln der untern Extremität, durch welche diese Bewegung aufgehalten wird, da sonst vermöge derselben die Neigungslinie des Schwerpunktes über die Unterstützungsfläche hinausfallen könnte.

Da der Schwerpunkt des Rumpfes und der einen untern Extremität bei einem Gange auf ebenem Boden niedriger steht, als wenn man aufwärts steigt; und höher ist, als wenn man hinabgeht, so bückt man beim Hinaufsteigen den obern Theil des Körpers, und erhebt ihn beim Hinabsteigen, um die Entfernung beider Horizontalflächen mit einander auszugleichen. Dazu vergleiche man oben die Bewegung auf der schiefen Fläche, und unten das Stehen und Gehen auf schiefen Flächen.

Um die Annäherung der senkrechten und horizontalen Flächen, die durch die Mittelpunkte der Schwere und Bewegung gehen, zu erleichtern, pflegt der Mensch wenn er anfängt, aufrecht zu gehen, seine Wirbelsäule nach verschiedenen Richtungen zu biegen, und nun erst fängt sie an, sich zu krümmen, da sie in der ersten Kindheit eine ganz gerade Richtung hatte.

Aus eben dem Grunde werden durch das Tragen

von Schuhen und Stiefeln mit hohen Absätzen die Biegungen des Rückgraths verstärkt. Die Unterstützungsfläche wird nämlich wegen der Neigung, die diese hohen Absätze den Knochen des Vorfusses geben, sehr verkürzt, und indem sie stehen, ruhen sie nur noch auf den Zehen. Daher die Anstrengung, die Achse des Schwerpunktes auf eine solche enge Fläche fallen zu lassen; um nun aber dieses zu vermeiden, biegt sich das Rückgrath.

Oder anders dargestellt: der Mensch steht mit seinen hohen Absätzen auf einer schiefen Fläche, die den Schwerpunkt vorwärts treibt, und um diese Neigung nach vorne zu compensiren, muss sich, gleich wie bei Einem, der einen Berg herab steigt, das Rückgrath nach hinten krümmen, der Druck des Rückgraths aber wirkt von hinten nach vorn, und so entseht die doppelte Krümmung.

Es giebt zwei Arten von Stellungen, durch die das Stehen mittelst der Schienbeinröhre und der daran befestigten Muskeln sehr erleichtert wird.

Pronation, wobei der äussere Rand des Fusses gegen den äussern Knöchel gezogen, der innere Rand aber in schiefer Richtung gegen den Boden gezogen wird. Es erheben die Muskeln der Schienbeinröhre den äussern Rand des Vorfusses, er dreht sich, und indem der lange Beuger der grossen Zehe und der hintere Schienbeinmuskel den innern Rand des Plattfusses schief gegen den Boden drücken, ruht der ganze Fuss auf diesem innern Rande.

Der hintere Schienbeinmuskel vom Schienbein und Wadenbein zugleich, die andern Muskeln aber blos vom Wadenbein herkommend, bringen bei der Pronation des Fusses eine gegenseitige Bewegung des Wadenbeins hervor, dessen Kopf beweglich ist.

Die andere Art zu stehen, ist: die Knochen des Vorfusses (oder wie er sonst auch heisst Plattfusses) bilden ein Gewölbe, vermöge dessen der Fuss die unebenen Stellen umfasst, auf welche sich der Körper stützen soll. Die Wölbung entsteht durch das Wanken bei dem Stehen, indem die Fersen und Ballen gegen einander gezogen werden, und dadurch bildet sich die Wölbung. Auf diese Weise sichert die Wölbung das Stehen.

Wie mächtig die Aktion der Muskeln bei Aufrechthaltung des Körpers ist, sieht man daraus, dass die Plattfüsse nur mit kleinen Flächen den Boden berühren, und das geringste Wanken diese Stützen erschüttern kann.

Noch eine Bemerkung darf nicht übersehen werden, dass nämlich bei dem Stehen die Glieder nicht in vollkommen gestreckter, sondern etwas gebogener Lage gehalten werden. Es scheint darin begründet, dass bei vollkommener Streckung die Muskeln keiner Wirkung mehr fähig sind, und nur in so fern durch das Wanken der Knochen gereizt und eine neue Streckung möglich werde, als sie nicht völlig ausgedehnt werden; dieses wird aber verhindert durch eine schwache Biegung, die durch eine beständige kraftvolle Zusammenziehung der Streckmuskeln aufgehoben wird.

Die Zusammenziehung dieser Muskeln im Kniegelenke übersteigt den Widerstand der tonischen Aktion der Beugemuskeln. Zugleich hebt sie einen Theil von der Last des Körpers auf, die sie auf diese Weise in einer halb hängenden Lage erhält, auch verändert sie dadurch den Druck auf die untern Gelenke.

Je schwächer der Mensch ist, um so mehr werden die Muskeln ausgedehnt, und die Streckmuskeln erhalten dadurch Momente von absoluter Ruhe. Während derselben vermindert keine abwechselnde Zusammenziehung der Muskeln das Gewicht des auf seinen Stützen ruhenden Körpers. Daher fühlt der matte Mensch sich schwer.

Als kurze Rekapitulation also von unten angefangen, verhält sich das Stehen folgendermassen: der Fuss wird durch die Waden- und den Kniekehlmuskel, vordern Schienbein, langen und kurzen Wadenmuskel, den langen Beuger der Zehen, die Spul- und Mittelfussmuskeln gegen die Erde gestemmt, und nach allen Seiten festgehalten, wozu auch alle noch übrigen Streck- und Beugemuskeln beitragen. Das Knie wird durch den vierbauchigten Streckmuskel steif gehalten, das Becken ruht auf den Schenkelköpfen, vorne vom langen und geraden Schenkelmuskel, Lenden- und Darmbeinmuskel, von aussen vom Spanner der Schenkelbinde und den Gesässmuskeln, von hinten vom halbsennigten, halbhäutigen und zweiköpfigten, von innen vom dreibäuchigten Anzieher, schlanken, Kamm- und Schneidermuskel gehalten; den Rumpf, Kopf, Brust und die obere Extremität trägt die Wirbelsäule, die auf dem Becken ruht u. s. w.

Mechanismus des Ganges.

Alle fortschreitende Bewegung, bei der sich der Mensch nicht weit vom Boden erhebt, gehört zum Gehen.

Die einfachste und natürlichste Art den Körper von einem Orte zum andern zu bewegen, ist wohl die, dass die Stützen, die den Körper tragen, wechselsweise eine vor die andere gerückt, und der Schwerpunkt des Körpers auf diese Weise weiter geschoben werde. Diese Bewegung ist zusammengesetzt aus der Aktion der Muskeln und der Wirkung der Schwere. Es falle, wie beim ruhigen Stehen, die Direktionslinie der Schwere zwischen beide Füsse, so wird durch Beugung des Fussgelenks der eine Fuss erhoben und vorwärts gebracht, dadurch tritt der Schwerpunkt zwischen beide Füsse, und dieses ist der Schritt. Aus Schritten besteht das Gehen.

Ausser dem natürlichen Gange kann der Mensch noch auf sehr verschiedene Art gehen.

Er kann jedes von den Beinen wechselsweise fortbewegen, indem er anfangs die Theile dieses Beins erhebt, und die Hüfte von unten nach oben zurückzieht, wodurch das Knie nach vorn gerade über den Ort fällt, wohin gleich darauf der Platt- oder Vorfuss gesetzt wird. Er kann auch diese Bewegung erleichtern, indem er zugleich den Rumpf über dem ruhenden Beine nach vorn neigt.

Der Mensch kann auch fortkommen, indem er die Plattfüsse an der Erde fortschleppt. Er kann ferner gehen, indem er das gestreckte Bein erhebt, oder es wie eine Stelze herumbewegt, und zugleich durch eine Seitenbewegung an der Erde fortschurrt. Die erste Art zu gehen findet bei Lähmungen Statt, wo der Kranke nicht anders gehen kann, als dass er den ganzen Körper gewaltsam von der Rechten zur Linken, und von links nach rechts dreht, wodurch die Füsse gleichsam im Kriechen fortgeschleppt werden.

Jede Art des Gehens, wodurch der Fuss entweder gar nicht, oder ganz auf einmal erhoben wird, ist nicht natürlich; denn das Fortschreiten des Körpers wird dadurch nothwendig erschwert, dass er sich bei jedem Tritte entweder mühsam auf der Erde fortschleppt, oder lange und unsicher auf einem Beine wankt.

Wenn bei dem gewöhnlichen Gange die Plattfüsse gleichmässig vorgesetzt werden, so wird das Bein, womit man einen Schritt thut, durch die Beugemuskeln des Hüftgelenks und die Lendenmuskeln erhoben und nach vorn gesetzt, darauf wird dieses Gelenk gedehnt, und das Bein wieder auf den Boden fixirt. Indessen bewegt sich der Schwerpunkt des Körpers, der anfangs von dem andern Beine unterstützt wurde, nach vorn, und die Direktionslinie dieses Punktes fällt nun zwischen die Beine.

In der Stellung, die unmittelbar den Körper zum Gehen vorbereitet, wirft man gewöhnlich ein Bein um das andere, am meisten das linke.

Wären unmittelbar vor dem Gehen die Plattfüsse ungleich vorgesetzt, so steht das Bein, das vorgesetzt werden soll, mehr nach hinten, und ist in Rücksicht des Rumpfes von hinten nach vorn geneigt. Der Plattfuss dieses Beins erhebt sich und bewegt sich, indem durch eine Art von kreisförmiger Bewegung jeder Theil desselben von der Ferse bis zur Spitze der Zehen einer nach dem andern von dem Boden entfernt werden.

Dieses Bein, welches auf solche Weise sich mit seinem Plattfusse gegen die Erde stemmt, wird nach oben und vorn getrieben, und es tritt der Schwerpunkt des ganzen Körpers gleichfalls mehr nach oben und vorn.

Der Schwerpunkt kann desto leichter fortgeschoben werden, je mehr der Körper vermöge der Zusammenziehung der Bauchmuskeln und der absichtlichen Neigung des Kopfes und Rückgraths nach vorn gebogen wird.

Der Körper wird also auf die Weise fortbewegt, dass er über die Stütze, die ihm das feststehende Bein darbietet, hinaus zu fallen droht, aber der Stoss, den der Körper von dem gestreckten andern Bein erhällt, entfernt auch dieses Bein vom Boden, und dieses rückt alsdann mehr nach vorn, als der Körper, um das Fallen zu verhüten.

Dieses Vorwärtsfallen würde unvermeidlich sein, wenn der Plattfuss zu sehr verkürzt wäre, weil die ganze Last des Körpers auf einem verstümmelten Plattfuss nicht zu ruhen vermag, und der Hebelarm zu kurz ist, um der Schwere zu widerstehen, und die Direktionslinie ausserhalb und vor die Unterstützungsfläche fällt. So beim Pferdefuss, beim einwärts gekehrten Klumpfuss, nach der Amputation der Zehen, der Chopart'schen Exartikulation u. s. w.

Eben darum biegt sich das Bein, welches den ersten Anstoss gab, so viel als nöthig ist, um das Hüftgelenk, während das Rückgrath wieder aufgerichtet und durch seine Streckmuskeln nach hinten gezogen wird. Zugleich bleibt das Kniegelenk gedehnt, und die Gelenke des Unterfusses gebogen. Sobald der Unterfuss die Erde berührt, so ruht der Körper blos auf der Ferse, aber nachher dreht sich das Vordertheil des Unterfusses um die Ferse, indem die Spitze desselben sich auf den Boden stützt.

Der Unterfuss macht also zwei Kreisbewegungen, theils um die Spitze, ehe sich das Bein fortbewegt. theils um die Ferse nach geendigter Bewegung derselben, und die Wölbung des Plattfusses dient dazu, diese Bewegungen kürzer und schneller zu machen, als wenn der Fuss seiner ganzen Länge nach platt auf der Erde ruhte.

Zwei Fehler sind dieser kreisförmigen Bewegung entgegen, erstens das lange Ruhen des Körpers auf den Plattfüssen und das schnelle Fortrutschen auf den Zehen, und zweitens die lange Stützung auf die Fersen.

Durch die vielen Gelenke des Unterfusses bekommen aber die mannigfaltigen Bewegungen, bei und mit dieser Wölbung Sicherheit und Leichtigkeit.

Bei dem natürlichen Gange wird nicht allein das Bein, dessen Unterfuss sich erhebt, gegen das Becken gehoben, sondern es giebt auch dem letztern einen Stoss, der dasselbe mehr nach vorn bewegt; diese Bewegung wird also nicht durch Hülfe der Beugemuskeln der Füsse und Ferse an demjenigen Bein bewirkt, dessen Unterfuss fest steht, sondern es wirkt die Kraft der fortschreitenden Bewegung auf eine grössere Anzahl Muskeln beider Beine vertheilt.

Das Bein, dessen Fuss sich erhebt, theilt während dem es die Erde berührt, und den Körper nach vorn schiebt, die Unterstützung des Körpers mit dem andern Beine, dessen Unterfuss feststeht, und es trägt also das letztere eine desto kürzere Zeit die Last des ganzen Körpers.

Man kann mit diesem Gange in einer gegebenen

Zeit einen grössern Raum durchlaufen, er ist sicherer und die vereinigte Aktion der Muskeln an den verschiedenen Gelenken der Beine treibt den Körper nach vorn, anstatt dass bei andern Arten zu gehen das Fortrücken des Beckens zum Gange beiträgt; denn das Becken, welches anfangs gerade auf dem feststehenden Beine ruhte, wird nachher über demselben gehoben und von dem erhobenen Beine fortgezogen.

Dieses ist der natürlichste Gang.

Das Gehen bildet in der Kindheit und im Alter merkwürdige Verschiedenheiten.

Kinder, die keine Gelenkigkeit in den Knieen haben, schleppen sich fort, wie Leute die auf den Knieen gehen, indem sie die Hüftgelenke biegen. Z. B. nach Amputation der beiden Unterschenkel unterhalb des Kniees. Von der grossen Fertigkeit eines solchen Menschen, auf den Knieen fortzurutschen, habe ich mich selbst überzeugt.

Der Grund, warum Kinder auf diese Weise, d. h. das Hüftgelenke biegend, gehen ist wohl, dass die Beine des Kindes im Verhältniss zum Rumpfe eine geringe Länge haben, und so kann der letztere bei dem schnellen und schwachen Gange des Kindes nicht ohne Gefahr, dass die Neigungslinie der Schwere über die Unterstützungslinie hinauskomme, von dem Beine, das anfängt sich zu bewegen, über das andere, das noch nicht fixirt ist, nach vorn getrieben werden.

Dieses geschieht um so mehr, je schleuniger die Bewegung ist, je weniger die Kraft unterstützt oder gemässigt werden kann, und je kürzer und veränderlicher die Grundfläche ist.

Alte Leute müssen ihre Kniee weit mehr biegen, als es in jüngern Jahren nothwennig ist, weil Kopf und Rumpf zu sehr nach vorn fallen, und der Grund liegt darin, dass durch die Biegung der Kniee die Köpfe der Schenkel weit mehr nach hinten fallen, als bei gestrechten Knieen, dadurch werden das Becken, der Rumpf und die Neigungslinie der Schwere nach hinten getrieden.

Es entsteht nun die Frage, auf welche Weise das hintere Bein, während es sich auf den Boden stemmt, nach vorn getrieben werde, und den Schwerpunkt mit sich fortziehen könne?

Borelli und viele Andere leiten dieses vom Gegenstosse der Erde ab, aber mit Unrecht; denn dieser existirt nicht, Barthez beweisst mit Recht, dass die Streckmuskeln der Ferse, wenn das Bein in der Luft frei gehalten wird, die Spitze des Plattfusses nach hinten um das Gelenk herum bewegen. Diese Muskeln erheben die Ferse, wenn der Ballen des Plattfusses sich auf die Erde stemmt, und das Bein von hinten nach vorn geneigt ist. Diese Muskeln drehen dann die Ferse um den Unterstützungspunkt, den die Spitze des Ballens darbietet. Da zugleich das hintere Bein von hinten nach vorn geneigt ist, so treibt die sich erhebende Ferse das Schienbein nach vorn, und hiedurch wird auch der Rumpf nach oben und vorn getrieben. Dadurch nämlich, dass durch die Erhebung der Ferse und Streckung des Fusses die Linie vom Ballen bis zum Becken länger wird, als die vom Becken zum Ballen bei ungestrecktem Fusse gewesen war.

Beim rückwärts gehen ist das vordere Bein, welches zuerst rückwärts bewegt wird, von vorn nach hinten geneigt, während nun der Plattfuss sich gegen den Boden stemmt, wird die Ferse erhoben und um die auf dem Boden ruhende Spitze des Ballens gedreht, und so treibt die sich erhebende Ferse das Schienbein nach hinten, und somit den Rumpf nach oben und hinten.

Die Ursache des Fortschiebens ist aber beim vor- und rückwärts gehen, dass durch Erhebung der Ferse, während das Bein auf dem Boden ruht, der Winkel, den Schienbein und Vorfuss bilden, vergrössert wird; da nun im Dreiecke den Winkeln immer die Seiten korrespondiren, und dem grössern Winkel auch die grössere Seite gegenübersteht, so wird im Dreieck, das eine Linie vom Becken zum Sprunggelenke und von diesem zum Ballen und von diesem zum Becken zurück bildet, der beim Stehen fast rechte Winkel am Sprunggelenke, durch Erhebung der Ferse vergrössert, also mit ihm die korrespondirende Seite, und dieses ist der Mechanismus, der den Rumpf vorwärts oder rückwärts schiebt. Vergleiche der ersten Tafel 12. und 13. Figur.

Das Hackenbein ist aber jederzeit den Streckmuskeln der Ferse ein vortheilhafter Hebel, um Bein und Körper zu erheben, und nach hinten oder vorn zu treiben.

Geht man schnell, so folgt auf die Umdrehung, die der auf der Erde ruhende Plattfuss um die Ferse bewirkt, fast unmittelbar eine Umdrehung des Plattfusses um seine Spitze nach der entgegengesetzten Richtung. Der Plattfuss und sein Bein fixiren sich alsdann auf der Erde nicht mit einer hinlänglichen, beständigen Kraft; so dass diese den Antrieb nach vorn nur in geringem Maasse mindern kann, indem sich nur ein Theil dieses Antriebes mit demjenigen verbindet, den die erhebenden Muskeln der Ferse hervorbringen.

Damit beim Gang der Antrieb, den das Bein von dem sich erhebenden Plattfuss erhält, dem Rumpf noch besser mitgetheilt werde, so geht das Knie verschiedene Arten seiner Biegung durch, die durch die Aktion seiner Streckmuskeln unterstützt und gemässigt werden.

Wird der Schritt stark verlängert, so vermehrt die Aktion dieser Muskeln den Antrieb des Körpers nach oben und vorn oder hinten, indem zugleich das Kniegelenk stark gestreckt wird.

In dem Beine, dessen Plattfuss feststeht, agiren die Streckmuskeln des Kniees mit grösserer Kraft, um durch die Geradhaltung des Gelenks bessere Unterstützung des Körpers zu begünstigen.

Schwache Personen, die schnell gehen und kleine Schritte thun, brauchen besondere Anstrengung der Kniee.

Im natürlichsten Gange verlässt der eine Plattfuss die Erde, und bewegt sich fort, wenn der andere ganz oder doch grösstentheils auf den Boden gesetzt wird. Der fortbewegte Fuss fixirt sich auf dem Boden, während der andere noch auf seiner Spitze ruht. Endlich wird die Neigungslinie des Schwerpunkts, die auf den einen Plattfuss fällt, wenn der andere anfängt sich fortzubewegen, nach vorn getrieben, sobald jene Bewegung aufhört, und sie fällt dergestalt zwischen die Stützen der beiden Füsse.

Eine andere auch mögliche Art der fortschreitenden Bewegung ist: im Augenblick, da der Plattfuss des hintern Beines den Boden verlassen hat, und anfängt sich zu erheben, stütze sich der Plattfuss des vordern Beins, welches unmittelbar vorher fortbewegt wurde, mit seiner Ferse auf den Boden, während das fortbewegte Bein noch in der Luft ist, richte sich das andere, welches anfangs schief auf dem Boden ruhte, in die Höhe, um den Körper zu tragen. Während des letztern Aktes drehe sich um die Ferse des letztern der ganze Körper herum, vermöge des Antriebes, den er vom Plattfuss des hintern Beins bekommen hat.

Bei dieser Beschreibung würde der Körper mit der ganzen Kraft bewegt, die die Erhebung der Ferse des hintern Beines hervorbringt, welche letztere zugleich gehoben wird, wenn sich das Bein fortbewegt.

Der ganze Körper würde aber hier zu lange und zu unsicher auf dem Fersenbeine des vordern Fusses ruhen, und diese Unsicherheit um so grösser sein, als der Winkel spitziger ist, den das Bein mit dem Boden bildet. Eben so würde die Gefahr dieser Stellung, während der Bewegung nach vorn vorwärts zu fallen, nicht unbeträchtlich sein, und zu oft wiederkehren. Daher müsste, um dem Körper eine grosse Stützfläche zu bieten, die Bewegung des vordern Plattfusses um seine Ferse mit äusserster Schnelligkeit geschehen.

Noch eine Möglichkeit zu gehen giebt es bei Solchen, die hart auftreten, so dass sie ihren Schwerpunkt verrücken, indem sie ihren vorzusetzenden Fuss noch in der Luft halten, und die Richtungslinie dieses Schwerpunktes steht dann nicht mehr senkrecht auf dem andern Fusse, der Schwerpunkt senkt sich also nieder, bis er in seinem Falle durch den vorgesetzten Fuss aufgehalten wird, wenn dieser Fuss eben den Boden berührt.

Dieses sind aber fehlerhafte Arten zu gehen, die von dem natürlichsten Gange abweichen.

Das Laufen besteht in einer fortschreitenden Bewegung, bei der die Schritte meist eben so gross sind, als bei dem natürlichen Gange, aber mit einer viel grössern Schnelligheit wiederholt werden.

Da das Sprungbein zwischen den Knöcheln des Schien- und Wadenbeins liegt, so muss es mit Gewalt gegen diese Knochen zurückgetrieben werden, so oft das beschleunigte Gewicht der Last des ganzen Körpers auf die Ferse drückt, oder auch bei heftigen Bewegungen, wenn andere Theile des Fusses, die sich schnell um die Ferse drehen, zurückgezogen oder fixirt werden. Das Sprungbein strengt sich daher an, diese Enden der Knochen zu entfernen, und wenn diese Anstrengung bei langem Laufen wiederholt wird, so erzeugt sich Schwächung und Verlängerung der Bänder.

Der Mensch kann aber auch eine dem Laufe ähnliche Bewegung hervorbringen, wenn er sehr grosse Schritte mit geringerer Geschwindigkeit, oder kürzere Schritte, als bei dem gewöhnlichen Gehen, mit beschleunigter Schnelligkeit, im letztern Falle auf den Spitzen der Zehen thut.

Bei diesem möglichst beschleunigten Laufe bekommt der Körper den stärksten Antrieb nach vorn durch eine besonders kräftige Aktion der Streckmuskeln des

Kniees in jedem Beine, welches in Bewegung gesetzt wird. Dieses Knie ist vor jedem Schritte sehr wenig gebogen, und die Ferse bleibt fast immer aufgerichtet. Der Körper wird also so wenig als möglich nach oben getrieben, er beschreibt um den Unterstützungspunkt des fixen Beins einen Bogen, der sehr wenig Krümme hat. Er scheint die Erde nicht zu berühren, oder nur über ihr wegzugleiten.

Je schneller das Laufen ist, um so leichter wird man durch aufstossende Körper oder leichte Erschütterungen zum Fallen gebracht; es sei denn, dass man kunstmässig laufe, und sehr bestimmte Bewegungen vornehme. Diese müssen die Verschiebung des Schwerpunktes über dem hintern Beine verhüten während es fixirt ist, auch hindern sie, dass der Schwerpunkt nicht zu sehr über das vordere Bein hinausrückt, während dieses sich noch fixirt.

Der Mensch ist im Laufe dem Fallen mehr ausgesetzt, weil weniger Zeit bleibt, die Plattfüsse am Boden zu strecken, und hinreichende Unterstützungsflächen zu gewinnen, die beim Laufe gegen grössere Erschütterungen des Körpers noch dauernder sein sollten.

Im Laufe wird bei jedem Schritte die Neigungslinie des Schwerpunktes gewaltsam verschoben, um diesen zu unterstützen, muss sich der erhobene Fuss sehr schnell bewegen, und sich mehr nach vorn über den fixen Plattfuss hinaus verschieben. Da dieser Plattfuss nachher auch sehr schnell fortbewegt wird, so entsteht eine beträchtliche Entfernung der Beine, die nicht lange ohne Anstrengung der anziehenden und streckenden Muskeln fortgesetzt werden kann.

Diese Anstrengungen sind mühsam und beträchtlich, daher ist es nicht möglich, im starken Laufe plötzlich still zu stehen; auch die wechselseitige schnell auf einander folgende Streckung und Biegung der Beine ist mühsam, erschlafft und macht zum Falle geneigt.

Die Stärke und Wiederholung der Bewegungen im Laufe setzt grosse Anstrengung in den Muskeln des Beckens und der untern Gliedmassen voraus, daher müssen Rippen, Wirbel und Becken möglichst fixirt sein, dieses unterstützt der angezogene Athem.

Bei jedem Schritte, den der Mensch thut, wird der Rumpf durch den Anstoss des sich gegen die Erde stemmenden Beines nach oben, vorn und seitwärts getrieben, und also nach einer mittlern Richtung, die aus diesen dreien zusammengesetzt ist, fortbewegt.

Daher beschreibt der Körper im Gehen eine wellenförmige Bewegung, auf- und abwärts, daher wird er wechselsweise von einer Seite zur andern geworfen. Dieses Wanken ist vornehnlich auffallend bei starkem Leib und kurzen Beinen.

Die schwankenden Bewegungen der Arme beim Gange haben allezeit die entgegengesetzte Richtung von der, wohin der Antrieb des Beines den Körper wendet, und der rechte Arm bewegt sich links, wenn das linke Bein sich ausdehnt, um den Körper zur rechten Seite zu drücken, und umgekehrt.

Der wahre Nutzen dieser Bewegung ist, um das starke Wanken zur Seite zu verhüten. Jeder Arm zieht wechselsweis den Rumpf nach einer Richtung, die die Richtung des Antriebes durchkreuzt, welche der Rumpf von dem entgegengesetzten Beine erhält.

Das Vorwerfen eines Armes scheint die Bewegung des Rumpfes zu befördern, da es mit dem Antriebe zusammenfällt, den das in Bewegung gesetzte Bein dem Rumpfe des Körpers mittheilt. Wird dieser Arm nach hinten gezogen, so stellt sich dadurch das Gleichgewicht des Körpers wieder her, indem der Schwerpunkt wieder nach hinten weicht; denn der Arm wird in dem Augenblicke zurückgezogen, da der aufgehobene Fuss nach vorn bewegt wird, um den Schwerpunkt des Körpers zu unterstützen.

Durch das Wanken zur Seite, das bei jedem Schritte erfolgt, geht viel Zeit und Kraft verloren; denn der Körper muss nach dieser für das Fortschreiten zweckwidrigen Abweichung, wieder auf seinen Unterstüzzungspunkt zurückgebracht werden, aus diesem Grunde läuft man schneller, wenn man die Arme hin und her bewegt, sie dienen als Balançierstangen.

Aus eben dem Grunde kann man den Lauf beschleunigen, wenn man in beiden Händen Gewichte trägt. Sie wirken weder stärkend auf die Nerven, noch zusammenziehend auf die Muskeln, sie verhindern aber die zu schleunige Bewegung der Arme, und machen sie übereinstimmend mit der der Beine.

Die Menge der walzenförmigen Knochen, woraus das Bein besteht, ist nicht nur zur Unterstützung des Körpers vortheilhaft, sondern auch zum Gehen.

Wäre das Bein nur aus einem walzenförmigen Knochen gebildet, so müsste der Mensch das Bein nach aussen drehen, nachdem es den Rumpf erhoben und fortgetrieben hätte. Folglich würde der Gang unsicherer und langsamer.

Sehr auffallend ist bei dem Gange der Frauen eine ähnliche Drehung der Beine nach aussen. Der Grund liegt in der Weite des Beckens, dadurch werden die Köpfe der Schenkelbeine zu sehr entfernt, als dass der Antrieb der Beine mit dem zu hinlänglich grossen Schritten erforderlichen Vortheil dem Rumpf des Körpers mitgetheilt werden könnte, dieses wird dadurch ersetzt, dass die Seitendrehung eines jeden Beines dasselbe zugleich fortzieht.

Hieraus geht hervor, dass das zu leichten und grossen Schritten erforderliche Verhältniss der Knochen des Beins sich der Gleichheit am meisten nähern müsse.

Zum vollkommnen Gange wird erfordert, dass die Gelenke der Beckenknochen und untern Gliedmassen sich in einförmiger Weise biegen.

Während des Gehens müssen Beckenknochen und Lendenwirbel nach Verhältniss ihrer Neigung gegen die untern Gliedmassen unterstützt werden. Lässt man die Nierengegend frei, so wird der Körper geschwächt und fängt an zu wanken, dadurch werden die Bewegungen der Beine erschwert.

Wenn der Rumpf vom hintern Beine nach vorn auf das fixe Vorderbein bewegt wird, so geht diese Bewegung im Hüftgelenke des vordern Schenkels vor sich. Wird diese Bewegung nicht gehörig abgestuft, so entsteht ein scheinbares Fallen, und eine Art von Hinken.

Diese Bewegung wird bei Weibern wahrgenommen, die ein grosses hinterwärts geneigtes Becken haben; wird nämlich der hintere Theil nach vorn getrieben, und durch das feststehende Bein nicht gehörig unterstützt, so entsteht ein Sinken des Körpers, und die Frau scheint zu fallen.

Das Herabsteigen der Beckenknochen auf das feststehende Schenkelbein wird durch den Widerstand des runden Gelenkbandes gemässigt, und diese Verhinderung des Herabsinkens ist die Bedeutung dieses Bandes.

Fehlt dieses Band, so muss bei jedem Schritte das Becken sehr schleunig auf den Schenkelkopf des feststehenden Beines herabsinken und dadurch eine Art von Hinken entstehen. Man denke an den wankenden und hinkenden Gang nach Heilung einer Coxarthrokaze.

Die bestimmten Abstufungen in der Biegung der Gelenke befördern nicht allein Leichtigkeit und Anmuth des Ganges, sondern sie tragen auch dazu bei, dass am Ende jedes Schrittes oder Sprunges das Glied sich auf dem Boden stützen könne, ohne dass ein nachtheiliger Gegenstoss auf das Becken und den Rumpf zu fürchten sei, die Rückwirkung wird geschwächt durch die elastischen Gelenkverbindungen, und noch überdiess durch den Winkel am Kopf und Hals des Schenkels, welcher die Kraft zerlegt und ändert.

Bei jeder fortschreitenden Bewegung wirken die Gelenke der Zehen zuletzt, und ihre Muskeln agiren beträchtlich stark, um den erhobenen Körper zu unterstützen.

Die Kniescheibe hat nicht zum Zweck, die zu starke Streckung des Gelenkes zu verhindern, sondern ihr Zweck ist, die plötzlichen Bewegungen bei Biegung des Kniegelenkes zu beschränken, und den schiefen Antrieb der Knochen des Schenkels und Fusses zu hemmen. Vorzüglich aber liegt ihre Bedeutung auch darin, einen beweglichen Hebel für die Aktion der Kniestrecker zu bilden.

Die Aktion ist gegenseitig, die Kniescheibe wird von der Zusammenziehung der Muskeln unterstützt und befestigt, und diese werden wieder von ihr festgehalten. Man sieht daher die Wichtigkeit dieses Knochens.

Noch eine Bemerkung soll erörtert werden, warum man beim Hinaufsteigen einer schiefen Fläche, eines Berges, einer Treppe u. s. w. in den Knieen und Waden, bei dem Herabsteigen in den Hüften und Lenden Schmerzen habe?

Der Grund ist, weil beim Aufsteigen die Muskeln ermüden, die die Ferse des Beins hinaufziehen und die Streckmuskeln des andern Beines, auf welchem der Körper gehoben ist, ermatten, und im Hinabsteigen zuerst die Muskeln ermatten, die das Knie desjenigen Beins strecken, welches zuerst die Last des Körpers tragen muss. Dann ermatten die Muskeln des Hüftgelenks, auf die sich der Körper niedersenkt.

Als kurze Rekapitulation dieses Abschnittes ergiebt sich nun Folgendes:

Bei dem Gehen ist vornehmlich zu achten 1) auf die Bewegungen im Hüft- und Kniegelenke; 2) auf die Bewegungen im Fussgelenke; 3) auf die Formen des Fusses bei den verschiedenen Bewegungen; und 4) auf die Theile, die die Bewegungen hervorbringen.

Beim Aufheben des Fusses zum Vorwärtsschreiten wird Hüft- und Kniegelenk gebeugt, das erste Gelenk durch die Kniestrecker, rectus cruris, psoas, iliacus, pectineus, letzteres durch den zweiköpfigten, halbsennigten und halbhäutigen Muskel.

Wenn nun das Glied in beiden Gelenken gebogen, und von hinten nach vorwärts im Kreise, dessen Radius die Achse des Schenkels, und dessen Centrum die Pfanne ist, nach vorn bewegt worden ist, so dass das bewegte Kniegelenke vor das andere fixirte getreten ist; wird dieses Kniegelenk gestreckt, dadurch der ganze Fuss verlängert, und der Vorfuss auf den Boden gesetzt.

Der Radius aber, den der Schenkel um das Hüftgelenke beschreibt, endigt sich in einer Fläche, welche der Vorfuss oder Plattfuss ist, und wenn der bewegte Radius selbst die Achse des im Knie gestreckten Schenkels wäre, so steht ihr unten der Vorfuss als eine rechtwinklichte Fläche gegenüber. Diese queerlaufende Fläche der Fusssohle vom Fersenbein bis zur grossen Zehe, fällt hinten und vorn über die Achse des Schenkels hinaus, welche selbst durch die Wölbung des Vorfusses hohl unterstützt ist, und nicht die ganze Fläche, sondern nur Ferse und Ballen berühren den Boden, von dem sie sich durch Anziehung der Achillessenne, des hintern Schienbein-des langen und kurzen Wadenmuskels, und der dadurch bewirkten Erhebung der Ferse, und die dadurch verlängerte Achse des Fusses wieder erheben, um den Fuss fortzuschieben. Tafel I. Figur 11.

Es bildet nun der Vorfuss eine schiefe Fläche,

um mittelst dieser, die auf dem Schienbein ruhende Last des Körpers zu erheben. Figur 13.

Der Stoss, der den Körper vorwärts schiebt, scheint das beiderseitige Resultat der Reaktion, mit welcher der aufgesetzte Fuss gegen das Anprellen auf den Boden mittelst der Muskeln widerstrebt, und des Vorwärtsschiebens mittelst des inzwischen erhobenen entgegengesetzten Vorfusses.

Von dem Gehen und Stehen auf schiefer Ebene

ist schon an mehreren Orten des gegenwärtigen Abschnittes die Rede gewesen.

Der Schwerpunkt muss immer senkrecht unterstützt bleiben, seine Neigungslinie also innerhalb der Stützungsfläche fallend, den Horizont senkrecht treffen. Die Stützungsfläche ist aber kleiner durch die schiefe Richtung, die die Sohle auf der schiefen Ebene hat, und die Bewegung des Schwerpunktes ist bergauf, steigend; bergab, fallend. Es ruht die ganze Last des Körpers auf dem Sprungbein, und dieses bildet gleichsam den Ruhepunkt, um den das Schienbein sich bewegt, als ein Hebel von seinen vordern und hintern Muskeln gezogen. Das Verhältniss der wahren Achse dieses Hebels ist die Neigungslinie der Schwere, und die von ihr gegen die Fussspitze und Ferse gezogene Horizontale, und die von diesen Punkten ausgehenden Muskeln regieren den Unterschenkel, der den ganzen Körper trägt.

Bei dem Stehen auf schiefer Ebene nach aufwärts gerichtet, schützen die Beuger des Fusses und Strekker der Zehen vor dem Rückwärtsgleiten, beim Abwärtsgehen, die Strecker des Fusses und Beuger der Zehen.

Beim Hinaufsteigen müssen wir den Schwerpunkt durch Vorziehung des Rumpfes erst auf die Basis des vorgesetzten Fusses bringen, und dann ihn senkrecht erheben, beim Heruntersteigen fallen wir, indem wir das Knie beugen.

Wer noch mehr über diese Gegenstände sucht, lese Barthez neue Mechanik, 1800; und Heine Beschreibung künstlicher Füsse, 1811.

Anhang zur Mechanik.

Die Unvollständigkeit und manche Dunkelheit in dem so eben verhandelten Abschnitte, die ich am wenigsten verkenne, und die der Leser an manchen Orten mit mir gefühlt haben mag, einigermassen zu verbessern, erlaube ich mir diesen Anhang, um manche undeutliche Stelle durch abbildliche Darstellung klarer zu machen. Trotz dieser, vielleicht unergänzten, Mangelhaftigkeit halte ich aber doch diesen Abschnitt für das Originellste in der ganzen Abtheilung.

Einzig und allein vom Mechanismus der Bewegung ausgehend, habe ich über den Ursprung der Bewegung und dergleichen wenig gesprochen, und bald die Definition mechanischer Bewegung angegeben. Wollte man in der Kürze eine mehr wissenschaftliche Deduktion suchen, so könnte man sagen: „Alles Leben ruht in der Zeit, alle Erscheinung der Dinge im Raum, und die Aenderung dieser Verhältnisse des Raums durch die zeitliche Veränderung des Lebens, sei die Bewegung.“

Ausdehnung und Zusammenziehung sind als Erweiterung und Verengerung die ersten Bewegungen, beide aber sind begriffen unter dem Worte der Bewegung, wie ihnen entsprechend Wärme und Kälte, in dem Begriffe Temperatur.

Das Streben nach einer Wirkung heisst Kraft, und Kräfte sind so viele, als verschiedene Richtungen des Lebens möglich sind, aber das Leben selber ist das Eine.

Die Kräfte äussern sich zuerst als Cohäsion, Anziehung, Abstossung, Schwere, und nun stehe ich dort, wo ich von der anziehenden und abstossenden Kraft die ganze Mechanik ableitete.

Nur das Ding ist lebendig, in dem Bewegtes und Bewegendes Eins sind, das ist der organische Leib.

Die Bewegung selber ist aber organisch, dynamisch, mechanisch, elementarisch; hier handelt es sich blos von der mechanischen, und diese bezieht sich nur auf die Veränderung des Raumes in der Zeit, ohne Veränderung der Materie.

Feste Körper bewegen sich durch Fall, Druck, Stoss, Zug, von denen schon gehandelt wurde.

Zur Erläuterung der mathematischen Vorstellungen giebt die Figurentafel bildliche Anschauungen.

Das Parallelogramm der Kräfte. Tafel I. Figur 1.

Wenn nämlich zwei Kräfte auf einen Körper *a* zugleich nach verschiedenen Richtungen *a b* und *a c*, mit den, diesen Linien proportionalen Geschwindigkeiten wirken, so wird der Körper nach der Richtung der Diagonale *a d* fortgetrieben, oder wie die Physik es nennt, er nimmt den mittlern Weg.

Die Kraft, die nun den Körper nach der Richtung

a d treibt, ist also hervorgebracht durch die beiden Kräfte-Richtungen *a b* und *a c*, und die Bewegung *a d* zusammengesetzt aus den Bewegungen *a b* und *a c*.

Die Richtung *ad* besteht also aus der Richtung *a b* nach oben, und der Richtung *a c* nach Rechts, und geht also weder perpendikulär nach oben, nach horizontal nach Rechts, sondern schief nach Oben und Rechts.

Daraus erhellt nun, dass man zwei Richtungen auf eine bringen, und wenn man den Satz umkehrt, aus einer Richtung zwei machen kann. So bilden *a b* und *a c*, *a d*, aber auch *a d* kann, als ursprünglich genommen, zerlegt werden in *a b* und *a c*.

Die Hebel.

Die Hebel, Figur 2 und 4 sind einarmigte Hebel; in 2 die Last näher, und Kraft weiter; im 4 die Kraft näher, und die Last weiter vom Stützpunkt entfernt. Figur 3 und 5 sind doppelarmigte Hebel; in 3 der Arm, der die Last trägt, kürzer, als der, an dem die Kraft wirkt, in 5 der Arm der Kraft kürzer, und der der Last länger. Figur 6 ist ein Winkelhebel, an dem die aus dem Stützpunkte *a* auf die Richtung der Kraft *b c* gefällte Senkrechte, *a d*, die wahre Entfernung der wirkenden Kraft vom Stützpunkt anzeigt.

In allen diesen Hebeln 2, 3, 4, 5, wirken die Kräfte senkrecht auf die gerade Linie, in dem Hebel Figur 7 aber wirkt die Kraft schief, und zwar in der Richtung *a d*.

Setzt man nun darauf das Parallelogramm der Kräfte, so sieht man, wie die Richtung der Kraft *a d* zusammengesetzt ist aus den Richtungen zweier andern Kräfte *a b* und *a c*; und dass umgekehrt die Richtungen *a b* und *a c* erst *a d* geben. Figur 8.

Es ist also klar, dass die Kraft *a d* nicht geradezu der Richtung der Last entgegenwirkt, die die Richtung *a e* wäre; und dass sie vielmehr auch nach dem Stützpunkte hinwirkt, welches die Richtung *a f* ist, dass also die schiefe Richtung nur gegen die Last wirkt, in so fern sie aus *ab* besteht, keineswegs aber in so weit sie aus *a c* besteht; dass also *ad* im Verhältniss von *b a* zu *a c* an Kraft verliert, d. h. um so weniger geschickt ist, die Last zu heben, als sie von der senkrechten Richtung abweicht und der Winkel der wirkenden Kraft spitziger wird.

Man vergleiche Figur 9. Je spitziger hier der Winkel *d a c* wird, d. h. je geringer das Verhältniss von *ba* zu *a c*, oder je mehr die wirkende Kraft von der senkrechten Linie abweicht, um so mehr wirkt *a d* gegen *a f*, und um so weniger der Last entgegen nach *a e*, um so mehr Kraft geht also verloren.

Die Schiefheit nach unten an den Dornfortsätzen der Rückenwirbel Fig. 10. beruht auf demselben Gesetze. Je mehr sich der Winkel, in dem die Kraft wirkt, dem rechten nähert, um so leichter wirkt dieselbe. Die Dornmuskeln *c b* und *f e* haben aber eine solche Richtung, dass sie verlängert das Rückgrath durchschneiden; und die Muskeln wirken auf die genannten Fortsätze *a b* und *d e* unter den Winkeln bei *b* und *e*. Da nun offenbar der Winkel zwischen dem schief nach unten stehenden Dornfortsatze *a b*, und seinem Muskel *b c*, also der Winkel *abc*, grösser, und dem rechten näher ist, als in den Dornfortsätzen der Lendenwirbel, die horizontal nach hinten stehen, wie *d e*; und also der Winkel zwischen den Fortsätzen *d e* und Dornmuskeln *e f*, bei *e* kleiner und spitziger ist, so muss die Kraft in den erstern stär ker wirken, um das Rückgrath zu strecken. Dieses zeigt das Verhältniss der auf die wirkenden Kräfte aus dem Ruhepunkte gefällten Senkrechten *a x* und *d y*.

Das Fortschreiten des Körpers. Figur 11, 12 u. 13.

Bildet der Schenkel oder dessen Achse einen Radius, dessen Centrum das Pfannengelenk ist, Figur 11 *ab*; so bildet der Vorfuss eine horizontal daran befestigte Fläche *b c d*; *b* des Sprunggelenk, *c* die Fussspitze, *d* die Ferse, die streng genommen in einer Wölbung den Boden berühren, und über den Radius selbst in *c* und *d* hinausfallen, wie der gezogene Kreis zeigt.

So lange die Sohle, als Fläche das Bein unterstützend, auf dem Boden ruht, trägt sie die Last des Körpers Figur 12; So wie aber die Ferse erhoben wird, und der Fuss auf dem Ballen und Zehen ruhend in *c* sich um diesen Stützpunkt dreht, wird die eigentliche Stützungslinie, Figur 13 *a c* länger, was aus der, durch die Erhebung der Ferse entstandenen Vergrösserung des Winkels erhellt, der zwischen Vorfuss und Schienbein im Sprunggelenke bei *b* besteht.

Es ist nämlich der Winkel *a b c* in Figur 12 ein rechter, oder ihm nahe, so lange der Fuss auf dem Boden steht; bei erhobener Ferse aber wird, Figur 13, der Winkel *a b c* ein stumpfer; und da in jedem Dreieck dem grössern Winkel die grössere Seite gegenübersteht, *a c* in Figur 13 grösser, als in Figur 12; während *a b* und *b c* in beiden Figuren sich gleich bleiben.

Durch diese Verlängerung der wahren Stützungslinie, was in Figur 12 bei ruhendem Fusse (indem Fussspitze und Ballen den Boden berühren) *ab*; bei Erhebung der Ferse aber, die vom Stützpunkte am Boden zum Schwerpunkte des Körpers laufende Linie *ac*

Figur 13 ist, durch diese Verlängerung also wird der Schwerpunkt des Körpers erhoben und fortgetrieben.

Stehen und Gehen auf schiefer Fläche. Figur 14 u. 15.

Es sei Figur 14 *a b* die Achse des Beins, das einen den Berg herabsteigenden Menschen tragen soll. Da die Achse desselben vom Pfannengelenke ausgeht, so trifft sie mit dem Schwerpunkte ziemlich nahe zusammen; hier soll das Centrum der Achse des Fusses und der Schwerpunkt für identisch gelten.

Es stehe die Fusssohle *c d* auf der schiefen Fläche, und *a b* auf ihr senkrecht. So fällt die Neigungslinie des Schwerpunktes, die auf dem Horizont senkrecht steht, *a e* ausserhalb, und vor die Spitze des Fusses, der Schwerpunkt ist also nicht unterstützt, und der Mensch muss vorwärts herabfallen, wenn er nicht den Schwerpunkt *a* in der Richtung *a h* zurückzieht, bis er so weit zurück geschoben ist, dass dessen Neigungslinie *g f*, innerhalb der Stützfläche *c d* fällt, oder wenigstens durch die Fussspitze in *d* schneidet.

Eben so beim Aufwärtssteigen, Figur 15 fällt die Neigungslinie des Schwerpunktes *a e*, hinter die Ferse *c*, der Mensch muss also rückwärts herabfallen, wenn er nicht den Schwerpunkt vorwärts zieht, so dass dessen Neigungslinie innerhalb *c d* fällt. Es muss also der Schwerpunkt so weit vorwärts in der Richtung *a h* gebracht werden, bis *g f* wenigstens die Ferse in *c* schneidet.

In der Folge noch den Mechanismus der einzelnen Theile des Gliedersystems, des Rückgraths, der Füsse u. s. w. Eben so auch die pathologische Mechanik des Hinkens, Kriechens u. s. w.

Pathologie.

Die Krankheitslehre der Orthopädie ist sehr einfach, die Zahl der Krankheitsgattungen ist weder sehr gross, noch sind deren Formen und Varietäten sehr ausgedehnt.

Verkrümmungen des menschlichen Leibes, durch abweichende Lage der Knochen, oder zu schwache oder übermässige Thätigkeit der Muskeln, die eine Verkürzung erregen, oder eine Verschiebung gestatten, sind fast die einzigen Gegenstände der Pathologie, die zur orthopädischen Behandlung kommen.

Setzt man hiezu noch die angebornen Missbildungen der Extremitäten, so ist der ganze Umfang der Orthopädie erschöpft. Die einzelnen Fälle sind schon oben in der Einleitung aufgezählt, und werden bald noch näher betrachtet werden.

In die orthopädischen oder mechanischen Krankheiten greifen aber andere Zufälle des erkrankten Organismus häufig ein, als Ursachen oder als Folgen.

Um nun eine vollständige und zusammenhängende Pathologie des Gliedersystems geben zu können, müssen die wichtigsten im Gliedersysteme vorkommenden Krankheiten wenigstens berührt werden. Es ist hier zu zeigen, welche Krankheiten dem Gliedersysteme als Ganzen und dessen Gebilden als Einzelnen zukommen, welche Krankheiten als Ursachen, welche als Folgen, welche als Begleiter des orthopädischen Leidens erscheinen, welche Zufälle wesentliche und welche unwesentliche Momente der Berücksichtigung abgeben. Diese Andeutungen der zunächst das Gliedersystem betreffenden, die orthopädischen Krankheiten begleitenden, sie veranlassenden oder ihnen folgenden Zufälle werden um so wichtiger, wenn in der Therapie die Frage entsteht, in wie fern dynamische Krankenbehandlung die mechanische unterstützen soll.

Und abgesehen von Allem andern ist die Kenntniss aller Krankheiten des Gliedersystems zur Diagnose der orthopädischen nothwendig, und sei es auch zu nichts weiter, als das Dynamische vom Mechanischen auszuscheiden.

Es wäre überflüssig, über die dynamischen Krankheiten ausführlich zu sprechen, da sie ja doch ausser dem Zwecke der gegenwärtigen Schrift gelegen sind, und in andere Fächer der Heilkunde, namentlich in die Chirurgie verwiesen werden.

Folgende Eintheilung der sämmtlichen Krankheiten des Gliedersystems möge nachsichtsvoll aufgenommen werden, da sie meines Wissens zum erstenmal ein System der Art aufgestellt hat.

Nach dieser Ansicht zerfallen die sämmtlichen Krankheiten des Gliedersystems, dessen Umfang schon in der Anatomie nachgewiesen und festgestellt wurde, in zwei grosse Klassen, in Krankheitserzeugnisse und in Bildungsfehler.

Was diese beiden Hauptklassen enthalten sollen, das sprechen ihre Namen schon von selbst aus; die erste Klasse enthält nämlich alle Zustände, die von irgend einer Krankheit des Organismus herrühren, seien sie nun idiopathisch oder sympathisch, die zweite Klasse umfasst alle Fehler der äusserlichen Bildung in Form, Bau, Lage, u. s. w. ohne Veränderung der Materie, ohne krankhaften Prozess in der Substanz der Gebilde, mit andern Worten alle Zustände der äusserlichen Missbildung, die ohne eine schlechthin innere Krankheit zur Ursache, Folge oder Begleitung zu haben, als selbstständige Krankheiten für sich bestehen.

Die Krankheitserzeugnisse theilen sich aber

1. in dynamische und
2. in mechanische Leiden.

Die Bildungsfehler werden getrennt

1. in Entwicklungsfehler und
2. in angeborne oder Geburtsfehler.

Diese Unterabtheilungen verhalten sich aber so, dass von den Krankheitserzeugnissen die erste Abtheilung die dynamischen Leiden, alle aus innerer, dynamischer Ursache entstandenen Zufälle, als Entzündung, Eiterung, Brand, Beinfrass, Gliedschwamm, u. dergl. mehr; die zweite Abtheilung, die mechanisch entstandenen oder gewordenen Zufalle, als Verkürzungen, oder Schiefstehungen des Beines nach übelgeheilter Fraktur, Wunden, Verletzungen, Zerreissungen, Verrenkungen, Brüche und dergl. mehr enthält.

Die Unterabtheilungen der zweiten Hauptklasse bilden die eigentlichen schlechthin orthopädischen

Krankheiten, und umfassen die Verkrümmungen und Missbildungen des menschlichen Körpers, und es enthält davon die erste Abtheilung die Entwicklungsfehler, die ohne wesentliche Komplikation mit andern Krankheiten, aus der Entwicklung des Leibes hervorgehen, so Verkrümmung des Rückgraths bei Schwäche der Muskeln, wegen schnellen Wachsthums und unvollendeter Ausbildung des Körpers, Verschiebung der Schultern bei anhaltender, zu frühzeitiger, einseitiger Arbeit, Sticken, Nähen, Zeichnen u. s. w.; endlich die zweite Abtheilung enthält die als Missbildungen angebornen Fehler, Klumpfüsse, schiefen Hals u. s. w.

Es sollen nun diese Krankheitsklassen möglichst vollständig aber mit der, dem Zwecke vorliegender Schrift entsprechenden Kürze verhandelt werden.

Da nun aber diese Krankheitserscheinungen nicht in einer einzigen Organenreihe vorkommen, sondern in der Regel mehrere Gebilde zugleich, als im Knochen, die Fasern, Beinhaut, Mark und Knorpel nicht einzeln, in den Muskeln, Fasern, Flechsen oder Scheiden nicht allein befallen, sondern die ganze Parthie benachbarter Organe, wie sie neben einander liegen, zusammen ergreifen, so wäre es lächerlich, nach anatomischen Grundsätzen das Leiden jedes einzelnen Organs abhandeln zu wollen, jedoch wird eine Hauptabtheilung je nach dem am meisten durch die Krankheit leidenden Gebilde, als Knochen, Muskeln, Bänder und Gelenke Statt finden.

Ich stelle nun zuerst diejenigen Krankheitserscheinungen auf, die allen Gebilden des Gliedersystems gemeinschaftlich sind, und werde dann die übrigen als Krankheiten der Knochen, Muskeln, Bänder und Gelenke von eigenthümlicher Art, nach der Reihe vortragen.

Eine noch genauere Eintheilung der Krankheiten in die der Bestandtheile der ergriffenen Organe, als die der Knochen in die der Faser, Beinhaut etc. etc. wäre spitzfindig, da es für dieselben weder diagnostische Merkmale giebt, noch diese Einzelnheiten therapeutischen Werth haben.

Erste Klasse.

Krankheitserzeugnisse.

Allgemeine Krankheiten des Gliedersystems.

Entzündung und Schmerz sind die allgemeinsten Erscheinungen der Krankheiten des Bewegungssystems in der dynamischen Reihe, so wie Verletzung und Trennung des organischen Zusammenhanges in Continuität und Contiguität die der mechanischen Abtheilung ausmachen.

Dahin gehören nun alle Arten von Entzündungen, als idiopathische, sympathische, dyskrasische, miasmatische, contagiöse, akute und chronische, auf der einen Seite, und alle Arten von Verletzungen und Wunden als geschnittene, gestochene, gequetschte, gerissene, mit und ohne Substanzverlust, Frakturen, Rupturen u. s. w. auf der andern Seite.

Mit Recht wird hier wohl eine Bemerkung von Shaw wiederholt, mit der dieser englische Arzt sein Werk über Verkrümmungen des Rückgraths eröffnet. Ueber die Bildung, Umbildung, Missbildung und Wiederbildung sagt er nämlich, es sei ein Gesetz der thierischen Oekonomie, dass Thätigkeit eines Organs nicht nur zu seiner Vervollkommnung, sondern auch zu seiner Erhaltung nöthig sei.

Dieses beweisst der Zustand solcher Theile, die nicht in Uebung und Thätigkeit erhalten werden, denn wenn sie unthätig bleiben, so arten sie aus, verlieren ihren eigenthümlichen Charakter, und werden der Struktur nach der allgemeinen Zellmembran ähnlich.

Diesem Gesetze folgend wird man auf den Schluss geleitet, dass die Zellmembran nicht blos als eine Modifikation des ursprünglichen Gewebes, oder der ursprünglichen Materie, in welcher die besondern Substanzen, welche den Knochen, Muskeln und Nerven Charakter geben, abgesetzt werden, sondern auch als diejenige zu betrachten sei, aus welcher andere Theile gebildet werden können.

Dieser Schluss stützt sich auf die Beobachtung, dass verschiedene Organe, wenn sie nicht in Thätigkeit erhalten werden, in Zellmembran ausarten, und dass unter gewissen Umständen neue Organe, die in Hinsicht des Aussehens und der Funktion verschieden sind, da gebildet werden können, wo zuvor nichts als Zellmembran sichtbar war.

Bei der Untersuchung der Theile, aus denen ein Gelenk besteht, deren jeder so vortheilhaft und gleichmässig gebaut ist, leuchtet nicht sogleich die Wahrheit des oben dargestellten Schlusses ein, im Gegentheil kann man es sich schwer vorstellen, dass der Knochen, der so merkwürdig zum Schutz und zur Bewegung eingerichtet ist, der Knorpel, der so verschieden von ihm ist, dass die sezernirenden Membranen, die einen so ganz eigenthümlichen Charakter haben, dass Ligamente, Sennen, Schleimbeutel u. s. w. alle in eine Materie auflösbar sind, die der Zellsubstanz ähnlich ist, durch die solche unter einander verbunden sind. Aber so unwahrscheinlich es auch anfangs scheinen mag, so ist es doch richtig.

So lange ein Gelenk in Thätigkeit erhalten wird, so fährt der Apparat fort sich zu vervollkommnen, aber wenn die Bewegung eines Gelenkes einige Zeit aufgehört hat, so arten alle unter ihm begriffene Theile aus.

Ihr eigenthümlicher Charakter und ihre Struktur verschwinden mit der Funktion, sie fallen in denselben Zustand und nehmen dasselbe Aussehen an, wie die Zellmembran. Wenn man ein anchylotisches Gelenk untersucht, so findet man, dass der Charakter jedes Theiles verändert ist. Der Knochen ist nicht mehr hart, sondern erweicht, und zellulös und die Schleimbeutel, Kapseln und Ligamente bilden eine homogene Masse von Zellmembran.

Noch wunderbarer ist es, dass auch das Umgekehrte gilt, und dass neue Organe, die in Hinsicht der Struktur und Funktion verschieden sind, aus der Zellmembran gebildet werden können, und unter gewissen Verhältnissen wirklich gebildet werden.

Wenn ein Knochen luxirt wird, dessen Kopf in Zellmembran, Knorpeln, Kapseln, Schleimbeuteln, Scheiden, Ligamenten u. s. w. eingehüllt liegt, so können diese alle aus der Zellsubstanz gebildet werden, und wenn diese das neue Gelenke ausmachenden Theile in Thätigkeit erhalten werden, so nehmen sie, wenn sie auch gleich nicht die Regelmässigkeit des ursprünglichen Gelenkapparats haben, alle die Charaktere der verschiedenen Theile desselben an.

Selbst der neue Knorpel ist der ursprünglichen Materie ähnlich, die doch eine ganz eigene Substanz ausmacht; die neue Kapsel hat ebenfalls alle Merkmale der eigentlichen Synovialmembran.

Ja, wenn man weiter forscht, so findet sich, dass alle Membranen und Gewebe, welche bisher als von einander verschieden betrachtet wurden, und von denen man glaubte, dass sie eine eigenthümliche Struktur besässen, in der allgemeinen Zellmembran nicht blos auflösslich sind, sondern auch von ihr gebildet werden können.

Die ausführlichern Beweise hievon, die Schaw in seinem angeführten Werke liefert, aus der Untersuchung anchylotischer Gelenke, aus der Beobachtung der Resorption eines gebrochenen oder aus seiner Gelenkhöhle getriebenen Gelenkkopfes, aus der Bildung eines neuen Gelenkes nach der Zerstörung des vorigen bei gewaltsamer oder freiwilliger Verrenkung u. dergl. m. übergehend, bleibe ich bei dem daraus gezogenen Resultate stehen:

dass jeder Theil ausarte und seine Struktur verliere, wenn er seine Funktion zu verrichten nicht fortfährt;

dass ferner die Zellmembran es sei, in der die Rückbildung und Auflösung organischer Masse Statt findet;

dass aus dieser Zellmembran die Wiederbildung der organischen Struktur geschehe, und

dass endlich diese Zellmembran sich merkwürdig nach der Verschiedenheit des Bedarfs und Gebrauchs verändere und umbilde.

Nach dieser Digression kehre ich zur Entzündung zurück, und es möge genügen, hier anzuführen, dass eben die Entzündung der Prozess sei, durch den die Natur das oben angeführte Werden und Vernichten, Bilden und Umbilden bezwecke: denn die Entzündung ist es, die einerseits in Gelenken z. B. nach dem Bruche eines Gelenkkopfes, der in der Höhle bleibt und nicht wieder mit seinem Knochenkörper vereinigt wird, durch Steigerung der aufsaugenden Thätigkeit denselben zur Resorption bringt und vernichtet, so aber auch anderseits durch Erhöhung des Lebensprozesses in den leidenden Gebilden nach schon gemachten Zerstörungen die neuen Bildungen hervorbringt.

Auf diese Weise ist diese Entzündung der Prozess, der einerseits die verschiedenen Organe und Gebilde zu einer gleichförmigen indifferenten Masse zurückbildet, umgekehrt aber aus der Indifferenz der einfachen ursprünglichen Materie die verschiedenartigen Bildungen nach Bedürfniss und Gebrauch herstellt und erzeugt.

Dieses ist eine der wichtigsten Lehren der orthopädischen Pathologie, indem sich aus ihr die folgenreichsten Resultate bei Behandlung vorkommender Krankheiten ziehen lassen.

Entzündung ist also der allgemeine Krankheitszustand, der dort, wo die Organisation und Bildung herrscht, zerstörend, wo aber Zerstörung ist, bildend und schaffend wirkt. Ihr Verhältniss zur Heilkraft der Natur, als deren Aeusserung sie oft erscheint, siehe unter jenem Artikel im nächstfolgenden Abschnitt.

Sie erscheint zwar für sich als dynamische Krankheit, aber auch als Reaktion der Lebenskraft bei mechanischen Krankheiten z. B. nach Beinbrüchen, hier aber schon wieder um durch erhöhte Thätigkeit der Bruchenden, Ausschwitzung, Verklebung, Callus und Heilung zu bewirken.

Die Entzündung ist akut oder chronisch, und die chronische ist es vorzüglich, von der bisher die Rede war, denn die akute befällt mehr das irritable und sensible Gefäss- und Nervensystem; die Gebilde des Gliedersystems stehen auf tieferer Stufe, sind mehr irdischer Natur, ihre Ernährung und Aktion ist träger (die Muskeln ausgenommen), daher auch vornehmlich in Knochen, Bändern, Sennen, Knorpeln, Flechsenhäuten, Gelenken u. s. w. die schleichende oder chronische Entzündung herrscht, die auch Vorzugsweise die lymphatische heisst.

Die Entzündung nun ist idiopathisch von selbst entstanden, consekutiv durch äussere Veranlassung, Stoss, Schlag oder Verkältung, oder sie ist symptomatisch, als Zeichen einer andern Krankheit, oder metastatisch als Stellvertretend für eine andere Krankheit, oder dyskrasisch, von einer im Organismus herrschenden Dyskrasie oder Cachexie, miasmatisch oder contagiös durch Ansteckungsrtoffe gesetzt und begründet.

Die Ausgänge der Entzündung sind vielfach nach der Art, der Ursache, dem befallenen Organ u. s. w. so z. B. Zertheilung, Eiterung, Ausschwitzung, Wasserbildung, Verwachsung, Anschwellung, Verhärtung, Verschwärung, Brand u. s. w.

So führt die Art der Entzündung als idiopathische, symptomatische, metastatische, die Ursache als äussere Verletzung, oder Rheumatismus, Gicht, Skropheln, Syphilis, und endlich das befallene Organ, Knochen, Muskel, oder Gelenke seine eigenen Ausgänge mit sich, worauf noch Intensität des Leidens, Dauer, Behandlung u. s. w. den grössten Einfluss haben.

Die Ausgänge sind aber, vornehmlich die Natur des befallenen Organs betreffend, so verschieden, dass sie unter den einzelnen Gliedern des Artikulationssystems abgehandelt werden.

Die zweite allgemeine Krankheitserscheinung ist der Schmerz.

Der Schmerz begleitet jede Krankheit, und ist eben die Entzündung in mechanischen Zufällen z. B. Beinbrüchen, Verrenkungen, die Reaktion des irritabeln Systems, oder des Gefässsystems genannt worden, so ist der Schmerz Reaktion des sensibeln Lebens, oder des Nervensystems gegen das vorhandene Leiden. Ueber diesen Zustand ist wenig zu sagen, weil er meist nur symptomatisch oder konsekutiv auftritt, und daher für den Praktiker den theoretischen Werth nicht hat, den allerdings ein System der Nervenpathologie entwickeln könnte.

Gegenüber den allgemeinen dynamischen Krankheiten stehen die allgemeinen mechanischen, als Verletzung und Aufhebung des Zusammenhanges in Continuität und Contiguität, was aber unter den einzelnen Abschnitten verhandelt wird.

Nun folgen nach der anatomischen Anordnung des Gliedersystems die Krankheitserzeugnisse in Knochen, Muskeln, Bändern und Gelenken, und zwar nach den Unterabtheilungen der ersten Hauptklasse, als dynamische und mechanische Leiden.

Pathologie der Knochen.

Alles, was im Allgemeinen gesagt worden ist, gilt auch hier, und ich beginne also jetzt vom Knochensystem die dynamischen Krankheiten.

Dynamische Krankheiten.

Knochenschmerz, ostalgia, osteocopus, bei der Unempfindlichkeit dieser Gebilde wohl niemals idiopathisch, meist, wohl immer, symptomatisch, dyskrasisch. Die Knochen selbst haben keine Nerven, sondern werden erst durch eine von äusserer Verletzung, oder häufiger von innerer Ursache erzeugte Entzündung schmerzhaft. Lustseuche ist vornehmlich die Ursache desselben. Er sitzt vorzüglich im Schlüsselbein, Brustbein, Schulter- Ellenbogen- und Kniegelenke, fix, hartnäckig, tiefsitzend, stätig, mit fühlbarer Knochenauftreibung und farbloser Geschwulst. Bei schleichender Schankerseuche die Beinhaut, auch Sennenscheiden ergreifend, bei Tripperseuche mehr in der Beinhaut der Gelenkköpfe. Immer hartnäckig, nagend, bohrend, stumpf drückend, reissend. Nachts und in der Bettwärme zunehmend; im Winter und kalten Klima schlimmer, im Sommer und warmen Klima besser.

Knochenentzündung, osteitis. Die Knochen entzünden sich, schwellen an und eitern, wie die weichen Theile, und wie bei diesen, so sind auch die Ausgänge ihrer Entzündungen, sie schwären, werden brandig, blättern sich ab, bedecken sich mit Fleischwärzchen, heilen nach der Trennung. Mehr und häufiger in der Jugend, als im Alter. Die Anschwellung ist dicht und hart, der Schmerz heftig. Die Ursache kommt meist von einer im Körper herrschenden Dyskrasie, Skropheln, Syphilis. Die Ausgänge vornehmlich in Caries, Nekrose, Exostosen u. s. w. siehe unten.

Beinhautentzündung, periostitis, bei Paronychie und Pädarthrokaze, von Dyskrasien und Verletzungen. Die Geschwulst nicht so hart, der Schmerz oberflächlicher, als bei der Knochenentzündung, mehr schneidend als nagend. Diese Geschwulst ist durch Sitz, Ursache, Verlauf und Ausgänge von andern verschieden, sie verändert den Bau und die Lebenseigenschaften des Knochens. Siehe Pädarthrokaze.

Eine Folge der Entzündung sind die Knochenauswüchse, die einen grössern oder kleinern Theil des Knochens einnehmend, langsam sich erheben. Die Geschwulst ist fest, unbeweglich, aufsitzend, die Bedeckungen darüder verschiebbar, von natürlicher Farbe, meist mit Schmerz. Sie verändern den Bau und die Lebenseigenschaften und Lebensäusserungen der Organe, sind oft mit andern Knochenkrankheiten verbunden.

Knochenverhärtung, osteoporosis, mehr oder weniger hart, oft steinhart, in Folge der Entzündung, nicht selten ist die Geschwulst auch weicher, der Schmerz geringer oder stärker, auf die Stelle fixirt. Von äusserer Gewalt oder Dyskrasieen.

Knochengeschwulst, exostosis, eine mehr oder weniger beträchtliche Entwicklung eines grössern oder kleinern Theils eines Knochens, eine chronische umschriebene Geschwulst der Knochensubstanz, langsam sich bildend und erhebend, lange nach der Ursache erst verschwindend, gross, klein, von verschiedener Gestalt, rund, oval, dicht, fächerigt, oft bösartig, selten ein ganzes Glied ergreifend, mit heftigem oft unerträglichem Schmerz. Alle Knochen können davon befallen werden, vornehmlich die breiten, als Schädel, Unterkiefer, Brustbein, Schlüsselbeine, Rippen, Röhrenhnochen.

Bau und Festigkeit sind verschieden, oft zelligt, blätterigt, oft mit Fleischwärzchen angefüllt.

Beinhautgeschwulst, gummi, besteht in Anschwellung des eigenthümlichen Gewebes der Beinhaut, mit Verderbniss der letztern, oft noch mit andern Zufällen verbunden. Sie entsteht wie die vorige, ist härtlicht, schwammigt, dem Finger nachgebend, glatt, eben. Das Periost und angeschwollene Zellgewebe findet man in eine gleichartige, weisslicht graulicht teigartige Masse verwandelt, mit ziemlicher Festigkeit oft ohne Schmerz. Sitz an langen und breiten Knochen, wo sie am dichtesten und am wenigsten mit weichen Theilen bedeckt sind.

Knochenknoten, nodus, ist eine knotenartige Auftreibung oft nur Krankheit der Beinhaut. Der Schmerz gering.

Sandsteingewächs, tophus, hart, doch nie härter als der Knochen selber, fast immer schmerzhaft, sitzt mit breiter eiförmiger Gestalt fast immer in der Mitte der Knochen.

Kalksteingewächs, osteoscirrhus, ist rund, ungleich, höckerig, erhoben, oft ist die Markhöhle des Knochens dabei verschwunden.

Knollgewächs, hyperostosis, ist eine Exostose der Gelenkköpfe, oder der kleinen Knochen, deren ganzer

Umfang anschwillt. Die knolligte Erhabenheit bildet sich oft an mehreren Knochen zugleich.

Bimssteingewächs, periostosis, eine unempfindliche Geschwulst der Beinhaut, schnell verlaufend, voller Fächer, von knochigem Gewebe mit fleischartigen Massen erfüllt, nicht immer schmerzhaft, wohl meist dyskrasisch.

Diese Krankheitsklasse der Knochengeschwülste bietet verschiedene Abstufungen dar, obgleich sie meist darin überein kommen, dass sie, auf chronischer Entzündung beruhend, die Lebenseigenschaften und den Bau der Organe, die sie ergreifen, wesentlich verändern. Ursache und Ursprung, so wie die Zeit ihres Beginnens sind meist ungewiss und dunkel, der Verlauf höchst langwierig, beschwerlich, fast immer schmerzhaft, das Wesen des Zustandes selber unerforscht. Diese Zustände stimmen jedoch dadurch unter sich überein, dass sie auf Substanzwucherung des Knochens beruhen, die hier meist eben so hart, oft noch härter als der Knochen selbst wird. Gewöhnlich begreift man diese ganze Klasse der Geschwülste unter dem Namen Exostosis, jedoch mit Unrecht, da die eigentliche Exostose nur eine Unterabtheilung der Klasse ausmacht. Ein neuerer Schriftsteller bezeichnet diese Klasse mit dem Namen Osteophyma.

Sind nun diese Zustände kennbar und unterschieden durch eine Substanzveränderung mit Zunahme der Masse und Verhärtung, oder gleichmässiger Härte mit der übrigen Knochensubstanz, so zeigt sich diesen gegenüber eine andere Reihe von Krankheitserscheinungen mit oder ohne, aber grösstentheils mit Anschwellung und Zunahme der Masse, aber unter dem Charakter der partiellen oder totalen Erweichung der Knochensubstanz.

Man nennt die nun zu betrachtende Krankheitsreihe Knochenerweichung, osteosarcosis, und sie ist eine langsam und stufenweise entstehende Erweichung und Zerbrechlichkeit der Knochen, von Mangel an erdigen Theilen herrührend, die Masse ist weich, knorpelartig, unempfindlich, oder fleischartig und schmerzhaft. Diese Krankheitserscheinungen beruhen wohl auf gestörtem Chemismus des Knochenlebens, vorzüglich durch Uebermaass von Gallerte und Entziehung der phosphorsauern Kalkerde. Es giebt nun auch keine oder nur höchst seltene Beobachtungen von einfacher Erweichung, beinahe immer hat man die Knochen ihrer Festigkeit und Federkraft beraubt gefunden. Darunter gehört:

Die Knochenweichheit, osteomalacia, einen einzelnen Knochen, oder mehrere, oder im Verlaufe der Zeit alle ergreifend, daher Verkrümmung, Verkürzung, Verunstaltung der Glieder und des ganzen Körpers, Unvermögen die Muskeln zu stützen, zu tragen, und ihrer Aktion zu widerstehen. Diese osteomalacia ist die allgemeine Form der osteosarcosis, die folgende das osteosarcoma das theilweise Vorkommen dieser Gattung. Von der Rhachitis ist eigens die Rede.

Knochenfleischgeschwulst, osteosarcoma trift nur einen Theil des Knochens ohne Theilnahme der übrigen oder des ganzen Systems, oft aus örtlicher Verletzung entstehend. Es ist das Leiden eine krankhafte Veränderung des Knochengewebes, bei welcher die Knochensubstanz ausartet, und in eine verschiedenartige, dem Krebse der weichen Theile ähnliche Masse verändert wird. Es sind wohl zwei Formen, die erste, bei der die Ausartung des Knochengewebes in eine fleischige Substanz, weniger vom Knochen selbst, als von den ihn zunächst umgebenden weichen Theilen ausgeht, heisst dann osteosarcom Knochenfleischgeschwulst; die zweite Form, bei der der Knochen der ursprüngliche Sitz ist, von dem das Leiden ausgeht, und die anliegenden weichen Theile nur allmählig und sekundär an der Krankheit Antheil nehmen, begreift man unter dem Namen:

Knochenspeckgeschwulst, osteosteatoma. Es ist dieses eine ebene mehr oder weniger derbe elastische Geschwulst, deren ursprünglicher Sitz die Beinhaut und obersten Schichten des Knochens sind. Sie liebt schwammige Knochen und Gelenke, allmählig sich verbreitend, über den ganzen Knochen sich ausdehnend. Der Knochen wird weich, gallertartig, biegsam. Unterhalb der Geschwulst Oedem, Stupor. Muskeln, Flechsen und Zellgewebe werden in unförmliche Massen aufgelösst. Endlich erfolgt fauligte Zerstörung. Die Knochen- Fleisch- und Speckgeschwülste haben grosse Aehnlichkeit mit krebsartiger Zerstörung weicher Gebilde, nur sind sie durch die Struktur des ergriffenen Organs modifizirt.

Hieher gehören nun auch noch:

Der Markschwamm, exostosis fungosa. Es ist dieses Uebel mit allgemeinem Leiden verbunden, das kranke Glied schwillt auf der dem Uebel entgegen gesetzten Seite an, ohne deutlichen Schmerz. Die Geschwulst wird oft ungeheuer gross, an einigen Stellen hart, an andern schwappend, es erscheinen Tuberkeln, die eitern, endlich ein Schwamm, der blutet und immer weiter um sich greift.

Die Markschwindsucht, osteophthisis, allenthalben auch im Innern des Knochen vorkommend, Schwinden der Knochenmasse, Verdünnung, Aushöhlung, Durchlöcherung der Knochen.

Endlich noch die

Knochenbrüchigkeit, osteopsatyrosis, ein der Knochenfleisch- und Speckgeschwulst entgegengesetztes Leiden, in Mangel an Gallerte und Ueberschuss an erdigen Theilen bestehend, durch allgemeine Zersetzung und Einsaugung erfolgend, ohne Caries, ohne Exfoliation, ohne vorhergehenden oder begleitenden Schmerz.

Die nun folgende Klasse der Knochenkrankheiten wirkt zerstörend auf den Knochen durch Brand und Geschwür.

Man hat sie im Allgemeinen mit dem Namen Knochenbrand, osteopyr, belegt, und es gehören hiezu vornehmlich die Arten und Abarten der Caries und Necrosis, Spina ventosa, Pädarthrocace u. s. w.

Der Beinfrass, hat zwei Varietäten, die Caries occulta und osteogangraena, von beiden aber können alle Knochen befallen werden, besonders werden die schwammigen, zelligen von der Krankheit mehr ergriffen, als die aus dichter Substanz bestehenden, diese werden wenigstens nur an dem schwammigen Theile, als den Gelenkköpfen ergriffen. Vornehmlich aber sind Mittelhand und Mittelfuss Knochen, Hand- und Fusswurzelbeine, Wirbel- Schulter- Becken- Kreuzbeinknochen, dem Uebel am häufigsten ausgesetzt.

Entzündung, Schmerz, Geschwulst, Auftreibung, Erweichung, eiterartiger, übelriechender Ausfluss,

Auswüchse, Fleischwucherungen, Weiterverbreitung, Ausfallen von Knochenstückchen, Zehrfieber u. s. w. sind ungefähr die wichtigsten und häufigsten Erscheinungen.

Der Beinfrass, Caries occulta, langsam oder schnell entstehend, aus Dyskrasien, Disposition, oder äusserer Gewalt, ergreift die Knochen mehrentheils von Leuten im jüngern Alter, geht von innen nach aussen. Erst Steifigkeit und Schmerz an einer Stelle, wo man nichts sieht, aber das Glied nicht bewegt werden kann, dann unter den ungefärbten, unverletzten Bedeckungen eine flache, nicht begränzte Geschwulst auf dem Knochen, früher oder später Aufbruch unter Schmerz und Fieber und schwacher missfärbiger Anschwellung der Haut, fistulöse Gänge, Entleerung vieles Knocheneiters, Abmagerung, Zehrfieber.

Der feuchte Knochenbrand, osteogangräna. Lange vor der Anschwellung Schmerz und Druck und Klopfen im kranken Theile. Die Weichtheile erheben sich fast wie eine Windgeschwulst, gespannt, elastisch, schwammig, ungleich, knollig, missfarbig, beim Aufbruch kommt stinkendes, schwärzlichtes, ätzendes Wasser, es bildet sich ein faules fressendes Geschwür, endlich Zehrfieber.

Diese beiden Arten des Knochenfrasses sind nun theils nach der Ursache, nach dem Zeitraum, nach dem ergriffenen Gebilde, der Behandlung u. s. w. tiefer eingreifend, oder oberflächlicher, mehr oder minder schwer zu heilen.

Der Winddorn, Spina ventosa, ist eine Krankheit, meistens der zylindrischen Knochen, eine Gangrän, die als Folge einer Entzündung der Markhaut die Substanz des Knochens in der Mitte ergreift, und nach der Peripherie hin sich entwickelt und verbreitet, bei welcher die Wandungen der Markhöhle eine allmählige, langsame, aber oft ungeheure Ausdehnung erleiden. Der Knochen wird von innen aus entartet, aufgelockert und zerstört, während die Wände der Knochen gleichzeitig verdünnt, durchlöchert, und einer Rarefaktion der Substanz unterworfen sind. Caries ist oft in Begleitung und die nahen Hart- und Weichgebilde werden zur Verderbniss gebracht, die Geschwulst ist stark, die Zerstörung rasch.

Es giebt dessen zwei Varietäten, die pädarthrocace und andrarthrocace.

Der Beinhautkrebs, pädarthrocace, ist eine Art von Winddorn, eine Gangrän, die vornehmlich von aussen auf die Knochen wirkt, häufig in Gelenken und schwammigen Knochen, vornehmlich bei Kindern. Sie ist dem jugendlichen Alter bis zur Mannbarkeit eigen, ergreift Mittelhand- und Mittelfussknochen und die Phalangen der Finger und Zehen, hängt meistens mit Skropheln zusammen. Sie beginnt mehr mit Entzündung der Bein- und Knorpelhaut, und greift nach aussen und innen zugleich, zerstört den Knochen bis in die Mitte, verwandelt ihn auch wohl in eine flechsenartige Masse. Der Verlauf ist langsam, das Uebel ist häufig ohne Schmerz, und endigt mit Nekrose. Es zeigt meist eine spindelartige Anschwellung der Knochen, anfangs wenigstens ohne Veränderung der umgebenden weichen Theile. Endlich Eiterung, Schwärung, Nekrose, Trennung des Sequesters, Heilung durch missstaltete Narbe.

Der Knochenkrebs der Erwachsenen, andrarthrocace oder ostarthrocace, ist die zweite Varietät des Winddorns. Er ist seltener, aber gefährlicher, als die vorige Form. Er befällt Erwachsene und befällt dann am öftesten die Enden der langen zylindrischen Knochen der Glieder, Oberarm- Oberschenkel- Ellenbogen- Schienbein - Röhren u. s. w. Er entwickelt sich mit und ohne Schmerz, nimmt den ganzen Umfang des Knochens ein, ist hart und ungleich. Nachdem der Umfang der Knochen zwei bis drei mal grösser als natürlich geworden, hört die Krankheit auf fortzuschreiten, bleibt stehen, oder noch häufiger wächst sie fort, es entstehen neue Unebenheiten, Entzündung der Haut, Geschwüre, Eiter, Jauche, die Geschwulst wächst fort, Fisteln, Schwammgewächse, speckartige Massen, Ausfluss stinkender Materie, Zehrfieber, Kolliquation. Man vergleiche hiezu auch noch unten die Arthrokace.

Der trockne Knochenbrand, necrosis, das Absterben und Vertrocknen eines mehr oder weniger ausgedehnten Knochenstückes, an das sich ein neuer Knochen legt, der den alten umschliesst. Alle Knochen sind der Nekrose ausgesetzt, aber weit häufiger sind ihr die Knochen mit fester Substanz als die schwammige und zellige Knochenmasse unterworfen. Auch kommt das Uebel häufiger an flachen Knochen und vornehmlich in der Mitte langer Knochen, als an den Enden und kurzen Knochen vor, und in der schwammigen und zelligen Knochensubstanz nur dann, wenn es von äusserer Gewalt veranlasst ist. Schienbein, Oberarm, Oberschenkel und Unterkiefer sind der Nekrose am häufigsten unterworfen. In keinem

Falle ist der Brand an allen Orten des leidenden Knochens auf gleiche Tiefe ausgedehnt.

Es giebt Fälle von Nekrose, wo die Beinhaut mit dem Knochen verdorben und andere, in denen sie unverdorben und gut ist, der Verlauf besteht gewöhnlich in Entzündung, Eiterung, Geschwür und Absterben des Knochens.

Dagegen nun Entzündung des Periost, sichtbarer werden von dessen Gefässen, Entstehen des neuen Knochens aus der vom Periost ausgeschwitzten gallertartigen Flüssigkeit, die sich verhärtet, und auf einer, oder beiden Seiten des absterbenden Knochens den neuen bildet.

Die Bildung des neuen Knochens geschieht durch die Beinhaut und Markhaut, und nach dessen Bildung wird der Sequester durch Eiterung getrennt und losgestossen.

Das Uebel ist hartnäckig, langwierig, von der Mitte der langen Knochen gegen die Gelenkköpfe zugehend, oft in feuchten Knochenbrand sich umsetzend, oder sich mit ihm verbindend, von Anschwellung und Schmerz aus zu Fisteln und Eiterung übergehend.

Boyer nimmt drei Perioden an: 1. die Einwirkung der Ursachen; 2. die Lostrennung des Sequesters und Erzeugung des neuen Knochens; 3. die Ausstossung des Sequesters.

Knochen- und Beinhaut-Wassersucht, hydrosteon et œdema periostei, erstere eine nicht sehr harte an grossen Röhrenknochen in der Nähe der Gelenke, letztere eine feste nicht schwappende Erhebung auf den Knochen aufliegend. Die darüber liegende Haut ist schlapp, der Druck des Fingers hinterlässt eine Grube.

Beschwerlichkeit der Knochenbewegung, acampsia ossaria, ein chronisches, langsam entstehendes, in den Knochen liegendes Uebel, ohne Missverhältniss in den Muskeln, ohne Härte und Spannung derselben. Die Bewegung erregt Schmerz in den Knochen.

Die Entblössung und Abblätterung der Knochen, exfoliatio, macht den Uebergang von den dynamischen zu den mechanischen Knochenkrankheiten. Die Entblössung von innerer Ursache ist Entzündung des Periosts, welche Eiterung hervorbringt, aber auch äussere Gewalt kann Ursache der Entblössung werden.

Von innerer Ursache geschieht es durch Entzündung und Eiterung der Beinhaut, wobei Abblätterung erfolgt. Häufig bei Nekrose, welche letztere aber nicht von der Beinhaut ausgeht.

Von äusserer Gewalt geschieht es, dass die Beinhaut von mit wenig Fleisch bedeckten Stellen plötzlich abgerissen wird, worauf oft schon ohne Beschädigung des Knochens Abblätterung erfolgt.

Heilung erfolgt durch Anschiessung von Fleischwärzchen.

Mechanische Krankheiten.

Verletzungen und Wunden der Knochen durch unmittelbar angebrachte äussere Gewalt sind nicht möglich, ohne dass zugleich auch Wunden und Verletzungen der Weichgebilde vorhanden sind. Es sind diese Verletzungen verschieden nach der einwirkenden Ursache, als Hieb- Stich- Quetsch- Schuss- Wunden, mit oder ohne Substanzverlust. Der Zusammenhang des Knochens kann ganz aufgehoben sein oder nicht, mit andern gefährlichen Verletzungen und Erscheinungen verbunden, oder nicht.

Knochenwunden können nur entstehen durch unmittelbares Eindringen fremder Körper in die Substanz des Knochens, wobei natürlich die Verletzung der umgebenden Weichtheile stets vorausgeht.

Durch die zugleich nothwendige Mitverletzung und das unmittelbare Einwirken des verletzenden Körpers auf den entblossten Knochen unterscheidet sich die Wunde vom Bruch. Bei der Wunde ist der Knochen im Momente der Verletzung durch Trennung der Weichgebilde entblösst und der Schädlichkeit unmittelbar ausgesetzt und blossgelegt; für den Bruch ist die Mitverletzung der weichen Theile nicht nothwendig, weil hier die äussere Gewalt nur mittelbar wirkt, für den Bruch ist aber gänzliche Trennung der Substanz als zu seinen Wesen gehörend, erforderlich, während bei der Wunde diese Trennung nur partiell sein konnte.

Knochenhalbbrüche (wenn es dergleichen auch geben sollte) kommen nicht zur Erkenntniss; denn so lange der Knochen nicht ganz zerbrochen ist, findet widernatürliche Beweglichkeit, Verkürzung, Verschiebung des Gliedes u. s. w. nicht Statt, was doch zum Wesen des Bruches gehört.

Ist aber der Zusammenhang des Knochens mit oder ohne Verletzung der Aussengebilde ganz getrennt und aufgehoben, so heisst der Zustand Knochenbruch.

Dabei aber kann der Knochen, ohngeachtet Verletzung der Umgebungen nicht wesentlich zu seinem Begriff gehört, wenn er gebrochen ist, selbst seine nächstliegenden Weichgebilde verletzen, und es werden hier oft grosse Zerstörungen angerichtet.

Alle Beinbrüche theilt man nun in einfache und komplizirte, und der Art des Bruches nach in Queer- Schief- und Splitterbrüche.

Die Knochenbrüche im Allgemeinen charakterisiren sich mittelst der hervorstehenden Knochenenden und Höcker, durch Ungestaltheit des Gliedes, Unmöglichkeit das unter der Bruchstelle gelegene Glied zweckgemäss zu gebrauchen, dagegen widernatürliche Biegsamkeit in der Bruchstelle, Schmerz, Entzündung, Geschwulst.

Der Bruch entsteht meist durch äussere Gewalt, die die Substanz des Knochens trifft, oft unter hörbarem Krachen, es entsteht Ungestaltheit, Verschiebung, Verkürzung, des Gliedes, es fehlt die Beweglichkeit des untern Bruchstückes; Schmerz und Geschwulst sind plötzlich entstanden, Knarren der Knochenenden bei der Reibung an einander u. s. w.

Hieher gehört ferner die Zerstückelung des Knochen, Catagma, wobei derselbe verletzt und in mehrere Stücken gebrochen ist, woraus eine passive Beweglichkeit, die nicht in dem noch unverletzten Gliede besteht, erzeugt wird, Crepitation u. s. w.

Das Einknicken der Knochen, welches nicht selten bei Kindern Statt findet, ohne dass der Knochen bricht, wegen Weichheit und Nachgiebigkeit derselben, ist ebenfalls eine Varietät, die hieher gehört.

Die Verrenkungen bilden eine grosse Krankheitsfamilie. Sie betreffen immer beweglich artikulirende Knochen, das Glied ist verlängert oder verkürzt, der Gelenkkopf sitzt an einer falschen Stelle, aus der er nicht leicht zu drücken ist, er bewegt sich mit dem ganzen Gliede zugleich unter Schmerzen. Widernatürliche Erhabenheiten und Vertiefungen, Unbweglichkeit, Spannung, Verzerrung der Muskeln, Schmerz, Geschwulst, plötzliche Entstehung, durch äussere Gewalt u. s. w. sind die Erscheinungen, die die Verrenkungen auszeichnen.

Verrenkungen können wohl Statt finden ohne Bruch eines oder mehrerer Knochen, keine einzige aber ohne Zerreissung der Ligamente, Kapseln, überhaupt des verbindenden Gelenkapparates, wovon unter den Krankheiten der Bänder gehandelt werden soll. Verschieden sind sie nach Art, Richtung, Zeit, Umfang, begleitenden Zufällen u. s. w.

Noch berühre ich hier die Abweichung der Knochenansätze von ihren Körpern, was bei besonderer Lockerheit ihrer Vereinigung durch die Knorpelschichten, und äusserer Gewalt, oder innerer Veranlassung geschehen kann; und endlich noch

Die ungünstige Heilung eines Knochenbruches mit Verkürzung oder Schiefheit, oder die Verheilung und Verwachsung kariöser Knochen, z. B. der Wirbel, von denen aber an andern Orten mehr gesagt wird.

Zum Schlusse der Knochenkrankheiten nur noch einige Worte über die Callusbildung, die durch dynamischen Prozess der Ausschwitzung die krankhaft getrennten Knochenenden mechanisch vereinigt.

Die Dauer der Callusbildung zu bestimmen, ist unmöglich, sie geschieht zwischen zwanzig und siebenzig Tagen.

Die Verschiedenheit der Dauer richtet sich nach dem Alter, und ist um so schneller, als das Individuum der Kindheit näher ist, das Leben des Knochen thätiger, er selbst gefässreicher, und mit hinlänglicher Menge von Gallerte versehen ist. Diese Dauer der Kallusbildung richtet sich ferner nach dem Temperamente, ist schneller bei kräftigen und sanguinischen, als bei schwächlichen und kachektischen Subjekten; nach der Dicke des Knochens und der von ihm zu tragenden Last, zur Befestigung der Knochen ist um so mehr Zeit nöthig, als sie dicker sind; nach der Jahreszeit, milde Wärme ist besser, als grosse Kälte oder Hitze, daher der Frühling und Herbst am günstigsten sind; nach der allgemeinen Gesundheit des Individuums, je gesünder der Mensch ist, desto grösser ist auch die Lebensthätigkeit der Knochen, und um so schneller erfolgt die Vereinigung.

Die Entstehung des Callus oder der Beinnarbe ist aber folgende: in den ersten fünfzehn bis zwanzig Tagen nach der Fraktur erleiden die Bruchenden die Veränderung durch Ausschwitzung der vereinigenden Masse mittelst adhäsiver Entzündung, die die Vereinigung begünstigt, und vom zwanzigsten bis dreissigsten, ja vom dreissigsten bis fünfzigsten Tage arbeitet die Natur an der Befestigung der Narbe.

Pathologie der Muskeln.

Die Muskeln, welche aus Fasern, Scheiden, Flechsenhäuten und Sennen bestehen, haben ebenfalls ihre dynamischen und mechanischen Krankheiten. Die Krankheiten der Muskeln, namentlich ihre übermässigen Zusammenziehungen, unter dem Namen Kontrakturen bekannt, sind eigentlich der Hauptgegenstand der

Orthopädie, von denen im Allgemeinen und Einzelnen noch Manches vorkommen muss.

Die Muskeln sind das edelste und höchste Gebilde des ganzen Gliedersystems, daher haben sie auch die höchste und edelste Funktion, und daher auch das höhere mehr dynamische Wesen ihrer Krankheiten. Bestehen die Muskeln auch nicht, wie oben nur nebenbei angeführt wurde, als Indifferenz zwischen Nerven und Blut, so lehrt doch die Anatomie, dass sie unter allen Gebilden des Gliedersystems am meisten Gefässe und Nerven besitzen, daher auch Neurosen und Entzündungen hier am häufigsten vorkommen, und am klarsten und deutlichsten ausgesprochen sind. In deren Gefolge erscheinen nun auch deren gewöhnliche Ausgänge, als die Ausgänge der Entzündung in Eiterung, Verschwärung, Verhärtung, Brand, und die Folgen der Neurosen als Atonie, Lähmung u. s. w.

Dynamische Krankheiten.

Eigentliche Nervenkrankheiten gehören freilich nicht hieher, indem diese schon über das Gliedersystem hinausliegen; doch in so fern als der Muskel die Wirkung des Nervens empfindet, durch den Einfluss des Nervens zuckt und Schmerzen fühlt, durch den Reiz des Nervens bewegt wird, und selbst der Bau und die Masse des Muskels vom Nerveneinfluss abhängig ist, und in so fern die Verwebung der die Gefässe begleitenden Nerven unter das Muskelfleisch selbst zum Muskel mehr, als zum Nervensystem gehört, in so weit mögen einige der häufigsten Zufälle der Art hier ihre Stelle finden.

Der Muskelschmerz, myodynia. Unter dieser Benennung versteht man einen Muskelschmerz durch äussere dynamische, oder ohne äusserliche Ursache aus innerer Entwicklung entstandene Veranlassung. Der Schmerz sitzt in den Muskeltheilen, ist beschränkt, begränzt, verbreitet, an einzelnen Stellen eines Muskels oder im ganzen Verlaufe desselben, in einzelnen Muskeln, oder ganzen Muskelparthieen, oder der Muskulatur eines ganzen Gliedes, wächst bei der Bewegung ohne sichtliche Veranlassung.

Häufig ist der Schmerz, auch entzündlicher oder rheumatischer Natur, oft auch von äusserer Gewalt erzeugt, mit Geschwulst, Spannung, Röthe, Blutunterlaufung, mehr oder minder heftig, die Bewegung hemmend.

Freiwillige oder dynamische Schwerbeweglichkeit, dyscinesia spontanea. Die willkührliche Bewegung ist hier beschränkt, ohne Verletzung oder Ausweichung des Knochens, ohne Bruch, Zerreissung, Verrenkung, oder sonstiges mechanisches Hinderniss in den Gelenken und dem Bewegungsapparat, ohne vorausgegangene äussere Gewalt. Die Ursache liegt also in dynamischen Leiden des Nervens oder des Muskels.

Die vom Nerven ausgehende Art dieses Zufalls heisst Nervenlähmung, paralysis nervosa, die vom Muskel ausgehende, Muskelschwäche, atonia muscularis.

Nervenlähmung, paralysis nervosa. Allmählich oder plötzlich entstehende Unthätigkeit eines oder mehrerer Glieder, einer ganzen Seite, einzelner Muskelparthieen, oder einzelner Muskeln, aus verschiedenen Ursachen erzeugt. Entweder ist die Fähigkeit der

Empfindung oder der Bewegung, oder es sind beide zugleich aufgehoben.

Bei Aufhebnng der wahren Empfindung tritt häufig, ohne dass das Nervenleben ganz erstirbt, das Gefühl widernatürlicher Zustände, Kitzeln, Prikeln, das Ameisenlaufen u. s. w., bei Aufhebung der Fähigkeit zur Bewegung tritt oft Schmerz, oft Krampf ein. Selten ist der gelähmte Theil selbst mit Zuckungen befallen, oft der der entgegengesetzten Seite; der Puls des gelähmten Gliedes ist schwach, klein, langsam, ungleich, aussetzend, fehlend. Bei vollkommener Lähmung ist das Glied kalt, schlaff, die Muskeln weich, abgespannt, das Glied ödematös, die Gelenke ohne Festigkeit; Abmagerung, Vertrocknung u. s. w. erscheinen in der Folge.

Als Ursachen dieser Zufälle wirken die verschiedensten Veranlassungen. Entzündung, Verletzung, Erschütterung des Hirns und Rückenmarks, Gifte — aber auch Ausschweifungen, Säfteverlust, Alter. Nicht selten entsteht der Zufall auch ohne wahrnehmbares Causalmoment.

Die andere Art der gestörten Beweglichkeit ist die Muskelschwäche, atonia muscularis. Dieser Zustand selten, vielleicht niemals, plötzlich eintretend, sondern immer allmählich sich entwickelnd, beruht nicht auf Lähmung des Nervens, sondern auf Erschöpfung der Muskelkraft. Es ist dieser Zustand Torpor, ein Gesunkensein der Reizbarkeit des Muskels und seiner Faser, ein Erlöschen der Empfänglichkeit für den Nerveneinfluss; so dass die ungetrübte ganz normale Kraft des Nervens den allzu schlaffen und trägen Muskel nicht zu erregen vermag, und um die Thätigkeit des Muskels zu erwecken, entweder die Nervenkraft höher gesteigert, oder die Reizbarkeit und Empfänglichkeit des Muskels gehoben werden muss.

Es ist dieses Muskelschwäche mit gesunkener Reizbarkeit und Empfänglichkeit, der gegenüber die Muskelschwäche mit erhöhter Reizbarkeit steht, von der noch unten die Rede ist.

In der Muskelatonie ist die Faser zu stumpf, zu wenig empfänglich für die Nervenkraft, so dass der gesunde Nerv den trägen Muskel nicht zu regieren vermag.

Beruht die vorige Varietät der Schwerbeweglichkeit, die Nervenlähmung auf Krankheit der Nerven, so ist die gegenwärtige die Muskularatonie meist in Gefässleiden begründet, entsteht jene meist rascher, schneller, so bildet sich disse langsamer, träger, ja sie erscheint nicht selten als Entwicklungskrankheit.

Sie beruht auf allgemeiner Schlaffheit, fehlerhafter Ernährung, wesentlich auf dem Vorwalten des Lymphsystems vor dem rothen Blutsystem.

Daher zeigt sich diese Muskelschwäche bei leukophlegmatischen, chlorotischen Subjekten; häufiger an Mädchen und Weibern als an Knaben und Männern, und gestaltet sich häufig als Entwicklungskrankheit, so dass sie sogar an den Durchgangs-Perioden der Entwicklung erscheint und verschwindet.

Diese Schlaffheit der Faser mit allgemeiner Schwäche verbunden macht der Orthopädie viel zu schaffen; denn fast alle Seitenkrümmungen des Rückgraths beruhen auf ihr, und es ist dieses daher ein Gegenstand, der in der Folge bei Abhandlung der einzelnen Varietäten der Rückgrathskrümmungen sowohl in diesem, als vorzüglich im nächst folgenden Bande noch ausführlicher betrachtet werden muss.

Muskelentzündung, myositis. Die Muskelentzündung verhält sich wie jede andere Entzündung. Sie ergreift zwar zuweilen einen grossen Theil der äussern Muskeln, doch häufiger herrscht sie nur in beschränktem Umfang, ein einzelner Muskel kann isolirt leiden. Die Haut ist roth, der Schmerz reissend, stechend, klopfend, oft mit Krämpfen in den Enden der Muskelfasern, die Geschwulst ist fest, heiss.

Die Ausgänge dieser Entzündung sind wie bei andern Entzündungen, wo keine Zertheilung erfolgt, dort kann Eiterung, Verhärtung, Lymphexsudation, Verschwärung, Brand u. s. erfolgen, von denen aber die allgemeine Pathologie und Chirurgie das Weitere ausführlich genug lehrt.

Verschieden sind noch die Entzündungen nach den einzelnen Gebilden des Muskelsystems, die sie befallen. So ist die Faser am reichsten mit Nerven und Gefässen durchwebt, es wird also hier die Entzündung am häufigsten rein und akut verlaufend erscheinen. Je mehr in den Scheiden der Muskeln die Natur des Zellgewebes hervortritt, um so mehr werden diese Gebilde der entzündeten Natur des Zellgewebes ähnlich sein, je mehr in Flechsenhäuten und Sennen der lymphatische Charakter des Gefässsystems vorwaltet, um so mehr werden die Entzündungen dieser Gebilde lymphatischer Art sein, träger, chronischer verlaufen, weniger zur Eiterung als zur Ausschwitzung vom Lymphe sich neigen.

Nach Art und Charakter der Entzündung, nach ihrer äussern oder innern Ursache, nach der Constitution des erkrankten Subjekts, vorzüglich aber nach der Art des leidenden Gebildes im Muskelsystem richten sich die Folgen und Ausgänge der Entzündung. Die Muskelfaser wird also in der Entzündung den rein akuten, entzündlichen Charakter erhalten, mehr zur Eiterung und zum Brande tendiren, und unter gleichen Verhältnissen die Entzündungen der Aponeurosen und Sennen mehr den Entzündungen der Ligamente Gelenkkapseln u. s. w. sich nähern, denen sie an Bau und Struktur ähnlich sind.

Der Gliederfluss, Rheumatismus, scheint ein eigenthümliches Leiden des Muskelsystems und vorzüglich seiner Aponeurosen, Scheiden und Flechsen zu sein. Er sitzt in Muskeln und Flechsen, häutigen und aponeurotischen Theilen. Gewöhnlich leiden nur einzelne Flechsenhäute oder Sennen, und alle andere Muskeln behalten ihre freie Bewegung, sind aber mehrere oder alle Muskeln des ganzen Leibes oder eines einzelnen Gliedes ergriffen, so ist keine Bewegung mehr möglich, und die grausamsten Schmerzen qäulen bei jedem Versuche dazu.

Das Wesen des Rheumatismus soll auf einer lymphatischen Entzündung der Muskular- und Flechsen-Gebilde beruhen, durch mehr oberflächlichen Sitz aber in grösserer Ausdehnung, sich von der tiefer greifenden, aber dem Orte nach mehr beschränkten Entzündung unterscheiden, und von Gicht dadurch kenntlich sein, dass wenn sie die Gelenke ergreifen, der akute Rheumatismus springt, und von einem Gelenke zum andern wandert, dagegen die akute Gicht an dem ergriffenen Orte festsitzt; und umgekehrt der chronische Rheumatismus sich in den einmal eingenommenen

Theilen fixirt, und dagegen die chronische Gicht springt und wandert.

Der Schmerz bei dem Rheumatismus ist reissend, ziehend, stechend, brennend, zuweilen schneidend, ausdehnend, zuweilen zusammenschnürend, vertheilt und verbreitet sich auf den ganzen Theil. Den akuten vermehrt die Wärme. Er liebt das Schulter- Arm- und Knie-Gelenke, der Verlauf ist schnell. Er entsteht ursprünglich nicht von innern Ursachen, sondern geht meist erst von aussen nach innen.

Ausser dem heissen Gliederflusse, Rheumatismus acutus, giebt es auch noch einen kalten, den Rheumatismus chronicus. Dieser ist mit seinem Schmerze gewöhnlich festsitzend. Nimmt oft in der Wärme ab.

Rheumatische Geschwulst und Entzündung kommt fast nie zur Eiterung, dagegen hat sie öfter Exsudation, Steifheit, Unbeweglichkeit u. dergl. m. zur Folge.

Muskular-Unruhe, Convulsibilitas, vielleicht mehr im Nerven als im Muskel begründet, doch auch auf erhöhter Empfänglichkeit des Muskelsystems für äussere oder innere Reize beruhend, ist wohl dem oben angeführten Zustand der Muskelschwäche in der Art entgegen und gegenüber zu stellen, dass jene sich auf Schwäche und Schlaffheit der Muskeln mit gesunkener Reizbarkeit und Empfänglichkeit gründet, dass aber die hier in Rede stehende Muskular-Unruhe oder Convulsibilität in Schwäche des Muskelsystems mit gesteigerter Reizbarkeit und Empfänglichkeit bestehet. Es mag diese Convulsibilität einen Uebergang der Muskelkrankheiten zu den Krankheiten der Nerven des Muskels bilden.

Hieher gehören noch: das Schwinden der Muskeln, atrophia musculorum. Dieses Uebel besteht im Abnehmen der Kraft und Masse der Muskeln. Das Glied wird schwächer, magerer, schlaff, die Bewegung erschwert, oder unmöglich, die Knochen werden von den Muskeln nicht mehr getragen und gehalten, der Körper sinkt zusammen, wird gekrümmt.

Ursachen davon sind allgemeine Schwäche der ganzen Constitution, Atrophie, festes Binden, Schnüren, Einzwängen der Muskeln, z. B während der Heilung von Beinbrüchen, oder Lähmung der Nerven, Unterbindung des ernährenden Gefässes, vornehmlich aber auch Mangel an Uebung und Gebrauch des Gliedes.

Ferner das Ausarten der Muskeln in eine fettwachsartige Materie, Erweichung der Muskeln, aber weniger von ihnen selbst ausgehend, als nur durch Krankheit neben liegender Theile den Muskeln mitgetheilt, wie bei Osteosarkom, Osteosteatom u. dergl. m.

Geschwülste der Schleimbeutel mögen auch noch hieher zu zählen sein.

Mechanische Krankheiten.

Wunden der verschiedenen Arten, wie die Chirurgie sie lehrt, durch Stich, Hieb, Schuss, Quetschung, mit oder ohne Substanzverlust, mit oder ohne grössere oder unbedeutendere Nebenverletzungen benachbarter Organe. Verletzungen der verschiedenen Gebilde, nach der anatomischen Eintheilung des Muskelsystems, Wunden der Fasersubstanz, des Muskelbauches der Scheiden, der Sennen u. s. w.

Zerreissungen der Muskelgebilde, seltener durch innere Veranlassung, Krämpfe, Knochenbrüche ohne äussere Verletzung der äussern Bedeckungen, als mehrentheils durch äussere Gewalt entstanden, Zerreissungen der Fasern, Sennen u. s. w.

Verstauchung, Verwendung, Vertretung, als Folgen äusserer Gewalt, wohl immer, oder doch meistens in Folge einer vorübergehenden, mehr oder minder vollständigen Knochenverrenkung, Subluxatio, so dass zwar der Knochen aus seiner natürlichen Lage weicht, und die Muskeln und Flechsen verdehnt, derselbe aber wieder von selbst in seine natürliche Stelle zurückkehrt.

Dahin gehört das Uebertreten der Füsse, Verzucken der Hand, Verdehnung des Rückgraths u. s. w.

Die Verrückung der Muskeln und Flechsen aus ihrer normalen Lage, luxatio oder hernia musculorum vel tendinum, Ausweichung des Muskels oder der Flechse aus ihrer gewöhnlichen Lage, durch starke, plötzliche Anstrengung, äussere Gewalt, nach einem Stoss, Schlag, Wurf.

Quetschungen, übermässige Ausdehnungen, bleibende Anschwellungen u. s. w.

Bei allen diesen Zufällen ist keine dynamische Krankheit vorhanden, und alle andern Gebilde des Gliedersystems sind gesund und unversehrt. Es giebt keine neu entstandene ungewöhnliche Biegsamkeit, der Knochen ist weder gebrochen und zersplittert noch aus seiner Lage gerückt. Man bemerkt daher kein Knarren, die Gelenkköpfe fühlt man an der richtigen Stelle. Geschwulst ist oft vorhanden ohne bedeutende Ungleichheiten oder Missstaltungen der Glieder, und wo diese sind, rühren sie nicht von den harten, sondern von den weichen Theilen her.

Die Beweglichkeit ist aber gehemmt, erschwert, aufgehoben, auf längere oder kürzere Zeit, in höherm oder geringerm Grade, je nach Art, Gattung, Grad, Dauer der mechanischen Störung. Hieher gehören z. B. Zerreissungen der Achillessenne, Zerreissung, Verdehnung der Kniestreckmuskeln, Verziehung der langen Senne des zweiköpfigten Armbeugers aus der Rinne des Oberarmkopfes, Verstauchungen des Knöchelgelenkes, der Handwurzel u. dergl. m.

Dahin gehören ferner die Zerreissungen der Muskelscheiden und Flechsenhäute, die theils selbst Bewegung vermitteln, theils Muskeln in ihrer Lage erhalten.

Das Ueberbein, Ganglion, eine platte, ebene, rundlichte, elastische unschmerzhafte Geschwulst in den Schleimsäcken an den Flechsen der Handmuskeln kann und muss ebenfalls zu den mechanischen Störungen der Beweglichkeit im Muskelsystem gezählt werden.

Der Hauptgegenstand der mechanischen Muskelkrankheiten sind die Kontrakturen, Verkürzungen, Zusammenziehungen der Muskeln und ihrer Gebilde, und von diesen als den wichtigsten Zuständen für die Orthopädie soll zuletzt die Rede sein.

Die Kontrakturen beruhen auf vorwaltender Kontraktion, von der sie auch den Namen haben, und bestehen in Veränderung des Volumens und der Form ohne Veränderung der Materie. Die Zusammenziehung ist vorwaltend, der Muskel und dessen Flechse verkürzt, daher die Funktion gestört, die Masse des Muskels aber selbst nicht krankhaft umgewandelt.

Ursachen der Kontrakturen sind männliches Geschlecht, robuste, straffe Konstitution, straffe Faser,

Schwäche der gegenüberstehenden expansiven Kraft, oder auch durch Verschwellungen, Verhärtungen; schlechtgeheilte Wunden, Wunden mit Substanzverlust u. s. w. können sie mechanisch erzeugt werden.

Jede Kontraktur giebt sich durch Steifheit, Spannung, Unbiegsamkeit, aber ohne Schmerz zu erkennen; Schmerz entsteht nur, wenn das Glied gestreckt wird, die Kontraktur für sich selbst ist unschmerzhaft. Bei dem Krampf ist immer Schmerz.

Die Muskeln sind aber bei der Kontraktur gegenseitig in einem Missverhältniss; die Beugemuskeln sind verkürzt, verdickt, sennenartig gespannt und zusammengezogen, sehr hart, besonders wenn man versucht das Glied zu strecken, sie lassen sich da, wo das Gelenk noch bis zu einem gewissen Punkte beweglich ist, etwas ausdehnen, dann entsteht aber Schmerz in den Muskeln, nicht im Gelenke, nicht im Knochen, der jetzt und vorher so wie der ganze Gelenkapparat ganz gesund ist.

Das Kontraktsein, eine Verkürzung und Starrheit der Muskeln und Flechsen, wodurch das Glied bleibend steif oder krumm wird, entsteht allmählich nach heftiger Anstrengung, Ausdehnung, Druck, Verletzung, langer Ruhe, Gewohnheit, Schonung, Unthätigkeit des Gliedes; nach Krämpfen, Metastasen, Entzündung u. s. w., die Streckmuskeln sind weich und wenig ausgebildet, ihre Kraft durch die überwiegende Aktion der Beuger aufgehoben und vernichtet, es ist kein Schmerz da, ausser bei der Streckung, ein Gefühl gewaltsamer Zusammenziehung. Nimmt auch Haut und Zellgewebe an der Kontraktur Antheil, so fühlt man dieses leicht, und ausser der Rigidität sieht man auch noch Missfarbe der äussern Bedeckungen.

Unter den einzelnen Arten der Kontrakturen das Einzelne ausführlicher.

Pathologie der Bänder.

Je einfacher der anatomische Bau und die Struktur eines Gebildes oder Organes ist, und seine Funktion niedriger, um so einfacher werden auch seine Krankheiten sein. Daher lässt sich von den besondern Krankheiten der Bänder wenig sagen, und da diese Gebilde fast einzig und allein bei den Gelenken vorkommen, und innig mit den übrigen dort befindlichen Theilen verwebt und verbunden sind, so werden sie auch an allen Krankheiten der Gelenke Antheil haben. So erscheint ihre Theilnahme in der Gelenkentzündung, Arthrokaze, Gliedschwamm u. s. w. und es werden bei Abhandlung jener Krankheiten die nöthigen Erläuterungen über die Krankheiten der Ligamente und ihre Theilnahme an anderweitigen pathologischen Zuständen ihrer Nachbargebilde gegeben werden.

Sollten aber um wissenschaftlicher Consequenz willen einzelne und selbstständige Krankheiten des Bändersystems angegeben werden, wie es denn doch allerdings Zustände giebt, die auf ursprünglichem Leiden der Bänder beruhen, so giebt es deren nach der bisher befolgten Eintheilung ebenfalls dynamische und mechanische Uebel.

Dynamische Krankheiten.

Entzündung, die aber immer mehr lymphatischer Art ist, gleichwie diese Gebilde selbst lymphatischer

Natur sind, meistens nur lymphatische Gefässe und wenig Arterien haben. Daher auch die Art der Ausgänge, der chronische Verlauf, die Neigung zu chronischen Anschwellungen, und überhaupt die Folgen dieser Entzündung. Ursachen sind häufig äussere Beschädigungen, oder innerliche Dyskrasieen.

Fehler des Volumens ohne Ausartung der Masse, chronische Anschwellung mit oder ohne Theilnahme der Nachbargebilde, beim Gliedschwamm, Gelenkwassersucht u. dergl. Alles, was Ligament heisst, Kapseln, Bänder, Seitenbänder sind angeschwollen, dick, schwammartig, turgid, je älter die Geschwulst, um so härter.

Ausartung der Materie selber, Vereiterung, Verschwärung, Erweichung u. s. w. als Folge eigener oder mitgetheilter, akuter, chronischer, idiopathischer dyskrasischer Entzündung.

Verlängerung, Verdickung, Erschlaffung, die Bänder der Wirbel werden durch Druck oft verdünnt, oft ganz verdrängt und vernichtet.

Fehler der Cohäsion, es herrscht zu grosse oder zu geringe Cohäsion. Ursachen sind hier gewöhnlich bei Erschlaffung allgemeine Schwäche, Verstauchungen, unvollkommene oder vollkommene Verrenkungen, übermässige Ausdehnung; Ursachen bei Straffheit, allgemeine Rigidität der Faser, höheres Alter, allzugrosser Lebensturgor, Krankheitsreize, gehemmte oder momentan aufgehobene Bewegung in den Gelenken.

In ruhenden Gelenken entsteht anfangs Straffheit, dann Anchylose. Die Anchylosis spuria, viele Arten der Kontraktur, sind Folge der Rigidität der Bänder.

Fehler der Konsistenz, Erweichung, Verhärtung, Callosität, Verdickung, Verknöcherung, osteogenesis. Letztere bei Unbeweglichkeit des Gliedes, wo zuerst die Knochen verwachsen und dann auch die Bänder verknöchern, vornehmlich an der Wirbelsäule.

Mechanische Krankheiten.

Fehler der Zahl. Es können der Bänder zu wenig oder zu viel sein, im Ganzen findet man an solchen einfachen Gebilden wenig Naturspiele. Zu viele hat man noch nicht beobachtet, zu wenige öfters gefunden. So hat schon häufig der Mangel des innern runden Schenkelbandes eine Art von Hinken veranlasst.

Fehler der Bildung und Lage. Diese Fehler kommen nach dynamischen und mechanischen Krankheiten vor, z. B. die Obliteration eines ganzen Gelenkapparates nach einer uneingerichteten Verrenkung, und die Restitution desselben an einem andern Orte aus den dort befindlichen Flechsen, dem Zellgewebe u. s. w. So können einzelne Ligamente stärker, breiter, länger, kürzer, dünner, mit andern Gebilden verwachsen sein. Widernatürliche Zusammenziehungen und Verkürzungen oder Verlängerungen und Ausdehnungen, neue Bildungen dem Orte und der Art nach sind nicht ungewöhnlich. Es haben sich Ligamente zwischen gebrochenen Knochenstücken, an Epiphysen u. s. w. erzeugt.

Verdehnungen bei plötzlichen Verschiebungen der Knochen oder grosser Anstrengung, bei Austretungen Verstauchungen u. s. w.

Zerreissung der Ligamente oder einzelner Fasern derselben durch die von innen heraus wirkende Gewalt zerbrochener, gesplitterter Knochen und verrenkter ausgetretener Gelenkköpfe, oder durch äussere Gewalt und Verletzung.

Wunden durch äussere Gewalt verletzend einwirkender Körper mit und ohne Substanzverlust und Nebenbeschädigung der wichtigern Nachbargebilde.

Anschwellungen, die ohne weitere innere Metamorphose stehen bleiben.

Verkürzungen bei Heilungen von Wunden, Zerreissungen, oder der Heilung von Vereiterungen, Verschwärungen, in deren Folge mechanische Fehler zurückbleiben.

Dieses sind nun ungefähr die Krankheiten der Bänder, deren Darstellung schwer ist, wegen bisheriger Vernachlässigung. Ob diese Gebilde gleich nur aus einfachen, weisslichten Fasern bestehen, so ist doch ihre Bedeutung, dem Drucke der Knochen und dem Zuge der Muskeln nachzugeben und zu widerstehen, die Knochen zu vereinigen und verbinden, und doch beweglich zu lassen, wichtig genug, sie in der Orthopädie genauerer Aufmerksamkeit zu würdigen.

An den einzelnen Stellen also in der Folge noch mehr.

Pathologie der Gelenke.

Je komplizirter der Bau eines Gebildes ist, je mannigfacher dessen Zusammensetzung aus verschiedenartigen Organen, und je edler und künstlicher dessen Funktion erscheint, um so vielfältiger werden auch dessen Krankheiten. Dieses lehrt im Gegensatze zu der im Bändersystem vorwaltenden Einfachheit der Bau und die Pathalogie der Gelenke.

Unter allen Krankheiten des Gliedersystems sind die Krankheiten der Gelenke die wichtigsten und bedenklichsten, da das Gelenk das höchste Gebilde des Gliedersystems ausmacht, und alle andere untergeordnete Systeme der Artikulation, als die Knochen mit ihren Knorpeln, ihrer Beinhaut und ihrem Marke; die Muskeln mit ihren Flechsenhäuten, Schleimbeuteln, Sennen; die Bänder der verschiedenen Arten, mit dem eigenthümlichen Synovialapparate in den Gelenken zusammentreten.

Wenn auch hie und da eine Krankheit als vom Knochen, Knorpel, von den Bändern, oder Synovialmembranen ausgehend geschildert wird, so darf man hierauf keine systematische Eintheilung gründen, denn ein einzelnes Gebilde leidet bei dem Conflux so vieler wohl kaum allein, und wäre es auch, so lehrt weder die Diagnostik den ganz genauen Unterschied, noch hat die Therapie eine verschiedene Behandlung, höchstens die Leichenöffnung lehrt, was die Diagnose übersah.

Daher werden zwar die einzelnen Krankheitszufälle nach dem anatomischen Bau der Theile geordnet, allein dadurch soll keine spitzfindige Krankheitslehre gebildet werden. So wichtig es nun ist zu wissen, ob eine Krankheit der Gelenke von den harten oder weichen Theilen ausgehe, z. B. von Knochen oder Bändern, als ostarthrocace oder Gliedschwamm, und ob konsensuell die harten Theile durch Krankheit der weichen, oder umgekehrt die weichen Gebilde durch Krankheit der harten in den Krankheitsprozess verwickelt worden sind; so wichtig dieses ist, und so hohen Einfluss dieses auf die Therapie haben muss, so gleichgültig kann es dem Praktiker sein, ob nun ein inneres oder äusseres Kapselband zuerst erkrankte, ob die Gelenkkrankheit von der Knorpelhaut oder der Beinhaut ausgehe, da keines der sämmtlichen Gebilde des Gelenkapparates wohl heftig oder lange erkrankt sein kann, ohne die andern an Struktur ähnlichen oder in der Nähe liegenden in Mitleidenschaft zu ziehen.

Es ist hier einstweilen nur von den idiopathischen Krankheiten die Rede, bei denen der Dyskrasieen höchstens als Kausalmomente erwähnt werden kann, von den spezifischen Krankheiten, die das Gliedersystem noch besonders ergreifen, als der Gicht, Skropheln, Rhachitis, Lustseuche, wird in der Folge noch kürzlich die Rede sein.

Unter den die Gelenke befallenden Krankheiten können nun die Einen das natürliche Verhältniss der Gelenkflächen ändern, indem sie sich blos auf mechanische plötzlich oder allmählich entstandene Veränderungen beziehen, die Andern betheiligen die Substanz der Knochen und Knorpeln an diesen nämlichen Gelenkflächen, oder jene der Verbindungsmittel der Knochen mit einander, und bringen in Bau und Verrichtung mehr oder weniger wichtige Veränderungen hervor. Jenes sind die mechanischen, diese letztern die dynamischen Krankheiten der Gelenke.

Dynamische Krankheiten.

Gelenkentzündung. Idiopathische, sympathische, dyskrasische, traumatische Entzündung eines Gelenkes, an dem ein einzelner Theil oder der ganze das Gelenke konstituirende Apparat entzündet ist. Diese Entzündung ist, wie alle andere Entzündungen, akut oder chronisch, akut in mehr muskulösen, zelligten Theilen, chronisch in mehr knorpeligten, flechsigten, ligamentösen Parthieen. Sie ist charakterisirt durch die Erscheinungen der Entzündung im Allgemeinen, Hitze, Röthe, Geschwulst und Schmerz. Röthe aber mit Ausnahme, weil in manchen Fällen das entzündete Gelenk auch weiss erscheint.

Dabei allgemeines entzündliches Fieber, der Puls gewöhnlich häufig, aber nicht sehr stark und voll, die Symptome in der Regel sehr heftig, der Schmerz oft unerträglich. Die Entzündung ergreift gewöhnlich erst nur einen Theil des Kapselligamentes, theilt sich aber dann sehr schnell den andern in der Nähe liegenden Gebilden mit.

Die Ausgänge sind wie bei Entzündungen anderer Organe.

Zertheilung, wenn die Krankheit nicht sehr heftig war, und durch Natur oder Kunst zur Heilung gebracht wird;

Eiterung, wenn die Entzündung einen sehr hohen Grad erreicht, so kann sich ein Abscess im Kapselligamente bilden, der Theil geht endlich in Verschwärung über, und der Eiter drängt sich hervor;

Exsudation, die Kapselligamente werden gleich andern Theilen häufig durch Entzündung verdickt, und da sich manchmal gerinnbare Lymphe ergiesst, so entstehen Verdickungen, Anschwellungen, ja eigene knorpeligte und knöcherne Körper.

Die gewöhnlichen Folgen der Gelenkentzündung sind aber, wenn sie nicht zeitig zertheilt wird, widernatürliche Absonderung der Synovia, Ergiessung gerinnbarer Lymphe, Verdickung der Synovialmembran u. s. w.

Die Entzündung theilt sich von den Ligamenten sehr leicht den Knorpeln mit, diese entzünden sich ebenfalls und schwären, der Knochen wird dadurch entblösst, entzündet und kariös u. s. w.

Die Gefahr, sogar für das Leben, ist gross.

Die durch den eigenthümlichen Bau der Gelenke besonders modifizirten Krankheitserscheinungen, meistens, wo nicht immer, auf chronischer Entzündung beruhend, sind nun folgende:

Eine äussere Gelenkgeschwulst, sarcophyma articulare. Hier sind die eigentlichen Gelenkorgane, Knochen, Knorpeln, Bänder, Drüsen, Schleimbeutel, wenigstens anfangs noch gesund, die Geschwulst sitzt nicht in der Gelenkhöhle, sondern in den muskulösen Theilen und dem Zellgewebe, die das Gelenk selber umgeben.

Es können hier nun alle Geschwülste vorkommen, eine rheumatische, eine arthritische Geschwulst, Aneurysmen, Varizen, lymphatische Geschwülste, Furunkeln u. s. w. Am häufigsten entstehen diese wohl als Folgen, Begleiter oder Ausgänge oberflächlicher Entzündungen.

Ein äusserer Gelenkabscess, abscessus articuli externus. Es entsteht eine Entzündungsgeschwulst im Gelenke, schmerzhaft, roth, heiss, gespannt, klopfend, nur eine Seite einnehmend, über das Gelenk hinausgehend, und es bildet sich die Eiterung wie bei jedem Abscess im Zellgewebe und den muskulösen Theilen.

Eine wässerigte Gelenkanschwellung, ödema articulare. Es enthält eine wässerigte, eiterigte, blutige, oder milchigte Flüssigkeit im Zellgewebe unter der Haut; ist sehr tiefliegend und scharf, auch Knorpel, Bänder u. s. w. ergreifend.

Eine Gelenksackgeschwulst, arthrophyma saccatum, enthält eine eingeschlossene Flüssigkeit, deutlich umgränzt, hervorragend, mehr oder weniger flukturend.

Wassergeschwülste, hydatides-hygroma, schmerzlos verschiebbare Geschwülste.

Balggeschwülste, Ganglien, u. dergl. unschmerzhaft allmählig entstandene Geschwülste.

Schleimbeutelgeschwulst, arthrophyma bursale, ebenfalls ausser der Gelenkhöhle.

Eiterung in den Schleimbeuteln, abscessus bursalis.

Wassersucht der Schleimbeutel, hydrops bursalis. Beide ebenfalls ausser der Gelenkhöhle.

Gelenkknoten, nodi articulares, sind Knoten unter der Haut, nicht vom Knochen entspringend.

Gichtknoten, nodi calcarei, an Flechsen und Ligamenten sitzend.

Tiefer gelegene innere Gelenkgeschwülste, die eigenthümlichen Organe und Gebilde der Gelenke selbst ergreifend, sind unter dem Gesammtnamen arthrophyma internum begriffen. Es sind Anschwellungen innerhalb der Gelenkkapsel, Knochen, Knorpel, Synovialhäute betreffend, die Bewegung störend, die Knochenenden auseinander treibend, mit Entzündung und Schmerz beginnend, oft Eiterung, oft Zehrfieber zur Folge habend.

Gelenkauswuchs, osteophyma articulare, er nimmt nur eine Seite, nur einen Theil des Gelenkkopfes ein, ist weich oder hart, glatt oder höckerigt, vom Knochen selbst innerhalb der Gelenkhöhle ausgehend.

Gelenkkörper, Corpora articularia, harte, runde, knorpeligte Körper an den Gelenkkapseln, Schleimbeuteln, Knochen, Ligamenten, verschiebbar oder fest, frei oder unbeweglich, die Bewegung störend.

Den Uebergang von den ausserhalb der Gelenkkapsel zu den innerhalb derselben sitzenden Krankheiten bildet wohl

Der Gliedschwamm, tumor albus, auch unter dem Namen lymphatische Geschwulst, schwammige Geschwulst, Gelenkschwamm, falsche Anchylose bekannt. Das Uebel ist eine chronische, umschriebene Anschwellung der Gelenke, ohne Veränderung der Hautfarbe, bald hart, bald elastisch, bald weich, bald schmerzhaft, bald schmerzlos, junge phlegmatische Subjekte befallend, blos das Gelenk einnehmend, sich nicht weiter ausdehnend. Diese Anschwellungen haben ihren Sitz in den Bändern und zelligen und fettigen Theilen, die man Synovialdrüsen nennt. Es ist eine ausserhalb der Gelenkkapsel in das Zellgewebe ergossene stockende Flüssigkeit, wobei Knochen und Knorpel anfänglich nicht leiden. Es scheint das Uebel von einer chronischen Entzündung der Gelenkbänder auszugehen, die sich verdicken und weich werden, so dass man das Schwappen einer gelatinösen Flüssigkeit zu fühlen glaubt. Der Schmerz ist anfangs stumpf, drükkend, über das ganze Glied spannend, später heftig, die Geschwulst das ganze Gelenk gleichförmig umgebend, wie eine Kugel, oft von ungeheuerm Umfange.

Der weitere Verlauf ist langsam, mit den Bändern und Sennen schwellen endlich die Flechsen, Schleimbeutel, Knorpeln und Knochen an, alles wird hart und schmerzhaft, der Schmerz heftiger bei der Streckung, daher das Glied gebeugt liegt, und leicht Anchylose oder Kontraktur entsteht.

Unter unerträglichem Schmerz bilden sich Eitersammlungen, Varikosität der Hautvenen, Verjauchung, Fisteln, Knochenfrass, Schwammgewächse, Zehrfieber.

Anfangs bildet sich die Geschwulst mit mehr oder weniger Schmerz, die Wärme ist nicht vermehrt, die Hautfarbe natürlich, Steifigkeit durch Verwachsung, oder durch Kontraktur der Muskeln bildet sich erst in der Folge. Alle Gelenke, doch häufiger die Winkelgelenke als die runden, alle Lebensalter, doch häufiger die Kindheit und Jugend, sind dem Uebel ausgesetzt.

Zuweilen entsteht das Uebel von Erschlaffung der Gelenkbänder, als Wirkung eines kalten Flusses oder gewaltsamer Ausdehnung, hier erfolgt ohne entzündlichen Schmerz die Erweichung der Bänder und Ergiessung der gallertartigen Flüssigkeit in das Zellgewebe.

Es giebt von diesem Uebel zwei Formen, eine rheumatische und eine skrophulöse, tumor articuli rheumaticus, tumor articuli scrophulosus.

Die skrophulöse Varietät mehr noch im Knochen selbst beginnend, und dann die weichen Theile sekundär in die Krankheitsmetamorphose hineinziehend; die rheumatische Form an den weichen Theilen zuerst erscheinend, und dann die Knochen erst in den Krankheitsprozess verflechtend, die skrophulöse mehr der Jugend, die rheumatische mehr dem höhern Alter angehörend.

Gelenkwassersucht, hydrarthrus. Es besteht die Krankheit in einer Geschwulst, in der von Anhäufung einer Flüssigkeit gleichförmig ausgedehnten Gelenkkapsel, ohne Veränderung und Leiden der Umkleidung. Es ist eine farblose, weiche, unempfindliche Geschwulst, dem Finger nachgebend, ohne eine Grube zu hinter lassen. Nach dem Inhalte ist der hydrarthrus von widernatürlich angehäufter Synovia ein synovialis, von ergossener Lymphe ein lymphaticus, von ausgetretenem Blute ein cruentus, von gebildetem Eiter ein purulentus, je nachdem eine wässerige, lymphatische, blutige, oder eiterartige Flüssigkeit in der Kapsel enthalten ist.

Verdickung des Gelenksaftes, Synovia spissa, eine Verdickung des Gelenkwassers, schmerzlos ohne Eiterung oder Theilnahme der umgebenden Theile.

Gelenkkrebs, arthrocace, unstreitig die wichtigste von den Krankheiten des Gelenksystems, die alle Gebilde des Gelenkes ergreift und allmählig zerstört. Von einer Erscheinung, die im Verlaufe des Uebels vorkommt, nämlich der Austretung der entzündeten und angeschwollenen Gelenkköpfe aus ihren Gelenkhöhlen, hat man sie auch chronische oder freiwillige Verrenkung genannt.

Es ist die Krankheit ein Gelenkkrebs, langsam mit chronischer Entzündung vorwärts schreitend, anfangs wenig Geschwulst und Fieber, dumpfer Schmerz auf einer kleinen Stelle, Unbeholfenheit, Schwäche des Gliedes, besonders Morgens, späterhin Entzündung, Schmerz, Geschwulst, Auftreibung des Gelenkkopfes, Verlängerung und Abmagerung des Gliedes, Ausweichen des Gelenkkopfes aus seiner natürlichen Stelle, Verkürzung des Gliedes, Eiterung, Beinfrass, Schwammgewächse, Verschwärung, Verjauchung, Zehrfieber.

Die Krankheit bleibt immer dieselbe, nur etwas verschieden nach ihrem Ausgangspunkte vom Knochen selbst, oder vom Knorpel, oder der Synovialmembran. So werden die verschiedenen Formen nach den Organen benannt, die zuerst und ursprünglich leiden,

Dieser ursprünglichen Entstehungsart nach ist nun die Athrocace eine ostearthrocace, ein Gelenkknochenkrebs, ein Winddorn der Gelenke, mit frühzeitigem Schmerz und späterer Auftreibung der Gelenke, von der Geschwulst des Knochens in der Tiefe. Es erfolgen nun Dislokation des Gelenkkopfes, Schwärung der Knochen, Anschwellung und Zerstörung der harten und weichen Gebilde, Abscesse, Fisteln, Knochenfrass.

Eine andere Varietät ist Entzündung, Anschwellung und Vereiterung der Gelenkknorpel, Gelenkknorpelkrebs, chondrarthrocace, vornehmlich bei Kindern und jungen Leuten, meist nur ein Gelenke, Knie, Wirbel, Hüftgelenk u. s. w. befallend. Schmerz, Geschwulst, Abscess, und in der Folge erst durch Mitleidenschaft der entblössten Knochen auch deren Entzündung, Eiterung, Beinfrass u. s. w.

Noch eine Art des Gelenkkrebses ist die meningarthrocace, Entzündung, Anschwellung und Verschwärung der Gelenkkapseln, in deren Eolge erst dann die Knorpeln und Knochen angegriffen werden und Zerstörung der Hart- und Weichgebilde eintritt.

Die beiden letztern Arten verlaufen nicht selten günstiger als die erste, indem sie nur oberflächliche Eiterung und Zerstörung verursachen, und öfters heilen. Häufig aber gehen sie in die allgemeine Zerstörung des Gelenkes über, und die Verschiedenheit beruht bloss auf dem Organe, das zuerst ergriffen wird. Dass ostearthrocace gefährlicher sei, als die beiden andern Arten, ist wohl schon daraus klar, dass sie tiefer liegt, und die Zerstörung schon grösser ist, bis sie erkannt wird.

In wiefern häufig die Athrocace, die vom Knochen ausgeht von Skropheln und Lustseuche herrühre, und diejenige Form, die von Knorpeln und Membranen ausgeht, ihren Ursprung mehr von Gicht und Rheumatismus herleite, kann nur angedeutet werden.

Meistens ist die Ursache eine innere. Gelenkkopf und Pfannengelenk entzünden sich, schwellen an, der Kopf tritt heraus, Geschwulst, Misstaltung, Eiterung u. s. w. Es kann zwar auch die Ursache eine äusserliche sein, Fall, Stoss, Schlag, Quetschung, gewöhnlich bildet aber die äussere Gewalt nur die Gelegenheitsursache, die die Krankheit erweckt, das Uebel selbst aber beruht in der Regel auf innerer Dyskrasie.

Die Athrocace, an sich immer dasselbe Uebel, erleidet nun nach den verschiedenen Gelenken, die sie befällt, einige Modifikationen, und führt davon auch verschiedene Namen, als Spondylarthrocace in den Wirbeln, Coxarthrocace im Hüftgelenk, Omarthrocace in der Schulter, Gonarthrocace im Knie, Olecranarthrocace am Ellenbogen-Gelenk.

Die weitere Beschreibung der einzelnen Formen darf ich übergehen, und verweise auf die allgemeine Chirurgie. Die Wichtigkeit der Erkenntniss dieser Zustände beruht aber darauf, dass manche krankhafte Erscheinungen bei Verkrümmungen und Verkürzungen der Arthrocace ähnlich sind, und diese oft einer einfachen Verkrümmung zu gleichen scheint.

Z. B. Es kann eine Verkrümmung des Rückgraths aus Schlaffheit und Schwäche der Muskeln entstehen, ohne Erkrankung der Knochen und eine andere Theilnahme des Gelenkapparates, als die der mechanischen Verziehung, es kann aber eine Verkrümmung des Rückgraths auch durch Entzündung, Anschwellung und Zerstörung der Wirbelknochen entstehen. Im ersten Falle ist orthopädische oder mechanische, im zweiten Falle dynamische Hülfe nöthig. Zu solchen Fällen ist die genaue Diagnose höchst wichtig, und noch leicht, es giebt aber auch noch verwickeltere Fälle.

Es seien z. B. verschobene Rippen, eine Schiefheit der Hüfte, oder eine hohe Schulter das Erste, was man bemerkt, es kann nun bei und von Kindern die Ursache nicht angegeben werden, oder es wird, wie es so häufig der Fall zu sein pflegt, ein Stoss, Fall, oder sonst dergleichen Etwas absichtlich verheimlicht. Hier ist es nun Aufgabe der Diagnostik auszumitteln, ob diese Verschiebung der Rippen, die hohe Schulter, die Schiefheit des Beckens, für sich bestehen, oder ob sie Folgen einer Rückgrathskrümmung sind, die erst aufzufinden ist, und hier entsteht nun erst die Frage, ob die Rückgrathskrümmung von Schwäche und Schlaffheit der Muskeln ausgehe, oder ob sie Folge von Entzündung, Anschwellung und Zerstörung der Wirbelsäule sei, und dazu ist die Kenntniss der anderweitigen nicht orthopädischen Krankheiten höchst nöthig.

Eine solche Verwechslung könnte aber nur dann erst eintreten, wenn eine bestimmte gegebene orthopädische Krankheit, in ihren Symptomen grosse Aehnlichkeit mit einer rein dynamischen z. B. Arthrocaze haben sollte, was anfangs oft nicht ganz leicht auszumitteln ist. Dort aber wo Verwechslung möglich wäre, wird auch von den Unterscheidungsmerkmahlen noch ausführlich genug die Rede sein.

Mechanische Krankheiten.

Aufhebung des Zusammenhanges der organischen Theile durch Wunden, Zerreissungen, und überhaupt Verletzungen sämmtlicher zu den Gelenken gehöriger Gebilde, so wie übermässige Befestigung und Verwachsung bilden die vornehmsten mechanischen Krankheiten.

Wunden der Gelenke sind dadurch charakterisirt, dass die Gelenkkapsel verletzt und geöffnet ist, was das Ausfliessen der Synovia beweisst. Natürlicherweise sind Knorpeln und Ligamente mitverletzt. Die Wunden sind einfach durch stehende, schneidende Werkzeuge, oder komplizirte durch eingedrungene und haften gebliebene fremde Körper, Blutung, Krampf, Entzündung, Eiterung. Solches in höherm Grade die Quetsch- Schuss- und zerrissenen Wunden.

Zerreissungen, Zerschmetterungen u. s. w. sind hier mit den komplizirten, gequetschten, gerissenen Wunden gleichbedeutend. Merkwürdig ist die Elastizität der Muskeln und Flechsen bei Gliedern, die ganz ausgerissen werden.

Anchylose, Gelenksteifigkeit, ist der Zustand, in welchem die Knochen eines beweglichen Gelenkes ihre Bewegungsfähigkeit gänzlich verloren haben, oder ausserordentlich daran gehindert sind, so dass das

Glied in der einmal bestehenden Beugung oder Strekkung beharren muss.

Das Uebel beruht auf mehr oder minder vollkommener Verwachsung der Gelenke, so dass die Beweglichkeit dadurch aufgehoben wird.

Man unterscheidet eine vollkommene und unvollkommene Anchylose. Bei der vollkommenen sind die Knochen so mit einander verwachsen, dass sie nur ein Stück ausmachen, und dass die Bewegung für immer verloren ist. Bei der unvollkommenen sind die Knochen nicht verwachsen, sie besitzen noch einen gewissen Grad von Beweglichkeit, und das Uebel kann durch Hebung der Ursachen geheilt werden.

Alle Gelenke sind ihr unterworfen, die Winkelgelenke aber mehr, als die andern. Gemeiniglich folgt diese Gelenksteifigkeit auf eine andere Krankheit als Brüche, Verrenkung, Verstauchung, Wunden, Entzündung, Eiterung, Exsudation, Vernarbung, weisse Geschwuülste, Gelenkwassersucht, Knochenauswüchse, Verknöcherung der Ligamente und Knorpel.

Krankheiten der umgebenden Theile als Entzündung, Abscesse, Balggeschwülste, Aneurismen, Geschwüre, Brand, ja Mangel an Bewegung, zu lange Ruhe und Unbeweglichkeit können Veranlassung dazu geben.

Nur die Ausübung der naturgemässen Verrichtung erhält dem Organ die Möglichkeit dazu, bei dem Aufhören der Verrichtung wird auch die Anlage dazu geschwächt, es ändert sich die Absonderung der Synovia, es hört die Weichheit der Bänder und Dehnbarkeit der Muskeln auf, die Gelenkflächen verlieren ihre Glätte, werden trocken, die Reibung ist grösser, die

Bänder werden steif, gewöhnen sich nur an eine Lage, die Muskeln werden schwach, verlieren die Fähigkeit sich zusammenzuziehen; Verzögerung des Kreislaufes, die in deren Folge eintritt u. s. w. sind fernere Ursachen.

Erfolgt nun noch eine Entzündung, so tritt adhäsive Exsudation ein, und die Verwachsung ist gebildet.

Wahre vollkommene Anchylose ist unheilbar, die unvollkommene weicht häufig den angewendeten Mitteln.

Straffheit der Bänder und deren Erschlaffung als Hindernisse der Bewegung wurden oben schon berührt.

Verstauchung ist Folge einer gewaltsamen Bewegung, die das Gelenk erlitten hat, ohne dass die Knochen desselben sich merklich verschoben hätten. Die Bewegungen der Knochen können aber nicht über ihre natürlichen Grenzen gehen, ohne die zu ihrer Vereinigung bestimmten Bänder gewaltsam auszudehnen, oder zu zerreissen, daher Verdehnung der Gelenke eigenthümlicher Charakter der Verstauchung, und Zerreissung der Bänder nicht selten in deren Begleitung ist.

Auseinanderweichen der Knochen, diastasis, ist die Abweichung zweier Knochen von einander, vornehmlich da, wo unbewegliche Gelenke sind, z. B. an der Verbindung von Schienbein und Wadenbein, an den Beckenknochen unter sich u. s. w. Es ist dieser Zufall mit Dehnung, Zerrung und endlich Zerreissung der Bänder verbunden. Von dem Abweichen der durch Knorpelschichten vor der vollendeten Entwicklung vereinigten Knochenstücke, war schon oben die Rede.

Dieses sind nun die wesentlichsten Erscheinungen in den Krankheiten des Gliedersystems, die ich Krankheitserzeugnisse genannt habe.

Noch viele andere Zufälle ergreifen die Gebilde des Gliedersystems, die aber zu deren Wesentlichkeit als Vermittler der Beweglichkeit nicht gehören. So erscheinen Nerven- und Gefässkrankheiten, Hautkrankheiten und überhaupt eine Menge von krankhaften Zuständen, die nicht aufgezählt werden können, ohne die ganze medizinische und chirurgische Pathologie zu verhandeln.

Um namentlich nur einige aufzuführen, so kommen hier noch vor Rückenweh, Lendenweh, Hüftweh, Ischias, Aneurismen, Schwinden, Atrophie u. s. w., deren Erkenntniss aber, so wie die Behandlung aller dynamischen Krankheiten andere Gebiete des ärztlichen Wissens lehren müssen.

Anhang zu den Krankheitserzeugnissen.

Viele Krankheiten äussern aber noch in ihren Folgen und Wirkungen ganz besondern Einfluss auf das Gliedersystem, so dass sie wenigstens in der möglichsten Kürze noch angedeutet werden sollen.

Rhachitis, das Zahnen durch die Glieder, oder die englische Krankheit, (warum nicht katexogen Gliederkrankheit?) ist ein Leiden, bei welchem die Knochen ihrer Festigkeit beraubt sind, und die Wirbelsäule und die langen Röhrenknochen verschiedenen Missbildungen ohne und mit Brüchen ausgesetzt sind.

Dieses Uebel bei Erwachsenen zwar auch, aber vornehmlich bei Kindern vorkommend, vom sechsten bis zehnten Monat bis zum dritten und vierten Jahre, auch schon mit Kindern zur Welt gekommen, ergreift vorzüglich die Knochen, die Gelenkköpfe am Vorderarm, Unterschenkel, die Rippen, Wirbelfortsätze u. s. w.

Gewöhnlich zwischen dem sechsten und neunten Monat, oder wenn die Kinder schon angefangen haben zu gehen, oder während dem Zahnen, werden sie traurig, ernsthaft, das Gehen wird ihnen beschwerlich, sie wollen liegen, sitzen oder getragen sein, es schwellen die Gelenkenden der langen Knochen an, und nehmen an Umfang zu, während das Glied selbst abmagert. Es ist Fieber vorhanden, Appetit und Schlaf gestört.

Die Epiphysen der Knochen werden weich, dick, geschwürig oder brandig, die Beine, Arme, Rückgrath, Becken, krümmen sich, die Zähne werden gelb, schwarz, schadhaft, fallen aus, und erzeugen sich langsam wieder. Dabei skrophulöser Habitus, verspätetes Zahnen, verhindertes Wachsthum, erschwertes oder verlerntes Laufen, aufgedunsenes Gesicht, schlechte Farbe, aufgetriebener Leib, durchfälliger Stuhl, leicht schwitzende, schlaffe, weiche Haut, Weichheit und Schlaffheit der Fasern, Abmagerung, Liegen mit hinaufgezogenen gekreuzten Beinen, und ähnliche Erscheinungen, die schon vor dem Eintritt des Knochenleidens bemerkbar werden.

Einige Kranke sind gut aussehend, aufgeweckt, frühreif, andere einfältig, träge, schläfrig, engbrüstig. Bei jenen entsteht gerne Verschwärung, bei diesen Hirn- und Brustwassersucht.

Ursachen sind feuchtes Klima, lymphatisches, nervenschwaches Temperament, schwächlichter Körperbau, Wechselfieber, schlechte Nahrung, Ausschläge u. s. w.

Skropheln und Syphilis sollen und können Ursache werden, aber am Wahrscheinlichsten ist die Rhachitis ein Uebel, das mit unbekannter Ursache auf die ganze Konstitution wirkt, und von dem die Knochenerweichung nur Symptom ist. Skropheln und Syphilis können in Verbindung mit der Rhachitis erschienen sein, sind aber deren Ursache nicht.

Im Allgemeinen ist die Wirkung der Rhachitis auf die Knochen, dass sie allmählig die Härte derselben vermindert, und ihre Festigkeit beeinträchtigt, denn sie werden bei längerer Dauer derselben weich und biegsam.

Die Knochen sind in dieser Verfassung der Einwirkung der Muskeln, wo diese letztern sich an die erstern ansetzen, nicht zu widerstehen im Stande, so dass sie der Wirkung derjenigen, die in ihrer Verrichtung keinen gleich starken Antagonismus haben, nachgeben, und somit die Abweichung von der Form der fortgesetzten kräftigern Muskelthätigkeit bestimmt wird. So sieht man auch die Wirkung der Krankheit vorzüglich an denjenigen Theilen der Knochen, an denen die Muskeln sitzen.

Der Unterschied zwischen Rhachitis und Osteomalacia besteht darin, dass die Rhachitis allgemeine Knochenerweichung und diese schmerzlos bewirkt, die Osteomalacie aber nur in partieller Knochenerweichung besteht, und mit Schmerz verbunden ist.

Rhachitische Knochenerweichung entsteht langsam ohne Schmerzgefühl, selten partiell, sondern ergreift gewöhnlich viele Knochen gleichzeitig, und trifft gleichförmig den ganzen Knochen ohne Brüchigkeit.

Der Ausgang ist nun glücklich oder unglücklich.

Im ungünstigen Falle kommt Lungensucht, Wassersucht, Abzehrung und endlich der Tod; im günstigen Falle verliert sich die Krankheit, die Knochen befestigen sich in ihren Misstaltungen, gewöhnlich aber bleibt Verunstaltung zurück.

Selten zeigt sich die Rhachitis an Erwachsenen, dann sie ist immer akut, und nach vierzehn Tagen tödtlich. Häufig werden Mädchen zur Zeit der Geschlechtsreife davon befallen.

Arthritis, die Gicht. Diese Krankheit entweder zu einer Zeit, im spätern Alter nämlich, oder auf eine Art das Gliedersystem ergreifend, die wenig orthopädische Hülfe gestattet, bedarf auch nur einer kürzern Erwähnung.

Sie kommt vorzüglich in den Gelenken und den ihnen nahen Schleimbeuteln vor, ergreift die grössern Gelenke wie die kleinern. Der Schmerz ist selten, klopfend, mehr schneidend, prickelnd, schiessend, brennend, plötzlich entstehend, mit Steifheit des Gliedes verbunden, die Bewegung aufhebend, oder höchst schmerzhaft machend. Das Uebel wird oft durch Wärme gelindert, ist gerne wandernd, erblich, langwierig, zu Rückfällen geneigt. Fieber, Geschwulst, kalkartige Concremente. Spät erst Kontraktur und Anchylose.

Es scheint das Uebel auf einem eigenthümlichen, noch unbekannten Leiden der Abdominal- und vorzüglich der Nutritionsorgane und des Pfortadersystems zu beruhen, das sich nach der im Unterleibe schon geschehenen Bildung und Entwicklung metastatisch auf die Glieder und Gelenke wirft. Das Wesen selbst nun ist also noch unerkannt, die nächste Erscheinung ist eine eigenthümliche Entzündung des Gelenkapparates.

Es giebt eine akute und chronische, eine regelmässige und unregelmässige, festsitzende und wandernde Gicht. Die Folgen der Gicht kommen, in so weit sie auf Orthopädie Bezug haben, unter den Ursachen der einzelnen Zufälle in dem zweiten und dritten Bande vor, und das Weitere muss aus der speziellen Pathologie und Therapie ergänzt werden.

Die Skropheln, Drüsenkrankheit, Scrophulosis, greifen schon tiefer in das Gebiet der Orthopädie, so wie in Gestaltung und Mischung der Knochen und Gelenke ein, als die Gicht, und kommen auch zu einer Zeit vor, in der die Entwicklung des Organismus meistens auch die orthopädischen Krankheiten erzeugt, aber auch noch deren Heilung zulässt.

Die grösste Zahl dynamischer Leiden der Knochen und Gelenke an Kindern ist skrophulös, und diese Dyskrasie erfordert bei ihrem immer häufigern Vorkommen die grösste Aufmerksamkeit des Arztes.

Die Skrophelkrankheit selbst oder die Scrophulosis besteht in einem Vorwalten des lymphatischen Systems über das rothe Blutgefässsystem mit Ausartung der Säfte; das nähere Wesen des Uebels aber selbst anzugeben ist eben so unmöglich, als bei andern Krankheiten.

Das Uebel ist nicht ansteckend, selten gefährlich, allmählig sich entwickelnd, aber zu den beschwerlichsten Leiden den Grund legend.

Die allgemeinen Erscheinungen sind der skrophulöse Habitus, Aufgetriebenheit des Gesichtes, Anschwellungen von Mund und Nase u. s. w.

Einzelne Erscheinungen der Skrophelkrankheit sind:

Dyspeptische Zufälle, als Aufgetriebenheit des Leibes, Heisshunger, Regellosigkeit des Stuhles;

Impetiginöse Ausschläge, als Kopfgrind, Schorfe, Nässen und Wundsein an Nase, Mund und Ohren;

Chronische Entzündungen, als der Augen, chronischer Catarrh;

Ausflüsse scharfer, wässeriger oder schleimiger Flüssigkeiten aus Nase, Ohren, Geschlechtstheilen, Wundwerden;

Drüsengeschwülste, als Anschwellen der Hals- Leisten- Armdrüsen u. s. w.;

Gliedschwamm, Psoasabscess,

Geschwüre an den Armen, am Halse, Knochengeschwülste und Knochengeschwüre, Winddorn, Beinhautkrebs;

Chronische Hautauschläge, herpetische, psorische, mit und ohne Ausfluss schleimiger scharfer Säfte.

Zehrformen, schnelle allgemeine Abmagerung und Vereiterung der Drüsen, im Kindesalter Vereiterung der Gekrösdrüsen, als atrophia mesenterica, im Jünglingsalter als Vereiterung der Lungendrüsen pneumophthisis tuberculosa.

Es giebt zwei Formen der Skrophelleiden, eine erethische floride, und eine torpide, atonische, bei der erstern Art ist das Gefässsystem aufgeregt und vermehrte Thätigkeit des irritabeln Lebens, bei der zweiten sind die Kranken stumpf, träge, das irritable Leben ist zurückgedrängt.

Die vorzüglichsten Leiden, die hieher Bezug haben, sind das Ergriffenwerden der Knochen, Bänder, Knorpel, Gelenke u. s. w., von tiefgreifender Skrophelschärfe, die Entzündung und Zerstörung dieser Gebilde veranlasst. Die Wirkung dieser Skrophelschärfe auf die gedachten Theile ist nun chronische Entzündung, Anschwellung und Zerstörung durch Eiterung, Verschwärung, Caries u. s. w. Das Weitere aber lehrt in den folgenden Abtheilungen die Aetiologie der einzelnen Zufälle.

Die Lustseuche, Syphilis. Dieses Leiden nur durch unmittelbare Uebertragung des Contagiums sich mittheilend und primär in den zwei bekannten Formen als Schleimfluss und Geschwür auftretend, ist bekannt genug, als dass es noch besonderer Erwähnung bedürfte. Hieher gehören blos diejenigen unter den tausend mannigfaltigen Gestaltungen dieser Krankheit, die auf das Gliedersystem einwirken, und diese sind vornehmlich die Affektionen der Knochen.

Es erscheinen, nach allgemeiner Verbreitung der Krankheit, heftige Schmerzen am Brust- und Schlüsselbein, an den Hervorragungen des Schulterblattes, am Schienbein, Armgelenke, und die Bewegung wird erschwert.

Oft schon sehr zeitig schwellen die Knochen an und schmerzen, besonders die Mitten langer Röhren werden leicht ergriffen, Gelenkbänder und Knorpel leiden nicht, oder erst nach langer Dauer des Uebels erfolgt Leiden der Beinhaut, und besonders leiden gern die Gelenke der obern Extremitäten.

Die Lustseuche ergreift gern lange Knochen und deren Mitte, die Skropheln aber die schwammigen Knochen und die Gelenkköpfe der langen Röhrenknochen, so dass diese Erscheinung selbst ein diagnostisches Merkmahl giebt.

Schmerz, Entzündung, Anschwellung und Zerstörung der Knochen erfolgt durch Syphilis auf ähnliche Weise, als wie durch Skropheln.

Das allgemeine ist bekannt und das Einzelne lehrt im Folgenden die spezielle Aetiologie.

Diese Darstellung der einzelnen dynamischen Krankheiten des Gliedsrsystems kann und will nicht auf Vollständigkeit Anspruch machen, da sie bloss als Hülfswissenschaft zu betrachten ist.

Alle diese Erscheinungen kommen nun zwar nicht zur orthopädischen Behandlung, aber ihre Folgen können orthopädische Hülfe erfordern, und daher war wenigstens Berührung der wichtigsten Causalmomente orthopädischer Krankheiten nöthig.

Wenn nämlich diese oben abgehandelten dynamischen Krankheitszustände störend auf das Gliedersystem und dessen Funktionen einwirken, so kann, so lange diese Zufälle selber da sind, von mechanischer Behandlung nicht die Rede sein, denn so lange die Ursache nicht gehoben ist und fortdauert, wird auch deren Wirkung fortdauern und der angewendete Mechanismus erfolglos bleiben; wenn aber die ursächliche Krankheit getilgt und gehoben ist, können Formverletzungen zurückbleiben, die rein mechanisch sind, durch ihren mechanischen Einfluss die mechanische Funktion des Systemes stören, und nur auf mechanische Weise geheilt werden.

In der Regel gilt also bei dynamischen Krankheiten des Gliedersystems der Grundsatz:

Erst wenn die veranlassenden schädlichen Momente gehoben und nach deren Heilung Strukturfehler und mechanische Formverletzungen zurückgeblieben sind, erst dann kann orthopädische Behandlung eintreten.

Dieses gilt aber nur bei orthopädischen Krankheiten, die aus dynamischen Ursachen herrühren, und auch hier nicht ohne alle Ausnahme; bei den orthopädischen Krankheiten aus Bildungsfehlern verhält sich die Sache ganz anders, wie bald zu sehen ist.

Die ganze Reihe der orthopädischen Krankheiten lässt sich zusammenfassen in Verkrümmungen, Verkürzungen, Verschiebungen der Gebilde des Gliedersystems. Sind nun Glieder verkrümmet, verkürzt, verschoben wegen solcher vorausgegangener dynamischer Krankheitszufälle, oder mechanischer Uebel, und sind dann die dynamischen Zufälle gehoben, die Dyskrasieen getilgt und geheilt, die Wunden vernarbt, Zerreissungen vereinigt, aber vielleicht nun Knochenanschwellungen, Sennenverkürzungen, oder dergleichen etwas zurückgeblieben; so sind nun die ursächlichen Krankheitsmomente als gar nicht bestehend zu betrachten, und die orthopädische Behandlung verfährt wie bei Bildungsfehlern ohne Dyskrasieen, und behandelt diese Zustände als orthopädisch-idiopathisch, weil die ursprüngliche Krankheit wirklich nicht mehr besteht, und sie nur die mechanischen Folgen der ursprünglichen Krankheit zu beachten hat.

Schon hiezu ist einige Kenntniss der ursprünglichen Krankheiten nöthig, noch mehr aber dort, wo die veranlassende Krankheit noch nicht gehoben ist, im Organismus noch fortdauert, und schon mechanische Störungen zugegen sind, denen orthopädisch begegnet werden muss, ehe die Dyskrasie getilgt werden kann, wie z. B. eine durch skrophulöse Dyskrasie erzeugte Abweichung und Verschiebung der Epiphysen mechanische Behandlung erfordern kann, ehe die Skropheln geheilt sind, wie bei Spondylarthrocace Unterstützung der Last des Oberleibes durch mechanische Mittel nöthig werden kann, ehe die ursprüngliche Krankheit geheilt ist, um den Leib vor Missstaltung zu schützen.

Dieses sind zwar Ausnahmen, aber sie sind möglich, in der Therapie davon noch mehr.

Solche Zustände aber, die nach geheilter oder in den seltnern Fällen bei noch bestehender Dyskrasie zur orthopädischen Behandlung kommen, sind Verkrümmungen der Glieder, Verkürzungen an Flechsen, Verschiebungen von Knochen und deren Ansätzen, Verrenkungen von Flechsen u. s. w. Dahin gehören auch Abweichung der Knochenansätze bei Skropheln, Kontraktur nach Gicht, nach schlecht geheilten Wunden, nach Wunden mit Substanzverlust, rhachitische Knochenkrümmung, Verschiebung der Beckenknochen wegen Schlaffheit der Ligamente u. s. w.

Dieses Alles muss der Orthopäde wissen, sei es auch blos darum — um es nicht zu verwechseln!

Zweite Klasse.

Bildungsfehler.

Die zweite Klasse der Krankheiten des Gliedersystems sind die Bildungsfehler. Von eigenthümlichen Krankheiten ist hier nicht die Rede, es besteht in diesen Fällen weder im ganzen Organismus, noch in den einzelnen Gebilden des Gliedersystems eine für sich integrirende dynamische Krankheit, es ist blos Abweichung von der naturgemässen Struktur des Mechanismus der Bewegung, es sind Fehler des Baues, der Anordnung, der Lage, Missstaltungen in der Zusammenfügung ohne vorhergegangene dynamische Krankheit.

Diese Bildungsfehler also für sich bestehend sind nun entweder in der Entwicklung des Menschen bedingt und kraft der körperlichen Organisation für ein gegebenes Individuum unter dessen Natur und Lebensverhältnissen physiologisch nothwendig, so dass bei eintretender Entwicklung des Organismus auch die krankhafte Gestaltung des Gliedersystems mit ihr eintritt, und mit ihr auch fortschreitet; oder der Fehler ist angeboren und der Mensch hat den anomalen Bau und die regelwidrige Lage der Glieder schon mit zur Welt gebracht.

Nach diesen beiden Arten der Missbildungen ordnen sich nun die beiden Unterabtheilungen der Bildungsfehler und zwar so, dass diejenigen Fehler, die bloss im Verlaufe der Entwicklung sich erzeugen und fortschreiten, unter diesem Namen als Entwicklungsfehler, und die angebornen als Geburtsfehler abgehandelt werden.

Ausführlicher ist über alle in diesen beiden Unterabtheilungen vorkommende Zustände unter dem Artikel „Uebersieht der orthopädischen Krankheiten" die Rede, daher sie auch hier kurzer benandelt sind, und nur das Allgemeinste von ihm angegeben ist.

Entwicklungsfehler.

Entwicklungsfehler erscheinen nur dann, wenn der Organismus im Ganzen, und alle Systeme und Gebilde des Gliedersystems im Einzelnen von Natur aus in ihrer mechanischen Form und Struktur ganz fehlerfrei und vollkommen ausgebildet sind, aber die dem Individuum nöthige Entwicklung beschleunigt oder verzögert, oder aufgehoben, oder umgestimmt wird, so dass das normale Verhältniss des Baues und der Lage gestört, und der Mechanismus der Bewegung aufgehalten und gehemmt wird, ohne dass eine eigenthümliche oder wenigstens für diese Evolutionsstufe und Momente wesentliche kausale oder konsekutive Krankheit im Organismus vorhanden ist.

Es kann zwar neben einem solchen Entwicklungsfehler eine andere Krankheit in dem Organismus bestehen, die aber weder als Ursache noch als Folge zu der orthopädischen Evolutionskrankheit in einem wesentlichen Verhältniss steht, sondern nur in zufällige Verbindung tritt. So können Catarrh, Masern, Scharlach, Entzündungen innerer Gebilde, gastrische Krankheiten u. s. w. neben einer sich in Folge der Entwicklung zeigenden hohen Schulter, schiefem Halse, Rückgrathskrümmung u. s. w. bestehen, aber gewiss niemals Skropheln, Rhachitis, Spodylarthrokace u. dergl. m.

Denn geht einer orthopädischen Krankheit z. B. einer Rückgrathskrümmung, Kontraktur u. s. w. eine veranlassende Krankheit als Skropheln, Syphilis, Hautausschläge u. dergl. vorher, welche Zufälle auf Knochen oder Gelenke wirkend, diese genannten orthopädischen Zufälle erzeugt haben, so sind diese nicht mehr Entwicklungsfehler, sondern Krankheitserzeugnisse.

Bildungsfehler der Art nun, die nicht durch anderweitige Krankheit erzeugt werden, sind z. B. verkrümmtes Rückgrath bei Schwäche der Muskeln, schnellem Wachsthum; schiefer Hals, hohe Schulter, durch einseitige Lage, schlechte Haltung, schiefes Sitzen erzeugt; Verkrümmungen des Rückgraths der Beine durch zu frühe zu grosse und anhaltende Anstrengung u. s. w.

Kinderwarten von selbst noch nicht Erwachsenen, Heben und Tragen schwerer Lasten und dergleichen sind als ursächliche Momente hieher zu rechnen.

Die nächste Ursache dieser Zufälle sind Zartheit und Weichheit der Knochen, und Schwäche und Schlaffheit der Muskeln und Bänder, die an sich ganz gesund, nur noch zu wenig gereift und ausgebildet sind, und zu wenig Festigkeit und Kraft besitzen, um die ganze Last des Körpers zu tragen, oder gar noch anstrengende Arbeit zu unternehmen.

In solchen Fällen entstehen meist Rückgraths Seitenkrümmungen — Scoliosis — indem die Muskelgebilde zu schwach, die Wirbelsäule und deren Last zu tragen, dieselbe nach irgend einem Punkte ausweichen lassen, und der Mechanismus des Baues dieses Uebel immer mehr vergrössert. Muskeln und Bänder vereinigen die Wirbel nicht hinlänglich fest, um bei Anstrengung oder auch nur im Stehen und Gehen der auf der Wirbelsäule ruhenden Last des Oberleibes zu widerstehen, und es erfolgen Verschiebungen, die sich unter für sie günstigen Verhältnissen verschlimmern.

Aber auch andere Zufälle der Art entstehen als Entwicklungsfehler, z. B. ein Klumpfuss fällt wenig in die Augen, ist unscheinbar so lange das Kind, das ihn mit zur Welt gebracht hat, noch das Stehen und Gehen nicht versucht, sobald aber der Fuss die Last des Körpers tragen soll, wird sich das Uebel in der kürzesten Zeit mächtig verschlimmern.

So entwickelt sich das Uebel ohne wesentliche innere Krankheit der Theile selbst, und giebt den wahren Begriff der Entwicklungsfehler.

So bilden sich nun bei gewissen Beschäftigungen, Verschiebung der Schulter, Verschiebung der Kniee, Abweichung einzelner Knochen, Epiphysen u. s. w., welche Zustände alle mehr oder weniger hieher zu rechnen sind.

In wiefern das Aufhören des schädlichen Einflusses und die Beförderung der Entwicklung des ganzen Organismus und des Gliedersystems insbesondere die Heilung befördert, davon in der Therapie.

Geburtsfehler.

Die angebornen Fehler sind solche Abweichungen von der Norm des gesunden Gliedersystems, die der Mensch bei der Geburt mit sich zur Welt bringt, ohne dass eine Veränderung der Materie der Theile Statt habe; Missbildungen der Form, Lage und Gestaltung.

Hieher gehören alle angeborne Missstaltungen der äussern Bildung, vornehmlich aber für den Orthopäden schiefer Hals, Rückgrathskrümmung, Kontrakturen im Hüft- Ellenbogen- Achsel- Kniegelenke, Klumphände, Klumpfüsse u. s. w.

Es kann der angeborne Fehler auch zum Entwicklungsfehler werden. Z. B. aus Schwäche der Muskeln, die angeboren ist, bildet sich in Folge der Entwicklung die Verschiebung, oder die Anlage zu einem Klumpfusse ist so unbedeutend bei der Geburt, dass sie sich bald verdrängen liesse, aber die Entwicklung, die das Kind zum Gehen bringt, erweckt auch erst den Organisationsfehler zu weiterer Ausbildung.

Diese Bildungsfehler nun als Entwicklungsfehler oder Geburtsfehler oder beides zugleich, sind das eigentliche Element der Orthopädie. Sie sind mechanische Formverletzungen ohne chemische oder dynamische Krankheit der Materie, und sie sind das Feld der orthopädischen Heilkunst. Sie sind mechaniseh und durch Mechanismus heilbar.

Angeborne Fehler bringt der Mensch mit sich zur Welt, die der Entwicklung bilden sich erst, oder angeborne Anlage zu Fehlern der Gestaltung entfalten sich weiter.

Bei diesen Abweichungen aber bleiben die Knochen unter einander verbunden, und werden weder in den Gelenken auseinander gezogen noch zerbrochen. Dadurch unterscheiden sich die Verkrümmungen von den Verrenkungen und Knochenbrüchen; denn eine Verrenkung trennt die Vereinigung zweier oder mehrerer Knochen in ihren Gelenkflächen, was bei der Verkrümmung nicht geschieht; denn hier bleiben die Gelenkflächen vereinigt, und sind nur allmähligen mechanischen Missbildungen ausgesetzt, die bei der Luxation plötzlich eintreten.

Ferner ist bei der Curvatur Schmerzlosigkeit, bei andern Zufällen heftiger Schmerz. Die Entwicklung der Verkrümmung dauert Monate, Jahre lang. Es ist keine Empfindung bei Entstehung der Krankheit, höchstens bei Ermüdung.

Alles jedoch, was über die orthopädischen Bildungsfehler im Allgemeinen gesagt werden kann wird sich im folgenden Abschnitt ergeben.

Allgemeine Uebersicht der orthopädischen Krankheiten.

Abgesehen nun von der streng wissenschaftlichen Eintheilung und Absonderung der Krankheiten des Gliedersystems sei es erlaubt, hier zu dem wichtigsten Punkte vorliegender Pathologie, zu den mechanischen, oder schlechthin orthopädischen Krankheiten überzugehen.

Die Ursachen dieser Krankheiten sind verschieden, und darnach sind die Unterabtheilungen in den Hauptabtheilungen derselben geordnet. Die mechanische Krankheit aber geht immer aus von den Muskeln oder den Knochen, und dieses nun entweder durch äussere Einflüsse veranlasst, oder von innerer Ursache hervorgerufen. Darnach sind die Hauptarten der Verkrümmungen geordnet.

Diese Hauptarten der Verkrümmungen sind nun also wohl:

Die von Gewohnheit, übler Stellung und Haltung ausgehende Curvatura habitualis, durch die eben erwähnten Einflüsse veranlasst;

Die von den Muskeln ausgehende, in deren Schwäche, Torpidität u. s. w. begründete Curvatura muscularis;

Die in Leiden der Knochen beruhende, von deren Weichheit, mangelhafter Entwicklung u. s. w. ausgehende Curvatura ossaria;

Die von eigenthümlichen Krankheiten im ganzen Organismus herrührenden und durch deren Wirkung auf das Gliedersystem erzeugte Curvatura dyscrassica, als Folge von Skropheln, Rhachitis, Syphilis, Arthritis u. s. w.

Unterarten dieser Zustände sind nun:

In der Curvatura habitualis, die Entstehung des Uebels aus Gewohnheit, Anstrengung, Trägheit, einseitiger Beschäftigung, besonders bei Mädchen von Nähen, Sticken u. s. w.

In der Curvatura muscularis die Entstehung des Uebels aus Schwäche, Torpidität, Verletzung, schlechter Heilung von Wunden u. s. w.

In der Curvatura ossaria die Entstehung des Uebels aus Weichheit, mangelhafter Entwicklung, Anchylose u. s. w.

In der Curvatura dyscrasica die Entstehung des Uebels aus dem eigenthümlichen Leiden, als skrophulöser, rhachitischer Komplikation u. s. w.

Nach dieser Aufzählung der Gattungen und Arten nun die Darstellung der einzelnen Uebel nach der anatomischen Anordnung.

Die Verkrümmungen der Wirbelsäule machen hier den Anfang, und die Grundsätze von Feiler und Schreger über die Natur dieser Verkrümmungen sind zu einleuchtend, um sie nicht in der Kürze den einzelnen Varietäten dieser Zustände vorauszuschicken.

Man kann sich die Wirbelsäule als eine Reihe perpendikulär auf einander ruhender Kuben denken, und diese Form ist in den Körpern und Zwischenknorpeln der Wirbel, wenn auch nicht streng ausgedrückt, doch enthalten.

In der horizontalen Lagerung dieser kubischen Körper auf einander ist die Richtung der Wirbelsäule zur allgemeinen Direktionslinie der Schwere begründet.

Im Stehen fällt die Stützungslinie mit der Direktionslinie zusammen, bei einer Krümmung des Rückgraths treten Wirbel und Muskeln aus der Direktionslinie heraus, daher ist der Schwerpunkt verändert.

Die normale Stellung des Menschen hängt aber ab von der Parallelität der obern und untern Fläche der Wirbel. Geht diese Parallelität verloren, so wird die gerade Richtung der Wirbelsäule aufgehoben. Sie geht aber verloren, wenn die Wirbelkörper sammt ihren Knorpeln von der normalen kubischen Form abweichen, und diese Abweichung wird dadurch gegeben, dass sich die horizontale ebene Fläche eines Wirbels in eine geneigte Fläche verwandelt.

Diese Umbildung kann nun in jedem Durchmesser der obern Fläche eines Wirbels geschehen; durch den Queerdurchmesser so, dass der niedrigste Punkt der schiefen Ebene an den rechten oder linken Rand des Kubus, oder in dem Längendurchmesser, so dass dieser niedrigste Punkt in den vordern oder hintern Rand des Wirbels fällt.

Die Wirbel gleiten nun von einander ab nach dem Gesetze der Bewegung auf einer schiefen Ebene, wo alle auf einer solchen ruhende Körper nach dem niedrigsten Punkte sinken. Bildet also nun ein Wirbelkörper eine solche schiefe Ebene, so wird die auf ihm ruhende Wirbelsäule nach dem niedrigsten Punkte dieser schiefen Fläche sich hinneigen.

In Folge dieser Hinneigung entsteht Krümmung, und zwar der gewölbte Bogen der Krümmung nach der Seite, auf welcher die grössere Höhe der schiefen Fläche liegt, und der ausgehöhlte Bogen auf die Seite, wo der niedrigste Theil der schiefen Ebene befindlich ist.

Der Schwerpunkt fällt ausser der Stützungslinie nach dem Bogen der Krümmung hin, Muskeln und Bänder werden geschwächt und ausgedehnt, dadurch bekommen die Antagonisten mehr Kraft sich zu verkürzen und das Rückgrath ist und bleibt verkrümmt.

Der verschobene Schwerpunkt aber, der mit einer seiner Masse gleichen Kraft wirkt, und nach unten drückt, erhält und vergrössert die Krümmung, die erste Ursache mag noch vorhanden sein oder nicht.

Nach dieser Ansicht, die sich vorzüglich durch diejenige Art der Rückgrathskrümmung bestätigt sieht, die hier Curvatura ossaria genannt ist, die aber das Fortschreiten der Krankheit und die Unheilbarkeit derselben durch dynamische Mittel und die Nothwendigkeit der Anwendung des Mechanismus auf das Einleuchtendste darstellt, folgen nun die einzelnen Varietäten der Verkrümmungen an der Wirbelsäule.

Verkrümmungen am Halse.

Die Verkrümmungen am Halse mit oder ohne falscher Achsendrehung des Kopfes finden Statt nach Vorne, nach Rechts oder Links; nach Hinten werden sie dem anatomischen Bau zufolge, wie auch Jörg behauptet, niemals vorkommen.

Der Kopf steht nicht gerade, er neigt sich nach Vorn oder einer der beiden Seiten, der Kranke kann den Hals nicht gerade richten und der Kopf kann nicht in seine normale Lage gebracht, oder darin erhalten werden. Der Kopf ist schiefstehend, der Schulter genähert oder gar auf ihr aufliegend, oder zugleich um seine Achse verdreht; seine Beweglichkeit ist aufgehoben.

Verrenkungen der Wirbel und gewaltsame Verletzungen dieser oder der umgebenden weichen Theile gehören nicht hieher, und sind durch die allgemeine Definition der orthopädischen Krankheiten ausgeschlossen, und die Diagnostik wird in der Folge das Unterscheiden lehren.

Die einzelnen Varietäten dieser Verunstaltung sind aber:

1. Obstipitas habitualis, die von Haltung, Gewohnheit, Beschäftigung entstandene Verziehung des Kopfes und Halses; häufig von anhaltender oder widernatürlicher Anstrengung herrührend, vom Sticken, Nähen, Harfenspielen, Kinderwarten u. dergl. m. Diese Art der Verunstaltung ist erworben, nicht angeboren.

2. Obstipitas muscularis die von den Muskeln ausgehende Verunstaltung, angeboren oder erworben, jedoch stets so, dass die Anlage dazu im Muskelsystem gegeben war, oder sich entwickelt hat, als widernatürliche Ausdehnung und Erschlaffung der einen, oder widernatürliche Zusammenziehung und Straffheit der andern Muskelparthie. Untergeordnete Ursachen können nun Entzündung, Eiterung, Verbrennung, Zerreissungen werden. Vornehmlich betheiligt sind hier die Kopfnicker und breiten Halsmuskel, die riemenförmigen Kopfmuskeln, die Rippenhalter u. s. w.

3. Obstipitas ossaria, die von Leiden des Knochens ausgehende Art der Verunstaltung, entweder durch ursprügliches Leiden der Knochen, oder durch deren Theilnahme, wenn die beiden vorigen Arten bedeutend und anhaltend bestanden haben. Im ersten Falle durch Erweichung oder mangelhafte Entwicklung; im zweiten Falle wirkt die beständige Beugung des Ko-

pfes auf die Gestalt und Richtung, welche die Halswirbel bei ihrer Entwicklung nehmen, der Theil, nach welchem die Krümmung sich wendet, erleidet einen Druck, dieser verhindert den Wirbelkörper zur gehörigen Dicke zu gelangen, und wenn die Wirbel in dieser Lage sich ausbilden und konsolidiren, so wird es in Zukunft unmöglich den Hals zu biegen, und den Kopf in die normale Richtung zu bringen. Hauptsächlich ist dieses bei der Vorwärtsneigung der Fall.

4. Obstipitas dyscrasica, eine von andern Krankheiten entstandene Verkrümmung des Halses. Es mögen nun Paralysen, Krämpfe u. s. w. die eine oder andere Seite befallen, so dass die gesunde der paralytisch affizirten, oder die krampfhaft kontrahirte der gesunden überwiegt, so werden diese Zustände als ursächliche Schädlichkeiten zu entfernen sein. Noch mehr gehören aber hieher eigenthümliche Krankheiten, die die betreffende Gebilde ergriffen oder gar zerstört haben, Gicht, Rheumatismen, Drüsengeschwülste, Skropheln, Syphilis, Athrocaze und deren Folgen als Eiterung, Knochenfrass, Anchylose u. s. w.

Verkrümmungen am Rückgrathe.

Die Verkrümmungen am Rückgrathe sind die häufigsten, so wie die wichtigsten Verunstaltungen, von denen die Orthopädie zu handeln hat, daher auch schon in der allgemeinen Uebersicht ihnen eine ausführlichere Darstellung gewidmet werden muss.

Es giebt drei Arten der Rückgrathskrümmung, nämlich: 1. die Seitenkrümmung oder Scoliosis, bei der die Krümmungen in der Ebene der Queerfortsätze der Wirbel liegen, 2. die Rückwärtskrümmung, Kyphosis, bei der die Krümmungen in der Ebene der Dornfortsätze liegen, so dass aber der gewölbte Bogen nach Hinten steht, 3. die Vorwärtskrümmung, Lordosis, bei der die Krümmungen gleichfalls in der Ebene der Dornfortsätze liegen, aber so, dass der gewölbte Bogen nach Vorne steht.

Die Scoliosis, mehr von Muskelkrankheit herrührend, ist schlangenförmig nach Rechts und Links, die Kyphosis, mehr aus Knochenkrankheit entspringend, ist winkelförmig nach Hinten, erstere macht weniger Beschwerden, letztere wird durch Druck bedenklicher.

Die Verschiebungen der Flächen der Wirbelkörper beruhen aber auf gestörtem Vegetationsprozess des Knochens, so dass die Destruktion über die Vegetation vorherrscht, und es findet wirklich Massenverlust Statt.

Bald geht aber die Destruktion vom Zwischenknorpel aus, ohne die Knochenmasse selbst zu ergreifen, bald geht sie vom Knochen selber aus, ohne dass der Zwischenknorpel gleichzeitig leidet.

Diese krankhaften Prozesse entstehen nun durch die Relation der Knochen zum Muskelsystem, und die Knochenvegetation wird gestört, entweder primitiv, indem die Wirbelsäule schon in ihrer Bildung und in ihrem Werden die Bedingungen zur abnormen Metamorphose in sich trägt, oder durch Schädlichkeiten und Dyskrasieen, welche Anlagen zu ihrer Zeit in Entwicklung treten.

Ist nun eine Cohäsionsveränderung der Wirbelsäule eingetreten, so ziehen sich die Muskeln im Sinus der Krümmungen zusammen, die Knochen widerstehen weniger, und die Kontraktion der Muskeln wird überwiegend. Dadurch entsteht stärkerer Druck, und Druck befördert die Destruktion und Resorption starrer organischer Gebilde, so dass die Knochen immer noch mehr angegriffen, und der Wirkung der verkürzten Muskeln hingegeben, und diese wiederum durch die Nachgiebigkeit der Knochen zu immer grösserer Verkürzung geneigt werden.

Der aus seiner normalen Stützungslinie verrückte Schwerpunkt drückt mit einem Gewichte, das seiner Masse gleich ist, abwärts, und durch diesen Druck wird die abnorme Stellung und die Destruktion der Knochen noch mehr erhöht.

Oder auch das Erkranken der Knochenvegetation ist sekundärer Art, und geht von dem primitiv ergriffenen Muskelsystem aus, und die einseitig stärkere Kontraktion der Muskeln leitet die Wirbelsäule nach der Seite hin, wo der überwiegend stärkere Zug vorwaltet, und die Folgen davon sind dieselbe gestörte Plastizität des Knochensystems, Krümmung, Druck u. s. w.

Dieses begründet nun die Varietäten der Krümmung als Curvatura ossaria und muscularis.

Jede aber der verschiedenen Arten der Krümmung, die Rückwärts- und Seitenkrümmung, bildet, wenn sie bedeutend wird, eine doppelte Krümmung, und eine einfache Biegung findet nur im Anfange und in wenig bedeutendem Grade Statt.

Der Schwerpunkt rückt nämlich nach der Seite hin, nach der die Wirbel ausweichen, und darin liegt der Grund, warum auf die erste Verschiebung, sobald sie bedeutend wird, noch eine zweite folgt.

Denn es sei z. B. bei einer beginnenden Kyphosis,

siehe die erste Tafel, Figur 16, *a b* die Krümmung der Wirbelsäule, die nach hinten einen konvexen Bogen bildet, und *c* der verschobene Schwerpunkt dieser Parthie von Wirbeln, so drückt die Neigung der Schwere dieses Punktes nach der schiefen Ebene *c b* auf den unten liegenden zur Zeit noch unverrückten Lendenwirbel *b*.

Die Richtung aber, in welcher der Schwerpunkt *c* nach der schiefen Esene *c b* auf den festen Punkt *b* drückt, besteht aus zwei Kräften, der Kraft *c d* von Oben nach Unten, und der Kraft *d b* von Hinten nach Vorn, von denen *b c* die Diagonale ist.

Die Richtung der Kraft *c d* stört die Lage des Stützpunktes *b* nicht, weil er unterstützt ist durch das Becken und die Füsse, aber der Punkt *b* weicht der Kraft *d b*, weil er in dieser Richtung nicht unterstützt ist.

Die Kraft *b c* wirkt also von Oben nach Unten in so fern sie aus *c d*, und von Hinten nach Vornen in so weit sie aus *d b* besteht, die Wirbel unter *b* geben also, da sie in der Richtung *d b* nicht unterstützt sind, dieser nach, und die Wirbelsäule wird nach Innen gebogen, und bildet die Krümmung *b f*, die der obern entgegengesetzt ist.

Wenn man nun bedenkt, daſs der verschobene Schwerpunkt *c* mit einem Gewichte auf *b* wirke, welches der Màsse und Schwere des ganzen über ihm liegenden Rumpfes gleich ist, so mag man leicht erachten, dass der Erfolg nicht lange ausbleiben, und bald eine zweite Krümmung nach der entgegengesetzten Seite entstehen werde, wenn eine erste vorhanden ist.

Am häufigsten und deutlichsten ist dieses bei der Skoliosis wahrzunehmen, wo der ursprünglichen Krümmung nach Rechts die sekundäre nach Links folgt und umgekehrt.

Das Bisherige zeigt den Mechanismus der Rückgrathskrümmungen, wenn die ursprüngliche Krümmung in den Rückenwirbeln liegt, und die konsekutive in den Lendenwirbeln erfolgt. Aber auch umgekehrt gilt der Satz.

Sei z. B. bei einer Lordosis die ursprüngliche Krümmung *b e f* so würde der Schwerpunkt des Körpers zu weit nach Vornen fallen, es muss sich also der Körper über der Krümmung nach Hinten neigen, neigt sich nun der Kopf wiederum Vorwärts, um über der Stützungsfläche zu stehen, so ist die Rückwärtskrümmung der Rückenwirbel als Folge der Vorwärtskrümmung der Lendenwirbel nothwendig gegeben. Dieses ist jedoch der seltnere Fall. Viel häufiger tritt dieser Fall bei der Seitenkrümmung ein, wo die unten erscheinende Krümmung nach Links die obere sekundäre nach Rechts zur Folge hat.

Mögen diese Krümmungen nun aber ihrer mechanischen Erscheinung nach Kyphosis, Skoliosis, oder Lordosis sein, so sind sie ihrem Wesen nach Curvaturæ habituales, musculares, ossariæ, dyscrasicæ.

1. Curvatura habitualis. Eine durch schlechte Haltung erworbene, ohne sonstige andere Krankheitsanlage, durch äussere Einflüsse erzeugte Krümmung. Hieher gehören frühzeitige Anstrengungen, Heben und Tragen von Lasten, einseitige Stellung bei gewissen Beschäftigungen, Sticken, langes Stehen auf einem Fusse, Nachlässigkeit in der Haltung, schiefes Sitzen,

Mangel an Bewegung und Uebung, unpassende Kleidung, langes aufrecht Sitzen oder Stehen nach Anstrengung und Ermüdung u. s. w.

2. Curvatura muscularis, Krümmung durch Leiden des Muskelsystems veranlasst. Dieser Zufall erfolgt durch abnorme Muskelthätigkeit, wenn eine Muskelparthie erschlafft und ausgedehnt, und die andere zusammengezogen und verkürzt wird. Es kann diese Art der Krümmung aus allgemeiner Schwäche des Muskelsystems entstehen, wenn bei leukophlegmatischer, chlorotischer Anlage, schlaffer Faser, Atonie u. s. w. der Muskelapparat nicht kräftig genug ist, um die Wirbelsäule in ihrer normalen Richtung zu erhalten, und die Last des auf ihr ruhenden Körpers zu tragen. Es können aber die Verkrümmungen auch sich bilden durch Krankheitszufälle, wenn durch tonischen Krampf die eine Seite kontrahirt, die andere expandirt wird, die Ausdehnungen und Zusammenziehungen bedeutend und oft erfolgen, und endlich habituell werden. Paralysen einzelner Muskelparthieen geben deren Antagonisten ein stätiges Uebergewickt, desgleichen werden durch Verletzungen die Muskelaktionen aufgehoben und gestört, und entgegengesetzte Muskeln agiren mit überwiegender Kraft. Lange Ruhe, Mangel an Uebung, Unbeweglichkeit und dergleichen schwächen das Muskelsystem im Allgemeinen, oder dessen einzelne Parthieen. Hieher gehört der falsche Gebrauch der Schnürbrüste, Corsets, die zwar bei beginnender Krümmung das Uebel scheinbar mindern, aber dann durch Schwächung der Muskeln das Uebel vergrössern und verschlimmern; hieher gehört die unrichtige Anwendung orthopädischer Maschinen und Apparate,

das allzulange Liegen auf der schiefen Ebene oder im Streckbette, weil durch die gänzliche Aufhebung der Thätigkeit der Muskeln diese aus aller Uebung kommen, und deren Kraft nur von Uebung und Gebrauch bedingt wird.

3. Curvatura ossaria. Diese Krümmung ist durch Leiden des Knochens bedingt. aber nicht durch eigenthümliche Krankheitsprozesse, sondern nur durch Formfehler derselben.

Der vordere Tneil des Körpers der Rückenwirbel wird weniger dick als der hintere, bei den Lendenwirbeln ist es umgekehrt, und der vordere Theil ist dicker als der hintere, und die Bänder und Zwischenknorpel haben denselben Bau. Daher besteht schon eine natürliche Neigung zu einer Konvexität der Rükkenwirbel nach Hinten, und der Lendenwirbel nach Vornen. Wenn nun dieser natürliche Zustand entweder in übermässig hohem Grade angeboren, oder durch vorausgehendes Leiden der Muskeln und daraus entstandene Krümmung durch die Muskeln erzeugt wird, so entsteht die vom Knochen bedingte Krümmung. Denn die Krümmung erzeugt Druck auf die Wirbel, und diese statt zu wachsen und an Dicke zuzunehmen, bleiben entweder in ihrer Bildung stehen, oder verlieren ihre schon erlangte Dicke und Festigkeit wieder. Auf diese Weise entstehen nun Destruktion und Formfehler der Wirbelknochen, es bildet sich die oben schon berührte schiefe Ebene, so dass der Wirbel an dem einen Ende seines Durchmessers höher, am andern niedriger wird, und der auf ihm aufliegende abgleiten muss. Je nach der Richtung der schiefen Fläche bildet sich nun die Curvatur.

4. Curvatura dyscrasica. Eine aus eigenthümlichen Krankheitszuständen entstandene Krümmung. Hieher gehören denn die Folgen der Skropheln, Syphilis, Rhachitis, Spondylarthrokace u. s- w., die mehr oder weniger einzelne oder alle Parthieen und Gebilde der Wirbelsäule ergreifen und Verunstaltung der natürlichen Form, oder Störung der Beweglichkeit veranlassen. Paralysen, Tabes, Hydrorhachitis u. dergl. m. mögen wenigstens der Bedeutung nach ebenfalls hieher gerechnet werden.

Diese Darstellung der Rückgrathskrümmungen hat nun Alles dahin gehörige aufgenommen, wenn es auch nicht orthopädisch heilbar ist. Man wird aber leicht sehen, welche Zufälle mechanisch heilbar sind, und welche nicht. Lordosis kommt selten vor, Kyphosis geht meist von Zerstörung der Wirbel aus, ist also Curvatura dyscrasica, Scoliosis dagegen ist meist vom Muskelsystem herrührend, also Curvatura muscularis, höchstens ossaria. Diese Varietät nun, mehr an Mädchen als an Knaben vorkommend, da erstere ausser dem Mangel an körperlicher Uebung auch noch durch mannigfaltige Einflüsse, als die Art ihrer Kleidung, Beschäftigung u. s. w. dazu geneigt sind, bildet einen Hauptgegenstand der orthopädischen Therapeutik.

Mit dem Rückgrathe in unmittelbarer Verbindung stehen die Beckenknochen und die Rippen, mit den letztern sind Brustknochen, Schlüsselbeine, Schultern und obere Extremität, mit dem erstern die untere Extremität verbunden. In dieser Reihe nun diese Verkrümmungen.

Verkrümmungen am Becken.

Das Becken wird auf verschiedene Weise verkrümmt. Es können die einzelnen Knochen desselben für sich verunstaltet und unter sich verschoben werden, so dass die Beckenräume in ihren verschiedenen Durchmessern erweitert, verengert, überhaupt misstaltet werden. Es kann aber auch das ganze Becken in seiner Lage und Richtung verschoben, vorwärts, rückwärts geneigt, nach einer Seite gedrängt werden, so dass es Rechts oder Links eine hohe Hälfte bildet, oder nach einer Seite höher und zugleich schief gestellt sein u. s. w.

In seltenen Fällen nur besteht die Verunstaltung des Beckens ohne Krankheit der Wirbelsäule, in den allermeisten ist Verunstaltung des Beckens mit Krümmung des Rückgraths verbunden, und um so bedenklicher, je näher die Rückgrathskrümmung dem Becken ist.

Die meisten Beckenverunstaltungen sind also durch Rückgrathskrümmungen bedingt und von diesen abhängig.

In der Skoliosis und Kyphosis wiederholt sich die Krankheit auch im Becken, bei der erstern geht die Richtung der Beckenverschiebung seitwärts nach der einen oder andern Seite, bei der zweiten wird die Neigung des Beckens gegen den Horizont geändert, der Kreuzknochen wird zurückgezogen und das Becken weniger, als es sein sollte, nach dem Horizonte geneigt, so dass der obere Theil des Beckens mehr nach Hinten, der untere mehr nach Vorn gedrängt wird Bei der Lordosis ist der obere Theil des Beckens nach Vorn, und der untere nach Hinten geneigt.

Die hohe Hüfte bei der Skoliosis steht so, dass das

erhöhte Darmbein immer der Convexität des Bogens der Krümmung entgegengesetzt ist, und wo mehrere Krümmungen sind, der untersten, so dass wenn die Abweichung der Wirbelsäule nach Links erfolgt das rechte Hüftbein höher gestellt erscheint.

Die einzelnen Varietäten nun, die das Becken in seinen verschiedenen Verkrümmungen zeigt, sind:

Curvatura habitualis, wohl niemals als Beckenverkrümmung vorkommend, höchstens in so fern die durch schlechte Haltung, schiefe Stellung u. s. w. erzeugte Skoliosis auch Verschiebung des Beckens zur Folge hat, ohne welche sie niemals vorkommt.

Curvatura muscularis, ebenfalls selten oder gar nicht vorkommend, es müssten denn Schwäche der Ligamente die Verschiebung gestatten, oder die Aktion der Muskeln bei erweichten, oder noch nicht hinreichend konsolidirten Knochen, als solche angenommen werden.

Curvatura ossaria, schon häufiger, und an Curvatura ossaria der Wirbelsäule nimmt das Becken schon mehr Antheil, als an den eben angeführten, von Haltung und Muskeln ausgehenden Krankheitsvarietäten. Der Druck verändert die Neigung, befördert die Resorption der unmittelbar gedrückten Stellen u. s. w.

Curvatura dyscrasica, wohl die am häufigsten vorkommende Varietät der Beckenverkrümmung. Rhachitis, Knochenerweichung, Skropheln u. s. w. sind die häufigsten, fast alleinigen Ursachen der Beckenverunstaltungen, wenn diese für sich selbst bestehen, und nicht erst von Rückgrathskrümmung veranlasst werden.

Das weibliche Becken ist diesen Missstaltungen häufiger ausgesetzt als das männliche.

Welche von diesen Zuständen orthopädische Hülfe gestatten lehrt Prognostik und Therapie.

Verkrümmungen der Rippen.

Eine Verkrümmung der Rippen ist eine Verunstaltung des Thorax durch normwidriges Hervorragen einer oder mehrerer Rippen mit, aber auch ohne Verschiebung der Wirbelsäule.

Sehr häufig haben eine hohe Brust, hohe Schulter, Verkrümmung der Rippen und des Brustbeins ihre Ursache in Krümmung des Rückgraths und werden oft eher bemerkt, als das sie veranlassende Leiden der Wirbelsäule, recht häufig bestehen sie aber auch für sich, so dass sie als eine idiopathische Krankheitserscheinung angesehen und behandelt werden müssen.

Das Hervortreten der Rippen ohne Leiden der Wirbelsäule zeigt sich am Gewöhnlichsten nach Vorn in der Nähe des Brustbeins an den Rippenknorpeln, auch kann das Brustbein Antheil nehmen, und zugleich mit verschoben sein, aber es sind oft auch die Knorpeln allein, die verkrümmt sind und hervorstehen. Der Rippenknochen ist dann weniger gekrümmt und nähert sich mehr der geraden Linie.

Bei einer solchen Rippenkrümmung mit Theilnahme der Brustknochen kann die Brust auf die Art verunstaltet sein, dass sie platter, also ihr Durchmesser von Vornen nach Hinten kürzer, und der Brustknochen dem Rückgrathe genährt ist, oder auch, dass der Durchmesser von einer Seite zur andern verringert ist, wobei die Rippen widernatürlich gerade sind, und das Brustbein nach Vornen gedrängt wird, so dass die Brust der Brust eines Vogels oder der eines Karpfen ähnelt.

Aber auch ohne Theilnahme der Brustknochen können die Rippenknorpel für sich aus ihrer Lage treten und verkrümmt werden.

Wo die Verschiebung der Rippen durch Krümmung des Rückgraths veranlasst ist, dort geht die Verunstaltung der Rippen und der Brust entweder von derselben Ursache aus, die die Krümmung des Rückgraths erzeugt, oder sie ist durch den mechanischen Einfluss des Druckes und Zuges der ausgewichenen mit den Rippen fest vereinigten Rückenwirbel entstanden. In diesem Falle werden die Rippen, besonders bei der Seitenkrümmung auf der konvexen Seite des Bogens der Krümmung mit den von einander entfernten Queerfortsätzen der Wirbelknochen auseinander gezogen, und auf der konkaven Seite des Krümmungsbogens mit den zusammengedrängten Queerfortsätzen zusammengeschoben, dadurch wird nun auch die Brusthöhle und das ganze Brustgebäude auf der einen Seite höher, als der auf der andern, es wird schief, überhaupt nach der Art der Rückgrathskrümmung verunstaltet.

Verkrümmungen des Brustknochens.

Die mechanische Bedeutung des Brustbeines ist nicht sehr verwickelt, daher auch seine Krankheiten ziemlich einfach sind.

Das Brustbein kann Oben über seine gewöhnliche Entfernung von der Wirbelsäule abstehen und hervorgedrängt sein, oder derselbe Zustand kann Unten

Statt haben, oder umgekehrt das Brustbein ist Oben oder Unten der Wirbelsäule zu nahe gerückt, und in diesen Fällen steht es nun Oben ferner, Unten näher, oder Unten ferner und Oben näher an der Wirbelsäule, als es normalmässig stehen sollte.

Oder auch das Brustbein ist Oben und Unten in seiner natürlichen Stellung geblieben, in der Mitte aber hervorgetrieben und hervorstehend, so dass der Knochen an sich selbst verkrümmt ist.

Ausweichen und Schiefstehen nach einer oder der andern Seite ist von Rückgrathskrümmung und Verschiebung der Rippen wenigstens bedingt, so wie eine Rückgrathskrümmung und Brustbeinverschiebung überhaupt nicht ohne gleichzeitige Verschiebung und Verziehung der daran befestigten Rippen entstehen kann. Umgekehrt aber sind Verschiebungen der Rippen möglich ohne Verkrümmung des Rückgraths und Verunstaltung des Brustbeins.

Je mehr aber das Brustbein selbst aus einzelnen noch nicht verwachsenen Knochenstücken besteht, und in seiner Zusammenfügung varirt, um so geneigter ist es in solche verwandte Metamorphosen einzugehen.

Die Varietäten dieser Zustände nach dem kausalen Momente sind die gewöhnlichen, als:

Curvatura habitualis, durch Stellung, Beschäftigung, Kleidung, äussere Gewalt, als einseitiges Hinneigen bei gewissen Beschäftigungen, nach einer Richtung, Schnürbrüste, Stösse, Schläge u. s. w.

Curvatura muscularis, seltener, vielleicht an diesen Orten gar nicht vorkommend, es müssten denn allenfalls der Brustmuskel und andere Muskeln erweichte oder noch nicht hinreichend befestigte Knochen verziehen.

Curvatura ossaria schon häufiger, als Knochenleiden, Erweichung, mangelhafte Entwicklung, zu laxe oder verspätete Befestigung der Knochenstücke an einander, die dem Zuge der Muskeln oder dem Drucke anliegender Knochen weichen.

Curvatura dyscrassica aus andern Krankheiten als Skropheln Rhachitis entstanden, oder von Auftreibung und Anschwellung innerer Organe, der Lungen, Leber, Ancurismen u. s. w. veranlasst.

Verkrümmungen an den Schlüsselbeinen.

Die mechanischen Krankheitserscheinungen an den Schlüsselbeinen sind wohl sehr einfach, da ihre Funktion im gesunden Zustande sehr einfach ist. Sie sind Stützen und Strebepfeiler, um das Vorwärtsfallen der Schultern zu verhüten, und die obere Extremität an den Rumpf zu befestigen, ihre Krankheiten sind daher Verkrümmungen, durch die die Befestigung weniger stark wird, und die Schultern im Vorwärtsfallen nicht mehr aufgehalten werden.

Der Einfluss von Haltung und Muskelthätigkeit wird zunächst auf die Schlüsselbeine nicht sehr wirksam, am häufigsten wohl ihre Verkrümmung in Knochenleiden, als Erweichung, oder in Dyskrasieen zu suchen sein, meistens aber von Verschiebung der Nachbargebilde, vornehmlich der Schultern, mit oder ohne vorhergehende oder zugleich bestehende Knochenerweichung abhängen.

Verkrümmungen der Schultern.

Die Verunstaltungen an den Schultern sind vornehmlich die hohe Schulter, die runde Schulter, die seitwärts hängende Schulter und der runde Rücken.

Sehr oft zwar sind diese Missstaltungen mit Rückgrathskrümmung verbunden von ihnen ausgehend; recht häufig aber auch für sich bestehend, und ohne alle Complikation mit Krankheiten der Wirbelsäule vorkommend, und reine idiopathisch orthopädische Zufälle. Meistens vom dritten bis vierten Jahre an, am häufigsten die rechte Schulter befallend.

Der hintere und untere Winkel des Schulterblattes ist anfangs höher, bald neigt sich das Schulterblatt der leidenden Seite nach vorwärts, und entfernt sich nun am untern Winkel und hintern oder innern Rande vom Thorax und der Wirbelsäule und steht flügelartig hervor.

Varietäten dieser Zustände sind:

Curvatura habitualis. Gewohnheit, üble Haltung, Versuche sich vom Drucke eines lästigen Kleidungsstückes zu befreien, und dadurch beständiges Hinaufziehen der einen Schulter, Gewohnheit Einen Arm in Einer Richtung zu gebrauchen, Handbeschäftigungen, die scharfes Betrachten der Gegenstände nöthig machen, oder einseitige Anstrengung fordern, Sticken der Mädchen, das Hobeln der Tischler u. s. w. besonders vor vollendeter Entwicklung.

Curvatura muscularis. Häufige Ursachen der hohen Schulter ist ein stärker und dicker Werden der Aufhebemuskeln des Schulterblattes auf einer Seite, kräftigere Entwicklung der Muskulatur auf der einen, oder Zurückbleiben und Schwinden derselben auf der andern Seite. Bei der seitwärts hängenden Schulter kann auch Atonie, Erschlaffung und Lähmung der aufhebenden Schultermuskeln die Ursache sein.

Curvatura ossaria ist seltener, doch kann der Knochen selbst verzogen und verkrümmt werden, kann dünner werden, kann in seiner Struktur verändert, verbogen werden u. s. w.

Curvatura dyscrasica bildet hier nur Zerstörung und nicht mehr Verkrümmung.

Der runde Rücken stellt eine Missstaltung dar, bei der beide Schultern verschoben sind. In diesem Falle stehen anfangs beide Schulterblätter höher, allmählig erfolgt Entfernung des untern Winkels und innern oder hintern Randes von dem Thorax und der Wirbelsäule, die Schultergelenke fallen nach Vorn, die Schlüsselbeine werden stärker gekrümmt, die Schulterblätter stehen flügelartig hervor. Unachtsamkeit in der Haltung, Vorhängen der Oberarme, Schwäche der Muskeln und Schwinden der Muskeln, die das Schulterblatt bewegen, dagegen Zunahme der aufhebenden Schultermuskeln u. s. w. geben auch hiezu die Veranlassung. Vorzügliche Ursache dieses Uebelstandes ist aber Rückgrathskrümmung, mit der der runde Rücken häufig und meist verbunden ist.

Symptomatische Verunstaltungen der Schulter werden durch Rückgrathskrümmungen veranlasst, und es ist die hohe Schulter oft das Erste, was von einer Rückgrathskrümmung in das Auge fällt.

Bei der Skoliosis steht in leichterem Grade erst die Schulter an der konvex hervorgetriebenen Seite höher, biegen sich die Rippen nach auswärts, so wird auch das Schulterblatt nach aussen gezogen. Vorzüglich wenn die Rippen nach Hinten konvex gekrümmt sind, erfolgt Hervorragen des untern Winkels und innern Randes, da die erste bis vierte Rippe nicht so sehr gekrümmt sind, als die fünfte bis achte, und daher erscheint auch das Vorwärtsfallen des Schultergelenkes.

Bei der Kyphosis erfolgt weniger Verunstaltung der Schultern, als bei der Skoliosis, es tritt aber, je nachdem der obere oder untere Theil der Rückenwirbel ausgewichen ist, der obere oder untere Theil der Schulterblätter hervor, und da die Rippen sich gerader ziehen, so gewähren sie den Schultern keine hinreichende Basis mehr, und diese letztern treten daher auch nach auswärts.

Von den Verkrümmungen der Extremitäten.

Die Verkrümmungen der Extremitäten bestehen in den eigentlichen Kontrakturen oder Verziehungen der Knochen durch die Muskeln oder sonstige Veranlassung in den Gelenken, und in den eigentlichen Verkrümmungen und Verbiegungen der langen Röhrenknochen, und diesen Erscheinungen werden noch zwei Krankheitszustände angehängt, nämlich Lähmungen und veraltete Verrenkungen, gegen die ebenfalls orthopädische Hülfe angewendet werden kann. Von diesen Verkrümmungen der Extremitäten nun das Einzelne.

Von den Kontrakturen.

Die Kontrakturen erscheinen auf verschiedene Weise in den Hauptgelenken des Gliedersystems, jedoch meistens mit vorwaltender Flexion.

Das Verzogensein des Oberarmes am Schultergelenke; das Angezogensein des Unterarmes gegen den Oberarm, so dass das Ellenbogengelenke einen beständigen Winkel bildet; das Angezogensein des Oberschenkek gegen den Unterleib im Hüftgelenke, so dass dessen Streckung unmöglich ist; Fehler in der Abduktion und Adduktion, wo einer oder beide Oberschenkel in ihrer Bewegung nach Aussen gehemmt sind, oder beide gar nicht nach der Seite von einander entfernt werden können; Fehler der Rotation, indem der ganze Schenkel so steht, dass die Fussspitze widernatürlich nach einwärts oder auswärts gekehrt ist; Angezogensein des Kniees an den Oberschenkel, so dass der Unterschenkel im Kniegelenke beständig gebeugt ist; Anziehung des Unterschenkels an dem Oberschenkel nach der Seite, nach einwärts oder nach auswärts.

Alle diese Kontrakturen haben ihre Ursachen in den verschiedenen Varietäten der Krümmungen, von denen schon oft die Rede war.

Curvatura habitualis. Haltung, Gewohnheit, einseitige Beschäftigung, langes Ruhen eines Gliedes in einer Lage, Mangel an Gebrauch und Uebung, z. B. bei langwierigem Krankenlagern, bei Verwundungen, Verbrennungen benachbarter Organe, die Schonung des anliegenden Gliedes erfordern z. B. Geschwüren der Fusssohle, um derentwillen der Kranke auf dem Ballen und den Zehen gehen, und den Unterschenkel beugen muss, und dergleichen Veranlassungen mehr können Ursache der Verkrümmung werden, doch immer mehr prädisponirende, als die nächste.

Curvatura muscularis. Das Hauptsächlichste und die nächste Ursache der Kontrakturen liegt aber in den meisten Fällen in den Muskeln, die selbst verzogen, verkürzt, und deren Sennen verhärtet, verkürzt, verschrumpft, verschwollen, verwachsen sind u. s. w. Meistens ist es das Uebergewicht der Beugemuskeln, das die Kontraktur veranlasst. Diese Art der Kontraktur ist es aber auch, die unter allen am meisten die Heilung zulässt.

Bei Verziehungen des Oberarmes im Schultergelenke sind wohl betheiligt der grosse und kleine Brustmuskel, der breite Rückenmuskel, die Muskeln des Schulterblatts; bei der Anziehung des Unterarmes der zweiköpfigte und innere Armmuskel; bei Anziehung des Oberschenkels der Lenden- Hüftbein- und Kammmuskel, bei mangelhafter Adduktion und Abduktion die Gesässmuskeln und der dreiköpfigte Anzieher, bei Fehlern der Rotation die Gesässmuskeln, Zwillingsmuskeln, Rollmuskeln. Bei der Anziehung des Kniees der zweiköpfigte, der halbhäutige und halbsennigte Schenkelmuskel.

Meist werden durch irgend einer Veranlassung diese Muskeln im treffenden Falle verkürzt, ihre Sennen gespannt, verhärtet, und dadurch die Kontraktur erzeugt.

Curvatura ossaria. Aber auch die Knochen sind häufig Schuld in dem Uebel. Sind sie es in den meisten Fällen auch nicht gleich anfangs, so sind sie es doch mitunter, und werden aber in der Folge jedesmal in die krankhafte Metamorphose hineingezogen. Häufig sind Anschwellungen der Gelenkköpfe vorhanden oder Knochen sind erweicht und werden durch den Einfluss der Muskeln verzogen, oder es sind uneingerichtete Verrenkungen, übel geheilte Beinbrüche vorhanden, oder sekundär werden durch den Druck der verkürzten Muskeln und verkrümmter Theile die Knochen verändert, Gelenkflächen abgeschliffen, alte obliterirt, neue gebildet, oder doch die alten destruirt und in ihrer normalen Form umgewandelt. So z. B. bei der Kontraktur im Kniegelenke die Gelenkflächen des Schenkelknochens und des Schienbeins.

Curvatura dyscrasica. Aber auch aus Dyskrasieen entstehen Kontrakturen; Rhachitis, Skropheln, erstere durch Erweichung und Verkrümmung, letztere durch Anschwellung und Verschwärung der Knochen, vorzüglich Arthritis durch Exsudationen und Concremente erzeugen Kontrakturen, die aber meist nur sehr wenig oder gar keine orthopädische Hülfe zulassen.

Von den Verkrümmungen der langen Röhrenknochen.

Es ist dieser Zustand so einfach, dass er keiner weitläuftigen Erörterung bedarf. Durch irgend eine Krankheit die den Knochen erweicht, schwächt u. s. w. verliert er an Kraft, er giebt dem Drucke der Schwere auf ihm ruhender Gebilde, oder dem Zuge der überwiegenden Muskelparthie nach und wird verkrümmt.

Mehrere Ausführlichkeit erfordert die Darstellung gewisser, meist angeborner, aber auch erworbener, in der Regel anfangs auf Muskelkontraktion beruhender, späterhin aber auch die Knochen ergreifender Missbildungen, an den Füssen vorzüglich, aber auch an den Händen vorkommend, von denen jetzt die Rede sein soll. Es sind nämlich die Klumpfüsse und Klumphände.

Es sind die Klumpfüsse Missstaltungen der Vorfüsse, meist als Fehler der ersten Bildung angeboren, anfangs auf Verkürzung einzelner Muskeln beruhend, späterhin den Knochen selbst in seiner anomalen Lage und Missstaltung erhaltend.

Ist das Uebel nicht als Bildungsfehler angeboren, und erst in der Entwicklung durch besondere Ursachen als Krämpfe, Geschwüre, Wunden u. s. w. entstanden, so sind doch Verkürzungen der Muskeln die nächste Ursache, und der Knochen wird erst in der Folge in der falschen Situation befesigt, und endlich in Form und Struktur verändert.

Ist das Uebel angeboren, so giebt es wohl keine prädisponirende Ursache, die als

Curvatura habitualis Veranlassung gegeben hätte; ist es aber erworben, so können Gewohnheit, vor allen Wunden, Geschwüre, Verbrennungen, die zu einseitig schiefem Stehen und Gehen zwingen, hinlängliche Veranlassung geben.

Curvatura muscularis ist wohl die Hauptsache. Immer leidet der Muskel an Verkürzung und der Knochen ist anfangs unversehrt. Bald aber entsteht durch den Druck auch

Curvatura ossaria, und der anfangs nur aus seiner normalen Lage verschobene und verdrängte Knochen wird auch in Form uud Struktur verändert, ohne jedoch einer eigenthümlichen Zerstörung ausgesetzt zu sein. Das Uebel beruht meist, ja fast immer, auf Missbildung der Muskeln und Knochen, und daher fehlt auch meist die

Curvatura dyscrasica, da die Theile bloss missbildet und nicht von spezifischen Krankheiten ergriffen sind.

Der Klumpfüsse sind hauptsächlich vier Arten, von denen ich noch keine sie bestimmt unterscheidende teutsche Namen weiss, daher ich diese versuche und diese Arten der Klumpfüsse mit den Worten Scheegfuss, Knollfuss, Queerfuss, Spitzfuss bezeichnen will.

Der Scheegfuss (varus). Die Kranken treten nicht auf die Sohle des Fusses, sondern auf den äussern

Rand desselben auf, und die Stelle, welche den Boden berührt, nähert sich dem Rücken des Fusses um so mehr, je stärker die Verdrehung ist. Nur ein kleiner Theil vom äussern Rande des Fusses, der nicht einmal eine Fläche, sondern nur eine abgerundete Erhabenheit bildet, muss den Körper unterstützen. Die Sohle des Fusses steht nach Innen, und an Statt dass ihre Fläche waagrecht den Boden berührt, steht sie auf demselben senkrecht. Gemeiniglich ist sie auch der Länge nach zusammengebogen und dadurch beträchtlich ausgehöhlt. Der äussere Knöchel ragt stark hervor, der innere ist kaum zu fühlen. Die grosse Zehe liegt nach Oben, und die kleine Zehe und deren Mittelfussknochen berühren mit ihrer äussern Fläche den Boden.

Der Knollfuss (valgus). Diese Missbildung ist dadurch ausgezeichnet, dass die Umsenkung des Fusses nach Aussen geschieht, und der Fuss sich so umlegt, dass seine äussere Fläche nach Oben und die innere nach Unten zu stehen kommt. Das Sprungbein verändert seine Lage, in höherm Grade der Verkrümmung subluxirt es sich vom Schiffbein, indem das letztere tiefer sinkt. Hier ist der innere Knöchel sehr hervorragend und tiefer stehend als gewöhnlich, unter dem äussern Knöchel bildet sich eine Aushöhlung. Der Rücken des Fusses ist nicht gewölbt, so dass der Fuss in der Gegend der Knöchel die grösste Breite hat. Die Fläche der Sohle steht auf dem Boden senkrecht, aber nach Aussen gekehrt, die Kranken stehen und gehen auf dem innern Rande der grossen Zehe und deren Mittelfussknochen, die kleine Zehe liegt nach Oben.

Der Queerfuss. Unter diesem Namen ist diejenige Art der Verkrümmung verstanden, bei der die Spitzen der Zehen nach Einwärts gerichtet sind, so dass sie gegen einander stehen. Es können in diesem Falle eine der vorigen Arten von Krümmung zugleich vorhanden sein, oder auch nicht. Es kann ein Scheegfuss vorhanden sein, so dass der Kranke auf dem äussern Rande des Fusses geht, und zugleich die Verdrehung von der Art sein, dass die Sohlenfläche senkrecht auf dem Boden stehend nach Hinten gerichtet ist, der Vorfuss also Statt in der Direktion von Hinten nach Vorn zu stehen von Rechts nach Links steht; oder es kann ein Knollfuss vorhanden sein, so dass der Kranke auf dem innern Rande des Fusses geht, die Richtung des Vorfusses aber eben so nach Einwärts gekehrt sein, dass die auf dem Boden senkrecht stehende Sohlenfläche nach Vorn gerichtet ist; es kann aber auch die Sohlenfläche ganz normal waagrecht den Boden berühren, und nur darin die Verkrümmung bestehen, dass der Vorfuss nach Innen gerichtet ist.

In allen diesen Fällen steht aber der eine, oder stehen beide Vorfüsse so, dass die Fersenbeine nach Aussen, die Fussspitzen nach Innen gegen einander gekehrt sind, und die Achse des Vorfusses nicht von Hinten nach Vorn, allenfalls mit dem geraden Durchmesser des Beckens gleichlaufend, sondern von einer Seite zur andern mit dem queeren Durchmesser des Beckens parallel ist.

Die Stützungsfläche von Hinten nach Vorn ist dadurch sehr vermindert, dadurch entsteht ein wankender Gang, die Fussspitzen stossen leicht an einander, um dieses zu verhüten, muss bei jedem Sehritte der aufgehobene Fuss in einem halben Zirkel stark auswärts uud vorwärts bewegt, oder der eine Fuss wechselsweise über den andern gesetzt werden, um die halbzirkelförmige Bewegung nach Oben und Vornen zu beschreiben.

Der Pferdfuss oder Spitzfuss. So heisst diejenige Misstaltung, bei der nur die Fussspitze den Boden berührt. Die Ferse ist erhoben, die Zehen sind niedergedrückt. Die Zehen und Enden der Mittelfussknochen berühren einzig den Boden, sie bilden mit den übrigen Theilen des Fusses einen Winkel, der sich weniger oder mehr einem rechten nähert. Die Haut, welche die Sohlenfläche der Zehen bedeckt, wird viel dicker, der Gang ist wankend.

Ursachen sind manchmal Verrenkung des Fusses nach vornen, meistens ein Mangel an Uebereinstimmung der Beuge- und Streckmuskeln, so dass letztere stärker sind, als erstere. Häufig beruht das Uehel auf Verkürzung der Wadenmuskeln.

Jörg sah einen Pferdefuss entstehen nach Verletzung des Sprunggelenkes, ich sah es mit Hervortreibung des Sprungbeins nach einer mit Verkürzung des Schenkels geheilten Coxarthrokaze.

Missbildungen der Zehen, deren schiefe Stellung, Verschiebung, Verziehung, von der Struktur der Knochen ausgehend, oder durch ein Missverhältniss der Streck und Beugemuskeln erzeugt; angeboren, durch Verletzungen, oder den Druck enger Schuhe bewirkt, gehören ebenfalls noeh hieher.

Die Klumphand, oder Knollhand. Dieser Uebelstand ist ziemlich selten, daher die Beschreibungen davon ungenügend. Verkürzung der Muskeln und Flechsen veranlassen Verziehungen der Knochen in der Handwurzel, und den übrigen Gelenken der Vorderhand. Häufig ist die Flexion vorwaltend.

Ich behandle ein Individuum, an dem mit einem Ueberbein auf dem Rücken der Wurzel der einen Hand die Finger gebeugt sind, und nicht vollkommen gestreckt werden können, durch Verkürzung der Beugemuskeln der Finger.

Gleichzeitig behandle ich die (nach meiner Benennung) Knollfüsse eines Kindes, bei dem auch beide Hände durch Verkürzung des innern Streck- und Beugemuskels (extensor et flexor carpi ulnaris) im Handwurzelgelenke so gegen den Unterarm gestellt sind, dass sie gegen die Ellenbogenröhre geneigt mit dieser einen Winkel bilden.

Verkrümmungen und Missstaltungen der Finger müssen ebenfalls noch hieher gerechnet werden.

Als deren Ueberzahl oder Missbildung, letztere angeboren oder erworben, der Schneiderdaumen, durch Uebergewicht des Streckmuskels am Daumen; eine vogelklauenartige Hand durch Verkürzung der Beugemuskeln der Finger u. s. w.

Als eines Anhangs zur orthopädischen Pathologie muss noch der veralteten Verrenkungen erwähnt werden, die durch Maschinen ihre successive Einrichtung erhalten können, so wie auch der Lähmungen einzelner Glieder gedacht werden muss, gegen welche ebenfalls orthopädische Apparate gebraucht werden können.

Die bis jetzt gegebene Uebersicht der orthopädischen Krankheiten schliesst mit der Erinnerung an die Wichtigkeit des Einflusses, den dieselben auf die gesammte Oekonomie des ganzen Organismus äussern.

Es wird durch solche Gebrechen die Ausbildung des Körpers gehemmt und die Entwicklung der Seele aufgehalten.

Verkrümmung des Halses bewirkt gehinderte Bildung und Entwicklung des Kopfes, die gekrümmte Seite des Gesichtes bleibt unentwickelt, durch den Druck auf die Blutgefässe wird die Ernährung gestört, durch Druck auf Nerven und Rückenmark erfolgen Störungen in den Funktionen der Sinne u. s. w.

Verkrümmung des Rückgraths veranlasst, abgesehen von der Missstaltung des ganzen Körpers, Druck auf das Rückenmark, Paralysen, Druck der Brust- und Baucheingeweide, Hemmung des Blutumlaufes, Störung der Respiration und Nutrition. Im Allgemeinen Schwäche, Mangel an Ausbildung und Entwicklung, Engbrüstigkeit, Abzehrung u. s. w.

Ausweichung der Rippen bewirkt Druck der Lungen, des Herzens, der grossen Gefässe.

Verunstaltung des Beckens Druck und Leiden der Verdauungs- Harn- und Geschlechtswerkzeuge.

Verkrümmungen der Extremitäten hemmen die Bewegung, Ausbildung, Uebung und Entwicklung des Leibes.

Naturheilung und Prognostik.

In Krankheitszuständen, die so langwierig sind, und deren Heilung für den Arzt und für den Kranken so viele Beschwerden haben, die so anhaltende Gedult und beharrliche Ausdauer fordern, in solchen Fällen, die noch überdiess auf eine bisher wenig gebräuchliche Weise, nämlich durch mechanische Mittel geheilt werden sollen, und deren Behandlung daher noch manchen Vorurtheilen ausgesetzt ist, verlohnt es sich wohl der Mühe, von der Heilung durch die Natur und durch die Kunst, und von der Vorhersagung besonders zu handeln.

Wenn auch in neuern Zeiten Hahnemann sich die Lästerung erlaubt hat, öffentlich zu behaupten, das Heilbestreben der Natur und ihre heilende Kraft sei eine klägliche Selbstquälerei, alle Anstrengungen der Natur und alle ihre Versuche, ein Uebel zu heilen, seien vergeblich und fruchtlos, und zur wahren Heilung einzig und allein seine Kunst erforderlich und dienlich; so wird ihm dieses Niemand glauben, und am meisten der Naturforscher und Arzt erkennen, dass er nicht Herr, sondern Diener der Natur sei, und dass die Naturkraft heile, was kein Geist ergründet und keine Kunst erringt.

Das Wesentliche aber, von dem nun hier die Rede sein muss, beschränkt sich darauf, den Gegensatz zwischen Heilung durch die Natur und Heilung durch die Kunst zu ermitteln, und für den Praktiker handelt es sich darum, in jedem gegebenen Falle zu ermessen, was in diesem bestimmten Falle die Natur thun werde, was ihrer heilenden Kraft überlassen bleiben dürfe und müsse, und was im Gegentheil die Natur und ihre Heilkraft nicht thun werde, was die Kunst unternehmen solle, was diese versuchen dürfe, ja was sie wagen müsse, und was nicht.

Diese Aufgabe ist aber im Grunde Eins mit der Prognostik, und wird durch die Vorhersagung gelösst.

Was der gewöhnlich sogenannte innerliche Arzt durch seine Arzneien zum Wohl oder Nachtheil seiner Kranken thut oder auch nicht thut, darüber ist das Urtheil schwierig, weil die Sache tiefer verborgen, nicht vor Jedermanns Augen liegt, zuverlässiger ist diese Bestimmung in chirurgischen und mechanischen Zufällen, die äusserlich und unverhüllt Jedermanns Blicken offen vorliegend, dem Urtheile des gebildeten und ungebildeten Publikums weit mehr ausgesetzt sind, als die Resultate innerlicher ärztlicher Behandlung.

Im Allgemeinen ist es aber auch gar nicht zu läugnen, dass in äusserlichen, besonders mechanischen Krankheitsfällen dem behandelnden Arzte der Krankheitszustand klarer vor Augen liegt, als in innerlichen Leiden, deren unmittelbare Anschauung und Betastung unmöglich ist; vorausgesetzt, dass der Reproduktions- oder Destruktionsprozess, Konstitution, Dyskrasieen u. s w. keinen Einfluss haben, oder wenn er vorhanden sein sollte, seine Wirkung erkannt ist.

Daher auch der Arzt in seiner eigenen Ueberzeugung hier mit viel mehr Sicherheit angeben kann, was er zum Besten des Kranken gethan hat, als sich solches bei innerlicher Behandlung bestimmen lässt.

Nun giebt es aber auch unter den Aerzten der Ansichten viele und verschiedene. Der Eine überlässt Alles der Natur, und lässt seine Patienten auch sterben oder krüppelhaft werden, weil er der Heilkraft der Natur zu viel, und der Kunst zu wenig vertraut. Der Andere glaubt mit Medikamenten alles erstürmen zu müssen, überschüttet den Kranken von Innen und Aussen mit Arzneien, und stört am Ende die Natur in ihrer heilenden Kraft, weil er dieser zu wenig, und seiner Kunst zu viel vertraut. Der Eine vertraut schwachen, leicht wirkenden Mitteln, der Andere greift kräftig zu, der Eine chemisch, der Andere dynamisch, der Dritte psychisch; Einer innerlich, der Andere äusserlich, und in der Regel gilt es wohl, dass der junge Arzt und Operateur der Kunst, die er gerne übt, gewöhnlich zu viel huldigt und rasch handelt, während der alternde Arzt mit den Jahren zögernd und zaudernd wirkt, und der Kunst misstrauend, der Natur zu viel überlässt.

Daher theilten schon die ältern Aerzte sich in die Spectatores, die Alles von Kochungen und Krisen erwarteten, und in Actores, die rascher handelnd, der Natur mehr in das Handwerk griffen.

Viele werden den Feind bestürmen, im Sturme aber auch sein Land zertreten. Viele werden mit Fabius zaudern, niemals aber den Hannibal schlagen.

Die Erfahrung ist misslich und das Urtheil schwierig.

Hauptsache bleibt aber für jeden Fall immer die

Frage: was in einem gegebenen Krankheitsfalle die Natur und ihre heilende Kraft bewirken, und was diese nicht leisten werde, welche Anforderungen und Aufgaben daher der Kunst gestellt werden können und müssen.

Heilungsprozess oder Genesung sind als Akt und Wirkung von der Heilkraft der Natur verschieden, und die Heilkraft der Natur als Ursache des Heilungsprozesses zu betrachten.

Die ältern Aerzte hatten dieses schon unterschieden, Reil hat es wieder zusammen geworfen. Ob nun nach ältern und neuern Autoren die Heilkraft der Natur eine Physis oder Dynamis, eine Psyche oder Archäus sei, ob man diese Thätigkeit eine ideelle, eine Seele nenne, die den Körper baut und restaurirt, oder ob man das Ernährende, Materielle, die Plastizität als Ursache der Genesung ansehe, oder ob man gar glaubt, dass ein eigenes System von Kräften im Organismus bestehe, das blos dazu bestimmt sei, zu seiner Zeit im Erkrankungsfalle den Körper wieder zu heilen — gleichwie auf den Munitionswagen das fünfte Rad hinten aufgebunden wird — ob man nun Eines von diesen oder Alle zugleich annehme, solches wird hier zu nichts führen, und kann mich auch nichts kümmern.

Heilkraft der Natur ist aber der Inbegriff aller organischen Lebenskräfte, der ideellen und materiellen, die bewusstlos aber dennoch nach Ideen thätig, vereint das Leben bilden und umbilden, und eben so, wie das Leben selber, Krankheit erzeugen, umgestalten und vernichten.

Es sind alle Kräfte des Organismus zusammen, die

geistigen und leiblichen, die den Körper umbilden, wie zum Vortheil, so zum Nachtheil.

Die Heilkraft der Natur fällt daher zusammen mit der Lebenskraft und dem Bildungstrieb, und ist in der Erscheinung Eins mit ihnen. Lebenskraft, Bildungstrieb und Heilkraft sind also wesentlich Eines und identisch.

Alles endliche Ding, so wie das menschliche Leben, besteht in Raum und Zeit, und seine Pole sind Erzeugung und Tod, zwischen diesen Polen liegt ein Prozess, und die Gesammtzahl aller Erscheinungen, die sich zwischen Zeugung und Tod in der Zeit und im Raume an der menschlichen Organisation äussern, bildet deren Lebensprozess.

Diese Erscheinung des Lebensprozesses besteht aus vielen Thätigkeiten, die aber ihre Einheit haben in der Lebenskraft; der Akt aber, durch den diese Thätigkeiten sich offenbaren, ist eben der Lebensprozess.

Der Lebensprozess als Bildungskraft erscheinend, heisst Bildungstrieb; als zerstörendes Prinzip erscheinend, heisst er Krankheitsprozess, als heilende Thätigkeit auftretend Genesungsprozess, oder Heilkraft der Natur. Erst wenn Krankheit gegeben ist, die geheilt werden soll, erscheint der Lebensprozess als Heilkraft.

Da aber für die Erscheinung Alles materiell ist, so erscheint auch der Genesungsprozess im Physischen und Plastischen, also in der Reproduktion.

Die Lebenskraft, bei anwesender Krankheit als Heilkraft, ist innere Bedingung der Heilung, und kann vom Arzte nicht modifizirt werden, indem aber die Erscheinung dieser Kraft an der Krankheit als Heilungs- oder Genesungsprozess modifizirt ist, kann sie durch den Arzt wieder modifizirt werden, und in so fern als der Arzt auf die Art, wie die Natur die Heilung bewirkt, Einfluss hat, kann auch er als heilender Künstler erscheinen.

Um einen mechanischen Fall als Beispiel anzuführen, wähle ich eine Verrenkung. Die Zusammenziehung der Muskeln würde die Heilung bewerkstelligen, wenn der luxirte Knochen nicht gegen einen andern z. B. der verrenkte Oberarm gegen die untere Seite des Schulterhalses gedrängt, und dadurch von der Rückkehr in seine Pfanne abgehalten würde. Der Arzt dehnt die Muskeln aus, schiebt den Oberarmkopf über den im Wege stehenden Knochen, und die Muskeln ziehen ihn in seine Pfanne zurück. Den vollständigsten Beweis hiezu liefert die Einrichtung dieser Luxation nach La Mothe.

Noch auffallender zeigt sich dieses bei Subluxationen, bei denen der Knochen aus seiner Lage getreten ist, die Bänder gedehnt oder gar zerrissen sind, die Muskeln aber den Knochen augenblicklich wieder an seine rechte Stelle reponiren.

Heilkraft der Natur ist mehr der ideelle Begriff, ein Psychisches, Heilungsprozess mehr ein Materielles, Körperliches, meist auf vegetative Reproduktion, auf die Plastizität des Organismus beschränkt, und wenigstens in dieser mehr in Erscheinung tretend. Eine solche Heilkraft der Natur offenbart sich nun allgemein und örtlich. Allgemein als Wundfieber, Fieberkrise, örtlich als Eiterung und Callusbildung u. s. w.

Heilen ist also nichts anders, als den krank gewordenen Organismus so umstimmen, dass er wieder Normgemäss seine Funktionen verrichten könne; Heilung setzt also Krankheit voraus. Wenn nun der Leib immerfort sich bildet, und eine Reihe von Entwicklungen, an deren Schluss erst das Leben aufhört, durchläuft, so ist auch im kranken Organismus immer die Kraft, das Wohlbefinden wieder herzustellen.

Diese Kraft ist nun eine und dieselbe mit der Urkraft des Lebens, und besteht so lange als das Leben selber. Indem diese Kraft ideell Thätigkeit, materiell bildend und reproduzirend ist, weil alle Kraft sich an der Materie offenbaren muss, geht sie einen Prozess ein, und erscheint als Heilungsprozess.

Was nun auf den Organismus den Einfluss hat, dass die verlorne Harmonie der Funktionen wieder hergestellt werde, und was eine Metamorphose hervorrufen kann, dass das Leben in seiner Integrität wieder bestehe, dass heisst Heilmittel.

Heilkraft der Natur ist stets vorhanden, so lange ein Leben individuell ist und für sich besteht, es ist der egoistische Trieb, sich selbst in den Zustand möglichster Vollkommenheit zu versetzen und sich darin zu erhalten. Der Genesungsprozess kämpft gegen die bestehende Krankheit, nnd sucht sie zu entfernen, dieser Prozess selbst aber kann von verschiedener Art sein.

Der Heilungsprozess kämpft gegen die Krankheit mit einer Kraft, die dieser gleich ist, durch allgemeine und örtliche Krisen und Reproduktion, und heilt die Krankheit. Dieses heisst der e r e t h i s c h e C h a r a k t e r.

Der Heilungsprozess kämpft gegen die Krankheit mit einer Kraft, die grösser ist, als diese, er äussert sich stürmisch, so dass der Kampf selbst dem Leben gefährlich wird. Dieses heist der s y n o c h a l e C h a r a k t e r.

Der Heilungsprozess kämpft gegen die Krankheit mit einer Kraft, die geringer ist, als diese, es fehlt ihm die Macht die Krankheit aufzuheben. Dieses heisst der torpide Charakter.

Der Heilungsprozess kämpft gegen die Krankheit mit einer Kraft, die der Krankheit in unrechter Richtung entgegen gesetzt ist, so dass z. B. in Zehrformen zwar Reproduktion besteht, aber statt gutartiger Granulation, wucherndes Fleisch, oder statt kritischer Ausscheidung, Colliquation, dieses nenne ich den perversen Charakter.

Neben dem allgemeinen Charakter einer jeden Krankheit steht nun das Eigenthümliche, das Individuelle einer jeden Krankheitsform. Krankheitsform ist aber das Eigenthümliche, das jeder Krankheit als solcher nach Gattung, Art, Organ, Zeitraum u. s. w. zukommt, Form und Charakter bilden die Krankheit in ihrer Erscheinung. Der Arzt kann nun durch seine Heilmittel die Lebenskraft nicht umstimmen, aber auf Form und Charakter der Krankheit kann er wirken, und dadurch heilen.

Fragt man nun, wie viel von der Heilung einer Krankheit sich der Arzt beilegen dürfe, so heisst die Antwort: der Arzt bezweckt die Herstellung in einem Organismus, der sich selbst heilen will, der aber in diesem Heilgeschäfte auf viele Hindernisse und Schwierigkeiten stösst; und die Natur in solche Verhältnisse gebracht zu haben, die den Heilungsprozess befördern und die Krankheit entfernen, und zur Herstellung der ungetrübten Normalität beitragen, dieses ist der Beruf und das Verdienst des Arztes, und sein Verdienst ist um so grösser, je mehr die Natur in Verhältnisse verwickelt war, die der Heilung widerstrebten, je schwerer der Kampf der Krankheit gegen den Heilungsprozess war, je mehr die Einsicht und Erfahrung des Arztes die Hindernisse erkannte, die dem heilenden Streben der Natur in den Weg treten mussten, und je mehr Schwierigkeit es hatte, diese zu entfernen und den mangelhaften Heilungsprozess zu erregen, zu beschwichtigen, zu bethätigen, umzustimmen u. s. w.

Dieser Satz ist zu allen Zeiten durch die Erfahrung bestätiget worden, und alle Jahrhunderte huldigten ihm. Nur der Brownianismus wollte ihn nicht erkennen. Wie aber dieser die Natur verläugnete, so hat diese ihn auch wieder verläugnet, und solches wird auch der Homöopathen Schicksal sein.

Schwierig ist die Diagnose, und schwer ist es, alle Erscheinungen zu erforschen, sie gehörig zu trennen und zu verbinden, an die rechte Stelle zu setzen, und richtig zu würdigen. Ist dieses aber auch mit grösster Klugheit, Einsicht, Scharfsinn und Erfahrung geschehen, ist das Wesen, die Erscheinung, Verlauf und Ausgang der Krankheit erkannt, so folgt die Aufgabe: die krankhaften Verhältnisse des Organismus zu entfernen, die Harmonie des Organismus zurückzuführen, und die Gesundheit herzustellen.

Der Arzt muss aber bei dem Heilplan den rechten Weg verfehlen, wenn er die Weise verkennt, auf die die Natur selbst sich heilen will. Daher genaueste Beobachtung nöthig, und grösster Scharfsinn erforderlich ist,

Die Heilkraft und der Heilungsprozess der Natur handeln nach blindem Drange, ihr Wirken folgt nicht freier Erkenntniss und Einsicht, ihre Thätigkeit gehorcht keinen von dem Geiste und der Vernunft entworfenen Gesetzen und Regeln, sonderm sie entwickeln eine Reihe von Thätigkeiten, dem allgemeinen Caussalitätsgesetz unterworfen, daher finden sie zwar meist den rechten Weg, weil der Gang, den die Natur sie führt, unbewusst zum Ziele leitet.

Es kann aber in seinem heilsamen Streben der Genesungsprozess auch auf Abwege und Verirrungen gerathen, und Kämpfe und Stürme erregen, so dass die heilenden Bestrebungen gefährlicher sind, als die Krankheit selber; daher sagt schon Gaub: Auch die Natur duldet ihre Irrsale und erzeugt Stürme, die wenn sie übermässig toben, oder allzuschwach sind, oder auf Irrwege gerathen, zu Schaden führen und Untergang bringen.

Wären diese Stürme nicht, so brauchte man keinen Arzt und keine Heilkunst, hier ist aber des heilenden Künstlers Beruf, dass er die Natur, wenn sie auf Abwege geräth, zurückführe zum rechten Pfad — und so wird der Arzt durch seine Erkenntniss und Wissenschaft Beschützer und Pfleger der unmündigen Natur und ersetzt durch bewussten Geist und Einsicht, was sie versieht in ihrem dunkeln Drang.

Die Heilkraft der Natur kommt aber wie dem ganzen Organismus so jedem einzelnen Systeme und Organe zu.

Aus diesen Sätzen, die der Natur ihr Recht einräumen, und dem Arzte seinen Wirkungskreis anweisen, geht als Resultat hervor: die Heilkraft der Natur ist Eins mit der Lebenskraft und bewirkt den Heilungsprozess, dieser kann durch äussere und innere Einflüsse auf Abwege gerathen, und das ganze Heilgeschäft des Arztes beruht darauf, der heilenden Kraft der Natur zu vertrauen und zu folgen, dann aber, wenn die Natur im blinden Triebe handelnd den rechten Weg verfehlt, durch Vernunft und Erfahrung in frei bewusster Thätigkeit das Toben zu beruhigen, den Sturm zu beschwichtigen, die Windstille durch kräftigen Hauch zu beleben, das verschlagene Fahrzeug durch richtiges Steuer zu leiten u. s. w.

Nach diesen allgemeinen Ansichten nun die Untersuchung der Frage:

Wie viel darf in jedem gegebenen Falle orthopädischen Leidens der Arzt der Natur zur Heilung überlassen, und was muss seine Kunst zur Herstellung des Kranken leisten und versuchen?

In der Abhandlung von der Pathologie sind alle Krankheiten des Gliedersystems aufgführt, in so fern sie auf orthopädische Leiden Einfluss haben, und am häufigsten als Ursachen mechanischer Uebel und Missstaltungen vorkommen.

Nachdem diese, wie sie heissen, Krankheitserzeugnisse einmal in die Darstellung aufgenommen sind, wesentlich aber in andere Gebiete der Heilkunde gehören, so müssen sie durch Andeutung ihrer Prognostik und Therapie auch wieder daraus entfernt werden; denn es handelt sich hier bloss um eine Prognostik der orthopädischen Krankheiten.

Im Ganzen genommen fordert die ganze erste Abtheilung der Krankheiten des Gliedersystems, die Krankheitserzeugnisse, therapeutische Hülfe der Medizin und Chirurgie, je nachdem sie dynamisch oder mechanisch sind, in der zweiten Abtheilung, den Bildungsfehlern ist mehr die mechanisch orthopädische Hülfe angezeigt. Es ist aber wohl zu beachten, dass bei den orthopädischen Krankheiten, die als Krankheitserzeugnisse bestehen, oder in deren Folge entstanden sind, die Vorhersagung der veranlassenden Krankheit eintritt, so z. B. bei Verkrümmung der Wirbelsäule durch Vereiterung und Zerstörung der Wirbel, die Vorhersagung dieser Caries eintritt, von der die Heilung der Verkrümmung mit mehr oder minder Verunstaltung oder gar die Unheilbarkeit des Uebels abhängig bleibt.

Hat aber die veranlassende Schädlichkeit ganz aufgehört, ist das Uebel und Leiden, das die Formverletzung und orthopädische Krankheit zurückliess, ganz geheilt und gehoben, dann kann dieses als nicht bestehend betrachtet, und der orthopädische Fehler als solcher der Vorhersagung unterworfen werden, die die Orthopädie zu lehren hat. Z. B. Bei einer durch Verwundung und schlechte Vernarbung entstandenen Kontraktur bleibt die Wunde ausser Betracht und die Verkrümmung wird als schlechthin orthopädisch behandelt.

Bei den eigentlichen Bildungsfehlern findet dieses nun nicht Statt, und diese sind unmittelbar, idiopathisch-orthopädisch.

In der Regel ist also der ursächliche Krankheitsprozess, der eine Verkrümmung veranlasste, erloschen, wenn diese zur mechanischen Behandlung kommt, und der orthopädische Arzt hat es bloss mit der im Gliedersysteme zurickgeblienen Wirkung der kausalen Schädlichkeit zu thun.

In der Regel sagte ich; denn es kann doch auch Fälle geben in denen ehe die veranlassende Schädlichkeit geheilt ist, oder geheilt werden kann, mechanische Hülfe nöthig ist. So bei skrophulösen Zufällen bei Rhachitis, bei höchst schwachem Muskelsysteme, welche Zustände bedeutende Verkrümmungen ergeben können, wenn ihnen nicht noch vor Heilung der Dyskrasie, wenigstens in manchen Fällen, durch mechanische Hülfe begegnet wird.

Im Allgemeinen aber setzt die Orthopädie eine übrige relative Gesundheit voraus, und bestimmt darnach ihre Prognostik und Therapie.

Mit orthopädischen Krankheiten können aber andere Zufälle komplizirt und verbunden sein, die weder in ursächlichem Verhältniss zur Verkrümmung stehen, noch deren Folge sind. Rheumatismus, Gicht, Skropheln, Syphilis, können neben einem angebornen Klumpfuss bestehen; ein Mädchen mit Rückgrathskrümmung kann Catarrh, Masern, Scharlach bekommen, ohne dass die Zufälle im ursprünglichen Verhältniss zu einander stehen.

Es können aber von Verkrümmungen auch Zufälle erzeugt werden, durch Druck eines verschobenen Rückgraths und verkrümmter Rippen Engbrüstigkeit, Schwerathmigkeit; Störungen der Nutrition durch Verschiebungen der tiefer gelegenen Theile des Rückgraths, Beschwerden der Sekretion und Exkretion durch Verkrümmung und Missstaltung des Beckens.

Die Arten dieser Zufälle und ihr Verhältniss zu einander müssen genau betrachtet werden und ich bezeichne sie als:

Kausale Zufälle, die eine Verkrümmung veranlassen, als Rhachitis Skropheln, Muskelschwäche, Knochenerweichung u. s. w.

Konsekutive Zufälle, die in Folge der Verkrümmung erst entstehen, als Engbrüstigkeit, Abzehrung u. s. w.

Komplizirte Zufälle, die ohne das Verhältniss von Ursache und Folge neben der orthopädischen Krankheit bestehen, als Masern, Scharlach u. s. w.

Die Prognose der orthopädischen Krankheiten ist im Allgemeinen bei Weitem besser, als man sie bisher genommen hat, und in Fällen, wo auch keine vollständige Heilung mehr möglich ist, lässt sich doch noch recht häufig Besserung bewirken. Der Erfolg orthopädischer Heilungen ist für jetzt sogar oft überraschend, weil man gewohnt war, dem Mechanismus nichts zu vertrauen, derselbe aber an seinem Orte eben so viel bewirkt, als alle andere Kurmethoden nur immer bewirken und leisten können.

Die Krankheitszustände, die die Orthopädie heilen soll, sind häufig organische Krankheiten d. h. solche, bei denen die Masse und Form organischer Theile, wenn auch nicht in ihrer Materie durch einen spezifischen Krankheitsprozess ergriffen, doch in ihrer Struktur und Gestaltung eine Umbildung erlitten hat, es beruht also die orthopädische Heilung häufig auf Rückbildung und Umbildung der Form und Struktur organischer Theile zum Normaltypus.

Die Wunder, die in der Art die Natur zur Heilung wirkt, sind oft ganz ausserordentlich, und wo diese nichts mehr thut, wird weder Dynamik noch Mechanismus des Arztes etwas ausrichten; Beispiele solcher Umbildungen sind aber zu Anfang der Pathologie schon angegeben.

Heine sagt mit Recht, dass orthopädische Heilungen, wenn auch durch mechanische Mittel, nur auf dynamischen im vegetativen Prozess zu erregenden progressiven und regressiven Metamorphosen, in Umbildung pathologischer Produkte, sowohl in knöchernen als in weichen Gebilden bestehend, beruhen.

Diese progressive und regressive Metamorphose liegt nun für die Orthopädie in der Ernährung und Bildung des Gliedersystems, und je mehr diese Organe als Flechsen, Knorpeln, Knochen, Bänder u. s. w. unter diejenigen Gebilde gehören, die mehr lymphatischer Natur sind, und in denen der Bildungsprozess träger vor sich geht, um so langsamer ist auch die progressiv fortschreitende Destruktion der Krankheit, und der regressiv wieder zu erweckende Rekonstruktionsprozess der Genesung.

Das edelste Gebilde des Gliedersystems sind die Muskeln, das zusammengesetzteste die Gelenke, in demselben Verhältniss steht auch ihr Erkranken und Genesen. Die Krankheiten der Muskeln werden sich schneller umwandeln, als die der Knochen u. s. w.

Ueber diese Verhältnisse hat die der anatomischen Beschreibung des Gliedersystems angehängte Bildungsgeschichte schon einigen Aufschluss gegeben, so weit er für den jetzigen Zweck nöthig ist.

Die gesammte Bildung und Umbildung der organischen Theile, sowohl in Umwandlung der Materie selber, als in Umgestaltung deren Form und Struktur, ist aber für jedes Individuum eigenthümlich und hängt ab von der Energie und Thätigheit seines Bildungstriebes, der Eins und dasselbe ist mit dem Lebensprozess.

Es ist also auch die Rückbildung ausgearteter, erkrankter Theile zur Normalität, oder der Heilungsprozess, bedingt von der Energie des Lebensprozesses. Dieser aber wird von verschiedenen Einflüssen und

Zuständen abhängig gefunden. Deren sind ungefähr folgende:

Das Alter. Im kindlichen Alter überwiegt die Bildung und Reproduktion, im mittlern Alter halten diese das Gleichgewicht mit der Destruktion, und im höhern Alter überwiegt diese. Heilung orthopädischer Krankheiten gelingt aber am besten bei noch unvollendeter körperlicher Ausbildung, also vor dem ein und zwanzigsten Jahre. Doch machen recht zarte Subjekte auch hievon Ausnahme.

Das Geschlecht. Das weibliche Geschlecht ist zarter, der Knochen weniger gross und stark, der Muskel schwächer. Mädchen leiden mehr als Knaben an Verkrümmungen, sie sind aber an diesen auch leichter zu heilen.

Die sechs natürlichen Dinge. Speisen und Getränke, Luft und Licht, Ruhe und Bewegung, Schlaf und Wachen, Absonderungen und Ausleerungen, Gemüthsbewegungen und Leidenschaften, äussern grossen Einfluss auf die Entwicklung und deren Gestaltung.

Constitution und Anlagen. Deren Verschiedenheit und Mannigfaltigkeit nur angedeutet, nicht ausgeführt werden kann.

Beschäftigung. Art des Erwerbes, Unterricht, Gewohnheiten, Idiosynkrasieen, Reife des Körpers, und einzelner Systeme desselben.

Dyskrasieen kausale, komplizirte, angeborne, erworbene Krankheitsanlagen, wirkliche Krankheiten u. s. w.

Durch solche Momente wird der Lebensprozess, oder was einerlei ist, der Heilungsprozess der Natur modifizirt, und umgestimmt. Das Auffinden des einzelnen treffenden Punktes bleibt immer dem Scharfsinne des Arztes überlassen.

Am sichersten lässt sich aber die Vorhersagung bestimmen nach den Varietäten der orthopädischen Krankheiten. Dahin setze ich nächst der Aufstellung einer organischen Mechanik das grösste Verdienst meines Buches. Es giebt nämlich hier die Diagnose schon von selbst die Prognose und Therapie. Diese Varietäten sind aber die Curvatura habitualis, muscularis, ossaria et dyscrasica. Von diesen nun etwas ausführlicher.

Curvatura habitualis. Die von Gewohnheit, Stellung, Haltung, Art der Beschäftigung, zu früher und grosser Anstrengung, vom Einfluss der Kleidung u. s. w. herrührende Krümmung und Missstaltung erleidet wohl die günstigste Vorhersage, indem oft nur Aufhebung der Ursachen zur Heilung erforderlich ist.

Curvatura muscularis. Die von Verkürzung der Muskelgebilde erzeugte Missstaltung ist schon hartnäckiger und langwieriger, als die vorige Art, giebt jedoch ebenfalls eine günstige Vorhersage. Erweichung verhärteter, Stärkung erschlaffter, vor Allen aber Ausdehnung verkürzter Muskelparthieen gestatten und bewirken die Heilung.

Curvatura ossaria. Noch hartnäckiger als die beiden vorigen Arten ist die von Form- und Strukturveränderungen der Knochen bewirkte Missstaltung des Körpers, ohne dass jedoch hier noch eine eigenthümliche Krankheit des Organismus besteht, die den Knochen spezifisch ergreifet. Zur Curvatura ossaria gehören Erweichung, Abschleifung, Störung der Reproduktion, Verbiegung, Rarefaktion der Knochen u. s. w. Auch hier erfolgt, wiewohl schwerer, als in den vorigen Arten, die Genesung.

Curvatura dyscrasica. Hier besteht eine spezifische Krankheit im Organismus, deren Resultat die Missstaltung ist. Hier ist die Curvatur sekundär, und die Prognose von der der Dyscrasie bedingt. Diese aber zu erkennen und zu heilen gehört in die Therapie.

Dass nur die drei ersten Arten mechanische Heilung zulassen und schon die dritte nur mit grosser Rücksicht auf allgemeine und örtliche Ernährung und Reproduktion, und dass bei der letzten Art höchstens hie und da palliativ oder gar nicht durch Mechanismus gewirkt werden kann, versteht sich wohl von selbst.

Endlich ist noch die Dauer und der Zeitraum des Uebels, seine Grösse und Ausdehnung u. s. w. in Erwägung zu ziehen um dessen Prognostik zu entwickeln.

Die Vorhersagung der Einzelnen Arten der Verkrümmungen ist ungefähr folgende:

Am Halse. Am leichtesten heilt die durch Verkürzung der Haut, schwerer die durch Verkürzung der Muskeln, am schwersten die durch Destruktion der Knochen begründete Schiefheit. Spondylarthrokaze und Anchylose gehört nicht mehr in das Gebiet der Orthopädie.

Am Rückgrath. Die Seitenkrümmung scheint am günstigsten zu sein. Vor dem sechsten bis achten Jahr kann gänzliche Heilung erfolgen, auch wenn das Uebel gross ist; ein Alter von neunzehn bis zwanzig Jahren verspricht weniger, ist aber noch immer günstig, bei Weibern mehr als bei Männern. Die Rückwärtskrümmung ist ungünstig nach der Periode der Pubertät. Die Vorwärtskrümmung ist die ungünstigste, aber sie ist selten gross, und nicht sehr häufig vorkommend. Den Varietäten nach ist natürlich die durch Stellung und Haltung veranlasste, ihr zunächst die durch einseitige Ausdehnung und anderseitige Verkürzung der Muskeln entstandene Krümmung am leichtesten zu heilen. Abhängig ist die Heilung von der Möglichkeit erschlaffte Muskeln zu stärken, verkürzte auszudehnen. Destruktion der Knochen erfordert lange Zeit zu ihrer Wiederbildung, z. B. an einseitig abgeschliffenen Wirbeln, Gelenkköpfen. Complikation mit andern Krankheiten, Caries, Skropheln u. s. w. giebt die schlimmste Vorhersage. Anchylose ist unheilbar.

Am Becken. Diese Verunstaltungen sind meist bedingt von Krümmungen des Rückgraths oder Dyskrasieen, haben daher die diesen zukömmende üblere Vorhersage.

An Rippen, Brust- und Schlüsselbeinen. Die Vorhersage ist günstiger, weil das Uebel leicht zu erkennen und ihm leicht beizukommen ist; und die Verunstaltungen häufiger von Muskeln und Knochen, als von Dyskrasieen herrühren. Bei Leiden innerer Organe, Anschwellung der Lungen, Aneurismen, gilt eine von diesen, bei Rückgrathskrümmungen eine von diesen und deren Ursache bedingte Prognose.

Die Verkrümmungen an den Extremitäten. Diese beruhen meist auf Verkürzung der Muskeln, und haben daher auch eine ziemlich günstige Prognose, so lange Alter des Kranken und der Krankheit, Dyskrasieen u. s. w. nicht besonders im Wege stehen. Theils die Zugänglichkeit der Krankheit, theils der Sitz in den Muskeln, lässt hier mehr von der Behandlung hoffen, als sonst der Fall sein würde.

Syphilitische Knochenauftreibungen, skrophulöse Caries, arthritische Concremente, Anchylose u. s. w. wird der Orthopäde nicht heilen.

Auch die angebornen Missbildungen, die Klumpfüsse und sonstige Missstaltungen geben, so lange sie sich in ihrer anomalen Lage noch nicht zu sehr befestiget haben, eine günstige Prognose.

Aus dieser Prognostik ergiebt sich nun, was der Orthopäde in vorkommenden Fällen der Natur überlassen dürfe, was er zur Heilung in andere Gebiete der Arzneikunde verweisen, und was er durch den Mechanismus seines Verfahrens bewirken und erreichen müsse.

Bei einer Missstaltung, die aus übler Haltung entstanden ist, wird die Natur Vieles, vielleicht Alles zur Heilung beitragen, sobald nur die veranlassende Schädlichkeit gehoben ist, bei einer Krümmung, aus einseitiger Zusammenziehung der Muskeln entstanden, wird Erweichung der verkürzten Parthieen und Stärkung der erschlafften Antagonisten erforderlich, und die Heilung ohne Ausdehnung und Streckung durch mechanische Mittel nicht gelingen; bei Verunstaltungen, die sich aus Formfehlern der Knochen gebildet haben, ist dem Mechanismus das weiteste Feld geöffnet, indem die Maschine die Kraft der Muskeln ablösen und den zu rekonstruirenden Knochen vor Druck und den ganzen Körper vor Missstaltung sichern muss; bei Krümmungen endlich aus eigenthümlichen Krankheiten, so lange diese selbst noch als Destruktionsprozesse des Gliedersystems bestehen, hat der orthopädische Arzt sehr wenig oder gar nichts zu thun.

Am Ende dieses Abschnittes noch die Beantwortung

einer Frage, die schon zu manchem Missverstand Anlass gegeben hat, nämlich: Sollen neben dem Gebrauche der mechanischen Mittel gegen die Missstaltung auch noch andere Mittel gegen andere im Körper gleichzeitig bestehende Krankheitszustände angewendet werden?

Die Antwort geht dahin: Causale und komplizirte Krankheiten müssen gleichzeitig neben dem Mechanismus auf andere Weise behandelt werden, d. h. deutlicher, alle Krankheitszustände, die als Ursache und Veranlassung auf die Missstaltung einwirken, als Schwäche der Muskeln, Skropheln, Rhachitis müssen gleichzeitig auf das Sorgfältigste behandelt werden; desgleichen Catarrhe, Ausschläge und alle Uebel, die ohne kausales Verhältniss zur mechanischen Missstaltung bestehen, dagegen alle konsekutive Zufälle, d. h. solche, die als Folge der Verkrümmung entstanden sind, als z. B. Engbrüstigkeit und Schweratbmigkeit bei Verkrümmung der Rippen, Störung der Reproduktion und Ernährung bei Druck der Wirbel auf die Verdauungswerkzeuge, paralytische Zufälle beim Druck verschobener Knochen auf die Nerven u. s. w. keiner eigenen Behandlung bedürfen, sondern mit der Heilung des mechanischen Fehlers von selbst verschwinden.

Langwierig sind alle diese Heilungen, sie fordern viele Zeit, und an Gedult darf es weder dem Kranken noch dem Arzte fehlen. Beharrlichkeit und Ausdauer werden zu einer Heilung Monate, ja Jahre, und mehrere Jahre lang erfordert.

Therapie.

Die Erfahrung lehrt, dass die Natur nicht alle Gebrechen des menschlichen Leibes heile, sondern der ärztlichen Kunst auch noch Vieles zu thun übrig lasse; in dem Abschnitte, in dem ich von der Naturheilung handelte, habe ich mich zu zeigen bemüht, Wann und Wo die heilende Kunst eingreifen und der Natur zu Hülfe kommen solle, in dem gegenwärtigen Abschnitte von der Therapeutik soll das Wie, die Art und Weise dieses Eingreifens in den Prozess der Natur dargestellt werden.

Wie aber die ganze vorliegende Abtheilung meiner Orthopädie nur eine allgemeine ist, so ist auch die Therapie die allgemeine, der in den folgenden Theilen die spezielle folgt; und in diesem Abschnitte, von aller Litteratur mehr noch, als bisher verlassen, und auf einzelne hingeworfene Andeutungen beschränkt, muss ich auch in diesem Abschnitt, als erstem Versuch einer systematisch zusammengestellten orthopädischen Therapie, auf die Nachsicht des Lesers Anspruch machen.

Die Heilkraft der Natur ist ein dynamisch-chemischer Prozess des Bildens, der also im Mechanismus erlöscht, und wenn derselbe auch mechanisch erkrankte Gebilde des menschlichen Leibes umbildet und rückbildet, so greift er doch nicht unmittelbar in den Mechanismus ein, und man sieht leicht, welch ein grosser Wirkungskreis dem unmittelbar eingreifenden heilkünstlerischen Mechanismus überlassen bleibt.

In dieser Hinsicht ist die Metamorphose und Rekonstruktion erkrankter Theile nur ein mittelbarer Akt, der allmählig die Gebilde umgestaltet und dadurch auch ihren Mechanismus ändert, und es ergiebt sich von selbst die Wichtigkeit, die der auf den erkrankten Mechanismus des menschlichen Leibes unmittelbar angewendete Mechanismus der Heilkunst haben und äussern müsse. Daher man denn die Restauration und Rekonstruktion ausgearteter Gebilde unter den treffenden Verhältnissen der Natur überlassen, auf den abnormen Mechanismus aber unmittelbar mechanisch einwirken kann.

Ob wirklich zur Heilung mechanischer Gebrechen heilkünstlerischer Mechanismus nothwendig sei? ist eine Frage, die für einen allenfallsigen Zweifler etwas genauer erörtert werden muss.

Es ist zwar die heilende Kraft der Natur eine göttliche Kraft, die mehr thut, als alle Kunst der Aerzte, es giebt aber dennoch Fälle, in denen sie nicht zureicht und der Unterstützung bedarf, wie schon im vorigen Abschnitte gezeigt worden ist. Es sei nun um Beispielsweise zu sprechen eine Rückgrathsseitenkrümmung in etwas bedeutendem Grade gegeben, allenfalls die Varietät, die Curvatura ossaria heisst. Es sind hier die Muskeln an der konvexen Seite der Bogen widernatürlich ausgedehnt, an den konkaven Seiten der Bogen übermässig verkürzt, die Wirbelknochen nach einer Seite niedriger als der andern, so dass sie die schiefen Flächen bilden, von denen in der Pathologie die Rede war. Nun müssen um Heilung zu erzielen die ausgedehnten Muskeln verkürzt, die verkürzten ausgedehnt werden, es muss der Druck auf die abgeschliffenen Wirbelflächen vermindert oder aufgehoben werden, weil dieser nicht allein der Rekonstruktion im Wege steht, sondern im Gegentheil die Resorption befördert, das Uebel also schlimmer macht.

Die Kontraktion steigert sich nun in den einmal kontrahirten Muskeln immer mehr, der einmal verschobene Schwerpunkt drängt immer mehr gegen die niederste Stelle, durch den Zug der verkürzten Muskeln wird das Rückgrath immer mehr verkrümmt, die Resorption der Wirbel also durch vermehrten Druck gesteigert; das Nachgeben der Wirbel aber reizt die Muskeln zu immer grösserer Kontraktion, und das Uebel wird immer grösser.

Wird die Heilkraft der Natur dieses Alles überwinden? Wohl nicht.

Aber eine dynamische Heilmethode möchte vielleicht Hülfe leisten? Wohl auch nicht.

Denn Muskelexpansion und Kontraktion sind ja so gut heilende als krankmachende Thätigkeit; ist aber die heilende Thätigkeit auf falschem Wege, kontrahirt wo sie expandiren, expandirt wo sie kontrahiren sollte, so wird sie nicht heilen. Das Gesetz der Bildung und Umbildung erzeugt Resorption wo Druck, neue Bildung wo Freiheit von demselben ist, es ist dieses so gut heilende als krankmachende Kraft; resorbirt aber diese Kraft wo sie rekonstrüiren sollte, so wird sie nicht heilen. Eine dynamische Behandlungsweise wird nie dem Uebel das Gleichgewicht halten, eine Dynamik wird den verkürzten Muskel nicht strecken, und den sinkenden Schwerpunkt nicht unterstützen, also den Druck des Oberleibes auf die Wirbel nicht aufheben. Die Natur heilt also dieses Uebel so wenig als die Dynamik, und es bleibt dem Mechanismus überlassen.

Man betrachte Klumpfüsse; die verkürzten Muskeln ziehen den ganz normalen Knochen aus seiner Lage, er bleibt und befestigt sich dort, wohin die Muskeln ihn gebracht haben und festhalten, und wird endlich selbst missbildet. Oder ruht die Last des ganzen Körpers auf einem halbverkrümmten Gliede, das keine Unterstützung der Kunst erhält, so wird die Missbildung immer grösser, und nicht Natur und nicht Dynamik wird Hülfe gewähren, wenn es nicht der Mechanismus thut.

Die Nothwendigkeit des Mechanismus zur Heilung mechanischer Gebrechen ist also hinlänglich nachgewiesen.

Darf nun der organische Leib auch mechanisch behandelt werden? Dieses ist eine andere Frage, die aber durch die Nothwendigkeit der mechanischen Behandlung schon bejahend beantwortet ist. Die Natur der Sache giebt es schon, dass wenn der organische Leib auch ein mechanisches System in sich trägt, und dieses auf mechanische Weise erkranken kann, solches auch mechanisch geheilt werden könne.

Bei den so häufig vorkommanden Verrenkungen und Beinbrüchen ist der Mechanismus schon längst anerkannt und angewendet, und die Orthopädie sucht ihn nur zu vollenden.

Uebrigens ist aber hier der Ort nicht, durch spitzfindige Theorieen und viele Worte beweisen zu wollen, was die Erfahrung schon längst mit höchster Evidenz entschieden hat, und Der wird an der Nothwendigkeit und Nützlichkeit der mechanischen Behandlung nicht mehr zweifeln, der die Resultate der Behandlung mechanischer Krankheiten durch mechanische Mittel gesehen hat.

Die Orthopädie behandelt nun zwar mechanische Krankheiten durch mechanische Mittel, aber nicht durch den künstlichen Mechanismus allein; denn ohne Ernährung und Erhaltung durch das Blut, und ohne Erregung und Belebung durch den Nerv vermag das organische Gebilde auch in seinem Mechanismus nicht zu bestehen; in diesem Verhältnisse steht sein Erkranken, in diesem Verhältnisse muss auch seine Heilung stehen. Das Wechselverhältniss von Dynamik und Mechanismus in der Organisation ist unauflösslich, so wie Eines durch das Andere besteht, muss es auch erkranken und geheilt werden.

Die Anforderungen aber, die der orthopädische Arzt zu erfüllen, die Aufgaben die er zu lösen hat, sind die

Heilanzeigen oder Indikationen, nämlich:

1. Entfernung der Ursachen, die die Verkrümmung hervorgebracht haben;
2. Zurückbringung der verkrümmten und missstalteten Gebilde zur normalen Struktur und Funktion, und Erhaltung darin;
3. Erregung eines dynamischen Prozesses zur Umbildung und Umgestaltung der verkrankten Organe und deren Rekonstruktion;

4. Palliative Behandlung und Linderung der Beschwerden bei unheilbaren Uebeln.

Die Ursachen der orthopädischen Krankheiten sind meist chronisch-dynamische Uebel; in den meisten Fällen, die Heilung zulassen, Leiden des Muskelsystems, allgemeine Schwäche, Verkürzung der einen, Ausdehnung der andern Parthie, diese bedürfen allgemeine Stärkung, Erweichung oder Reizung, je nachdem sie verkürzt oder ausgedehnt sind. Eben dahin gehören auch die pathologischen Zustände der Knochen, die ganz besondere Rücksichten zu ihrer Umgestaltung erfordern. Eben so gehören anderweitige Krankheiten des Organismus hieher. Diese erste Indikation, die Berücksichtigung der Ursachen ist grösstentheils dynamischer Art.

Die Zurückbringung und Erhaltung der ausgewichenen und verkrümmten Gebilde, als zweite Indikation, ist mehr mechanischer Art und fast ausschliesslich im Mechanismus begründet, und dieses ist das eigentliche Gebiet der orthopädischen Mechanik.

Die Erregung eines Umbildungs- und Rekonstruktionsprozesses ist unter Mitwirkung des Mechanismus wieder mehr dynamisch; und endlich

Die möglichste Abhülfe von Beschwerden in unheilbaren Zuständen, so weit es strenghin die Orthopädie vermag, wiederum mehr mechanischer Art.

Die Ausführung dieser Heilanzeigen geschieht nun aber auf dynamische oder mechanische Weise, und meistens kann nur von einem zweckgemässen Ineinandergreifen der Dynamik und des Mechanismus ein günstiger Erfolg erwartet werden. Einer genauern Uebersicht wegen sind diese beiden Arten der Behandlung hier getrennt, indem sie als mechanische und dynamische Heilmittel, gleichsam als apparatus medicamentorum orthopädicus dastehen, und ein fernerer Abschnitt, der von Ineinandergreifen der dynamischen und mechanischen Behandlungsweise handelt, bildet eine therapia generalis orthopædica.

Dynamische Behandlung.

Sie zerfällt in die diätetische und therapeutische. Beide führen zu einem Zwecke und müssen daher sich entsprechen, und da hier meistens die langwierigsten chronischen eingewurzelten Uebel zu behandeln sind, so muss oft eine zweckmässig geregelte Diät mehr leisten, als alle arzneiliche Behandlung.

Die Varietäten der orthopädischen Krankheiten als Curvatura habitualis, muscularis, ossaria, dyscrasica, geben hier vorzügliches Licht für die Therapie, und ist die Diagnose richtig gefunden, so kann es der Behandlung nicht fehlen.

Hieher gehört vorzüglich die Erfüllung der ersten und dritten Heilanzeige, nämlich Entfernung der Ursachen und Erregung des Rekonstruktionsprozesses.

Wenn daher nun ausfindig gemacht ist, dass eine dynamische Krankheit, und welche, der orthopädischen zu Grunde liege, so muss diese geheilt werden. Es ist daher höchst nöthig zu untersuchen, ob diese Krankheit selbst noch fortdaure, oder bloss ihr Produkt, nachdem sie selbst erloschen ist. Schwierig ist Diagnose und Heilung, wenn eine eingewurzelte noch nicht ganz, oder nur halb erloschene dynamische Krankheit die orthopädische begründet. Dauert diese Krankheit noch fort, so muss sie geheilt werden, und es kann bis zur Heilung dieser Krankheit die orthopädische Behandlung nur palliativ eintreten.

Ganz streng genommen gehören aber solche Zufälle gar nicht in die Orthopädie, und erst nach Heilung der ursprünglichen Krankheiten kommen die zurückgebliebenen Bildungsfehler zur mechanischen Behandlung, oder was Hauptsache sein muss, die Orthopädie behandelt eigentlich nur Formverletzungen und Strukturfehler, die für sich, ohne Komplikation mit, und ohne Erzeugung durch eine anderweitige dynamische Krankheit bestehen, oder gar schon angeboren sind.

Dennoch macht aber auch in solchen ganz rein orthopädischen Fällen die dritte Heilanzeige, die Erregung des Rekonstruktionsprozesses ein dynamisches Heilverfahren nöthig.

Wie man eine Arthrokaze, Rhachitis, Skropheln, Caries u. s. w. durch Diät und Arzneien heilt, das geht den Orthopäden nichts an, dieses muss in andern Gebieten der Heilkunde gelehrt werden.

Es muss jedoch recht oft die Resorption übermässig wuchernder, oder die Bildung und Ernährung verkrümmter Organe, die Konsolidation erkrankter oder unvollständig gebildeter Knochen bewirkt werden, vor Allem aber die Stärkung erschlaffter und geschwächter, die Erweichung und Ausdehnung verkürzter Muskeln, es muss auf Erschlaffung, Anschwellung und ähnliche Zustände der Ligamente gewirkt werden u. s. w.

Wie auch dieses auf die sogenannte innerliche Weise durch Diät und Arzneien geschehen müsse, davon soll hier nicht die Rede sein, es ist Gegenstand der allgemeinen Therapie und Chirurgie, nur die wichtigsten

Mittel, die schlechthin orthopädisch wirken, sollen aufgezählt werden.

Dahin gehören:

Einreibungen auf die erkrankten Gebilde von fetten erschlaffenden, oder aromatischen spirituösen Mitteln, so dass hier nicht der Mechanismus des Reibens, sondern die eingeriebene Substanz wirkt. Man reibt daher auch auf der verkürzten Seite erweichende, erschlaffende, auf die ausgedehnte Seite geistige und reizende Mittel ein.

Dergleichen sind bei Straffheit und Verkürzung öligte Mittel, Ochsenmark, Gänsefett, Eibischsalbe; bei Schlaffheit geistige Dinge, Melissengeist, Rosmarin; Lavendelgeist, Kajeputöl, Therbenthin, Phosphoräther, Kantharidentinktur. Bei Entzündung und Anschwellung Quecksilber, bei Empfindlichkeit und Schmerz Opium, Belladonna, bei Muskelschwäche Chamillenpulver u. s. w.

Man gebraucht Dämpfe, Cataplasmen, Fomentationen, Waschungen, Bäder, kalte, warme, von Wasser, Seife, Kräutern, Wein, Stahl, Malz, Trebern, Sand, Asche, Schwefel, ferner Dampfbäder von Wasser-Schwefeldempfen, endlich Tropf-Sprützbäder u. s. w.

Elektrizität und Galvanismus zur Erregung der Muskeln, müssen auch hier noch genannt werden.

Der Apparat der hier genannten Mittel ist zwar sehr gering, er könnte aber ausserordentlich erweitert werden, wenn man aus der Arzneimittellehre die Medikamente und aus der allgemeinen Chirurgie das Verfahren abschreiben wollte, und der grösste Theil des dynamischen Verfahrens gehört doch nicht hieher, wo eigentlich nur von mechanischen Heilmitteln die Rede sein soll.

Mechanische Behandlung.

Die mechanische Behandlung ist ein unmittelbares Eingreifen auf äussere Gebilde, um auf sie selbst und die tiefer liegenden Theile zu wirken. Ihre Wirkung geht zunächst fast immer nur auf die Lage und Form der Gebilde, seltener, dass durch mechanische Mittel auch zur Erregung der Metamorphose beigetragen wird, doch ist auch dieses oft genug der Fall.

Hier steht mit Recht der von Scarpa zuerst aufgestellte Satz:

Verkrümmte Theile werden am Besten durch eine gradweise angebrachte und allmählig verstärkte Kraft zur Normallage zurückgeführt.

Die mechanische Behandlung, die nun eigentlich der Hauptgegenstand der orthopädischen Therapie ist, zerfällt in die Leibesübungen, die Manipulationen, Bandagen und Maschinen.

Leibesübungen.

Darunter gehören:

Haltung, Stellung, Aufmerksamkeit auf üble Gewohnheiten Bemuhung solche zu vermeiden, schlechte Stellung, schiefes Sitzen, Angewöhnung in dieser oder jener Lage zu arbeiten abzulegen, Uebung des festen Willens zu besserer Haltung, und Verhütung der Ursachen u. s. w.

Liegen auf ebenen Flächen, Matratzen ohne Kissen, auf festen Matratzen von Haaren, Seegras, Stroh, ohne Federkissen, Liegen auf der künstlichen schiefen Ebene, planum inclinatum, aber mit gehöriger Rücksicht auf

Ruhe und Bewegung, weil zwar die Knochen während des Liegens in ihrer Lage bleiben, aber bei zu langem Liegen durch Mangel an Gebrauch und Uebung die Muskeln schwach werden und erschlaffen; und dagegen Liegen nach langem Sitzen oder Stehen, besonders bei muskelschwachen Subjekten.

Bewegungen, Gehen, Laufen, Springen, Spielen, Wälzen im Grase oder auf Sand, als aktive, in Schaukeln, Caroussel, Rollbetten, Sesselwägelchen, als passive Bewegung.

Beschäftigung, entweder allgemeine Entwicklung des Körpers befördernd, und als Uebung; oder der Verkrümmung entgegengesetzte Haltung und Anstrengung nothwendig machend, als Heilmittel.

Leibesübungen im eigentlichen engern Sinne. Strekken, Springen, Klettern, Tragen von Gewichten, Hängen; letztere aber mit Umsicht und Auswahl. Das Tragen von Gewichten nicht in der Art, um erhobene Theile durch den Zug und Druck der Schwere niederzuziehen und niederzudrücken, sondern zur Aufregung der Muskelaktion, denn der Muskel wird durch Widerstand nur zu höherer Kraft gereizt. Das Aufhängen an Achseln und Armen ist gut zur Ausdehnung, wird aber nicht sehr lange vertragen. Am Kopfe ist es nicht sehr zu empfehlen, weil die ganze Schwere des Körpers auf den Hals wirkt, und die Verbindung des tragenden und umdrehenden Halswirbels nur schwach ist. Das Hängen an den Händen wirkt nicht auf die obern Theile der Wirbelsäule, weil der Körper von dem grossen Brust- und breiten Rüchenmuskel getragen wird. Auf beide Seiten gleichwirkend ist das Hängen in der Kyphosis am zuträglichsten, obgleich es auch streckend in jeder andern Rückgrathskrümmung wirkt.

Manipulationen.

Darunter gehören:

Reiben der Theile, theils um höhere Lebensthätigkeit in ihnen zu erwecken, theils um die Muskeln zu reizen. Es geschieht mit der blossen Hand, mit wollenen Lappen, oder mit Bürsten. Es wirkt unmittelbar auf die Oberfläche und nicht durch eine mitgetheilte eindringende Substanz, sondern bloss einzig und allein durch die Aktion des Reibens. Wird es nicht mit sehr grosser Gewalt ausgeübt, so bewirkt es Veränderung der Thätigkeit der Haut, Belebung der Cirkulation erregt tiefer gelegene Theile, übermässig angewendet kann es die Haut röthen, entzünden und zerstören.

Streichen mit den Fingern, vornehmlich den Daumen an den Seiten der Dornfortsätze der Wirbel. Es ist von grosser Wirksamkeit, befördert die Reposition ausgewichener Wirbelparthieen, stärkt die Rückgrathstrecker, erhöht überhaupt die Muskelthätigkeit.

Drücken ist schon gewaltsamer, aber sehr wirksam. Es werden ausgewichene Wirbel, verkrümmte Rippen anhaltend und mit Kraft in ihre Normallage zurückgedrängt, und geschieht es methodisch, anhaltend und häufig, so bleibt der günstige Erfolg nicht lange aus.

Ziehen ist eines der wirksamsten Mittel, das in diese Klasse gehört. Man zieht die Theile auseinander, um sie zu strecken, man zieht abgewichene Wirbel, an den Dornfortsätzen gefasst, mit starker Kraft in ihre Lage zurück, man zieht an verkrümmten Gliedern um die verkürzten Flechsen und Muskeln auszudehnen. Häufig, anhaltend, methodisch gebraucht, ist die Wirksamkeit dieser Manipulation sehr bedeutend.

Reiben und Streichen wirkt mehr auf die Muskeln, das Drücken und Ziehen mehr auf die Knochen. Hieher gehört auch das Kneten, Schlagen, Puffen, Kneipen, lauter mechanische Mittel um die Thätigkeit und den Bildungsprozess in den leidenden Theilen zu erhöhen. Je nachdem diese Mittel mehr oder minder häufig, anhaltend und eingreifend angewendet werden, ist auch ihre Wirksamkeit verschieden.

Einrichtung verschobener, so wie der aus ihrer Funktion getretenen Organe vereint alle diese methodischen Manipulationen zusammen. Aber plötzliche Einrichtung, wie sie nach Beinbrüchen und Verrenkungen vorkommt, findet hier wohl niemals Statt, wohl aber die allmählige Einrichtung, so wie auch die Abweichung aus Lage und Funktion allmählig geschah.

Eine Einrichtung und Reduktion zur Normal-Struktur und Funktion ist immer der Zweck orthopädischer Behandlung. Hier vereinigen sich die angegebenen Manipulationen, das Ziehen, Drücken, Streichen u. s. w. es möge die Missstaltung angeboren oder erworben sein.

Bandagen.

Hieher gehören alle an den Körper unmittelbar angelegte und ihre Wirkung unmittelbar auf dessen Oberfläche äussernde Binden. Ueberhaupt unterscheidet sich die chirurgische Bandagenlehre oder Akologie von der Mechanurgie oder der Maschinenlehre dadurch, dass bei der Akologie die Binden unmittelbar mit den Theilen, auf die sie wirken, in Berührung kommen, weniger eingreifend und mehr oberflächlich wirken, und einmal angelegt in derselben Lage und Aktion ruhig liegend, durch die Theile des Leibes, denen sie anliegen, selbst erst ihre Form, Befestigung und Wirkung erhalten; da im Gegentheil die Maschinen meist mittelbar, d. h. durch Hülfe der Bandagen angelegt, nicht ihre Form und Wirkung durch die organischen Theile erhalten, sondern selbsständiges Bestehen haben, und von einer in ihnen selbst liegenden, dem Organismus fremden Kraft getragen werden, und dieser zu Folge wirken. Dadurch wird das Wirken der Maschinen kräftiger und tiefer eingreifend, kann aber ohne Bandagen nicht bestehen.

Einzelne Binden und Bandagen, die hier vorkommen, sind für den Kopf und Hals:

Eine den Kopf stützende, Binde eine Binde gegen den schiefen Hals, die Binde von Evers, die Köhlerische Mütze.

Für die Schultern:

Die Schulterriemen oder sogenannten Geradhalter, und einige andere auch in der gewöhnlichen Verband lehre vorkommende Binden.

Zur Befestigung der Gelenke:

Die Binden, die sonst zur Befestigung nach Verrenkung des Ellenbogens, des Kniees gebraucht werden, auch die Binde nach Verrenkung des Vorfusses.

Für Klumpfüsse:

Die Brückner'sche Binde u. dergl. m.

Ueber diese Binden und alle, die auf diese und jene Weise noch angewendet werden, ist im Allgemeinen wenig zu sagen, nur über die Schulterriemen muss erinnert werden, dass diese nicht gerade ein so vorzügliches Mittel sind, Verkrümmungen der Schulter zu heilen; sie drücken zwar die hohe Schulter hinab, die vorwärts hängende zurück u. s. w., sie verhindern aber durch ihre Wirkung die Muskeln, dieses selbst zu thun, und der Widerstand, den die Muskeln, die die Schulter aufheben, an der Wirkung der Riemen finden, reizen diese nur noch zu grösserer Thätigkeit, so dass durch Aufhebung der Wirksamkeit jener Muskeln, die die Schulter bewegen, und Reizung derjenigen, die sie aus ihrer Lage verschieben, das Uebel nur vergrössert wird. Gerade so verhält es sich mit den auf erhöhte Schultern gelegten Gewichten, die die erhöhte Schulter nicht nieder drücken, sondern die aufhebenden Muskeln nur zu noch grösserer Thätigkeit reizen.

Daher sollten solche Geradhalter der Schultern vom allerfeinsten Gewebe verfertigt, und sehr leicht zerreissbar sein, damit sie zwar durch den geringen Widerstand, den sie geben, das Kind an die Verkrümmung erinnern, dieses aber zwingen, aus Besorgniss die zarte Binde zu zerreissen, die bewegenden Muskeln des Schulterblattes zu gebrauchen und solche anzustrengen, um die Schulter nach unten zu ziehen.

Hieher gehören auch einige Ansichten über die Schnürbrüste, die theils zu den Kleidungsstücken, theils unter die Bandagen, theils unter die Maschinen gezählt werden können, daher wohl am Besten zwischen diesen erwähnt werden.

Das Tragen der Schnürbrüste dient zwar zu Vielem, und hat in der Orthopädie grossen Werth, oft aber werden sie auch hier eben so nachtheilig, als ihr Missbrauch als Kleidungsstück schädlich ist.

Diejenigen, die keine Schnürleiber tragen, haben

stärkere und voluminösere Rückenmuskeln als Solche, die sie gebrauchen. Die Rückenmuskeln nämlich sollen das Rückgrath tragen, wenn nun die Schnürbrust diese Muskeln drückt und einzwängt, werden sie dadurch dünner und schwächer, und da die Schnürbrust die Stelle der Muskeln ersetzt und ihre Funktion aufhebt, weil sie das Rückgrath trägt und hält, so verlieren die Muskeln ihre Spannkraft, kommen ausser Uebung und erschlaffen. Nach Ablegung der Schnürbrust tritt also eine Verkrümmung um so sicherer ein, so dass diese Ablegung unmöglich wird. So ist es vornehmlich bei Kindern. Eine beginnende Verkrümmung des Rückgraths oder eine hohe Schulter verbirgt die Mutter anfangs durch die Schnürbrust, und freut sich einige Zeit der angeblichen Heilung, aber bald bricht das Uebel nur auffallender und unaufhaltsamer hervor.

Die Schnürbrust fügt sich überall an und drückt allenthalben gleichmässig, die Theile werden unbeweglich gehalten, aber nicht in die rechte Lage zurückgeführt. Da nun durch diesen Druck der Schnürbrust die Muskeln ausser Uebung kommen und schwinden, muss nach Ablegung derselben die Verkrümmung schlimmer werden.

Die Schnürbrüste gefährden ausserdem noch die Artikulation der Rippen und ihrer Knorpel; Bewegung, Circulation und Respiration werden gehemmt, durch den Druck auf die Brust- ja die Bauch-Eingeweide, weil bei der Schnürbrust, wenigstens der gewöhnlichen, der Gegendruck auf die der kranken entgegengesetzte ausgehöhlte Seite eben so stark ist, als auf die gewölbte ausgetretene.

Uebrigens kann die Wirkung der Schnürbrüste durch zweckgemässe Einrichtung derselben bei Verkrümmungen sehr vortheilhaft werden, aber immer muss der Rath des Sachverständigen die Anwendung leiten. Ueber den zweckgemässen Bau dieser Werkzeuge der Orthopädie und ihre methodische Anwendung erst in der Folge.

Maschinen.

Den Unterschied zwischen der Desmiurgie und Mechanurgie habe ich oben schon angegeben, und wiederhole hier nur, dass unter chirurgischer Mechanurgie dasjenige Verfahren des Wundarztes zu verstehen sei, bei dem durch Apparate und Werkzeuge auf den Leib gewirkt wird, die aus festen Stoffen mannigfaltiger Art hereitet sind, und die wenn sie einmal angelegt sind durch eine nicht im Leibe, sondern in ihnen selber liegende Kraft eine fortwährende gleichmässige Wirkung äussern. Es handelt sich häufig hier nicht um die durch die Maschinen auszuübende Gewalt, sondern um die lang anhaltende gleichmässig fortdauernde Stätigkeit der Wirkung, die auf keine andere Weise erzielt werden kann.

Alle Kraft aber ist in ihrem Gegensatze anziehend oder abstossend, und so die Mechanik in Druck und Zug.

Die Wirkung der Maschinen ist entweder eine direkte, um geradezu auf das verschobene oder verkrümmte Gebilde, fast immer den Knochen, einzuwirken, und selbiges der Ausweichungslinie entgegen zur Normallage zurückzuführen, dieses ist der Druck; oder die Wirkung der Maschine ist eine indirekte, indem durch Hebung der Hindernisse, Ausdehnung von Verkürzungen, Unterstützung und Herstellung der natürlichen Kraft, die Heilung mehr der Heilkraft der Natur selber überlassen wird, sobald die mechanischen Hindernisse gehoben sind, und dieses ist der Zug.

Darauf gründet sich die verschiedene Ansicht, die bei Erfindung solcher Maschinen leitete. Dadurch unterscheidet sich die Maschine von Jörg, zur Heilung des Buckels von der nach Feiler u. s. w. Die Würdigung dieser Ansichten einzeln, kann erst unten folgen.

Da aber die Krankheitszustände, die zu orthopädischer Behandlung sich eignen, fast einzig und allein auf Abnormitäten der Lage und Verbindung der Knochen beruhen, die von aufgehobener, übermässiger oder verkehrt wirkender Muskelaktion aus ihrer Normallage verschoben und verzogen sind; so ist es Hauptaufgabe der orthopädischen Mechanik, die erkrankten Theile theils einander zu nähern, theils von einander zu entfernen, theils in der natürlichen oder der ihr genäherten Lage zu erhalten, theils schon gebildete Form- und Strukturveränderungen wieder umzubilden, und die Maschinen erfüllten diese Anforderungen durch den Druck und den Zug als Compressions- und Extensions-Werkzeuge.

Die orthopädischen Maschinen wirken aber auch zur Unterstützung und Befestigung geschwächter, so wie zum Ersatz verlorner oder unheilbar missbildeter Theile.

In dieser Beziehung bilden die Maschinen ein künstliches Skelett, künstliche Knochen, Muskeln, Bänder und Gelenke. Die Funktion der Knochen in Stützen und Tragen verrichten Stäbe und Biegel; das Muskelsystem mit seiner Ausdehnung und Zusammenziehung wird durch die Elastizität der Federn ersetzt; und künstliche Gelenke bilden Gewinde, Schrauben und Charniere, in denen die Stäbe und Biegel durch den Druck der Schwere und die Kraft der Federn sich zweckgemäss bewegen.

Diese Dinge sind realisirt in künstlichen Gliedern, man vergleiche Geislèr's künstliche Hände; Heine's künstliche Füsse; aber streng genommen gehören diese nicht zur Orthopädie. Der Triumph dieser Mechanik wäre aber ein alle menschliche Bewegungen frei nachahmender Automat.

Die Bestimmung der chirurgischen Mechanik, zunächst auf die Heilung verkrümmter und verkrüppelter Glieder berechnet, ist also ein Wirken durch vielfach zusammengesetzte, aus verschiedenen festen und elastischen Stoffen bereitete Werkzeuge, Maschinen, Apparate, die mittelst Bandagen an den Körper befestigt werden, um eine auf den Knochen drückende, auf den Muskel ziehende Kraft auszuüben, die stätig anhaltend und stark genug wirkt, um den gewünschten Erfolg zu erreichen. Diese Maschinen, einmal angelegt, wirken nach eigener, in ihnen selbst liegender Kraft, und es braucht keine neue mehr von aussen hinzuzutreten. Sie wirken nach den Gesetzen der Schwere, des Hebels, des Keils, der Schraube, der Federn u. s. w.

Sie sind Mittel zur Heilung und werden in heilbaren Fällen nach der Genesung abgelegt, aber mit Vorsicht, und wenn der Theil erst die gehörige organische Umbildung in seiner Struktur erlangt hat, die der Mechanismus begünstigt. Wo sie nur palliativ zur Abhülfe der Beschwerden in unheilbaren Uebeln wirken, dort werden sie, so wie, wo sie zum Ersatze von Mängeln und nach dem Verluste von Gliedern angewendet werden, immer fort gebraucht.

In dieser Hinsicht giebt es nun Maschinen zum schiefen Halse, für Rückgrathskrümmungen, hohe Schultern, Klumpfüsse u. s. w. die zur radikalen Heilung beitragen, und Maschinen zur Unterstützung bei halb oder ganz unheilbaren Uebeln, künstliche Glieder u. s. w.

Vollständig und ausführlich kann von diesen erst in der Folge gehandelt werden.

Von dem Ineinandergreifen der dynamischen und mechanischen Behandlung.

Stellt man dem orthopädischen Arzte die Frage: ob er seinen Patienten während des Maschinengebrauches auch innerliche und äusserliche Arzneien anwenden, also zu gleicher Zeit ein dynamisches Heilverfahren eintreten lassen werde? so wird er die Frage bejahend beantworten. Mit etwas mehr Beschränkung wird er sie beantworten, wenn man fragt: Ob während dem noch die Anwendung dynamischer Mittel innerlich oder äusserlich nöthig ist, auch dann schon Maschinen gebraucht werden können? Die Wichtigkeit der Sache fordert etwas nähere Erwägung.

Es ist oben in der Einleitung schon gesagt worden, dass jedes Gebilde des menschlichen Leibes auch ein mechanisches Bestehen neben seiner Metamorphose habe; dass dieses Mechanische auch mechanisch erkranken könne, hat die Pathologie gelehrt; und die Wirksamkeit mechanischer Behandlung die Erfahrung bestätigt. Wenn nun der Mechanismus und das dynamische Bestehen in einem Gebilde sich gegenseitig bedingen, so kann keines ohne das andere erkranken oder genesen.

Es ist einer der wichtigsten Lehrsätze der Orthopädie, den Heine aufgestellt hat: dass jedes Organ in seinem Baue etwas Mechanisches habe, und dass die Störung des Mechanismus eines Gebildes auch auf seine Funktion zurückwirke. Setzt man hiezu noch die allgemein bestätigte Erfahrung, dass Krankheiten und üble Zustände, die von der Verkrümmung des Körpers bedingt werden, von selbst verschwinden, so bald ihre mechanische Ursache gehoben ist, und erinnert man sich des Satzes, dass mit dem Aufhören einer Ursache auch ihre Wirkung aufhöre, so ist die Antwort auf jene Fragen gegeben.

Es müssen daher alle Krankheiten, die zur Verkrümmung und Missstaltung Veranlassung gegeben haben und noch geben, behandelt und geheilt werden, dagegen werden Uebel, die erst aus dem gestörten Mechanismus entspringen, mit diesen von selbst verschwinden.

So heilen Lungenübel und Respirationsbeschwerden, die von Verschiebung des Rückgraths, der Rippen und des Brustbeins herrühren, sobald die Wirbelsäule zu ihrer Normalität zurückgebracht ist, so hören Verdauungsbeschwerden auf, wenn die Verkrümmung, die die Digestionsorgane beeinträchtigt, gehoben ist. Es entsteht oft an verkrümmten Patienten ein wohlthätiges Gefühl, wenn sie auf dem Streckbette stark angespannt werden, durch das frei Werden gedrückter Nerven, durch freiere Cirkulation u. s. w.

Solche Zustände also, die ich oben konsekutive genannt habe, bedürfen keiner besondern Behandlung, sie verschwinden von selbst, dagegen complizirte Krankheitszustände, d. h. solche, die unabhängig von der orthopädischen Krankheit, ohne das Verhältniss von Ursache und Folge gegen sie zu haben, allerdings anderweitig behandelt werden müssen.

Zur Behandlung der Zufälle, die Ursachen von orthopädischen Krankheiten geben, leiten die Varietäten der Curvaturen, als Curvatura habitualis, muscularis, ossaria, dyscrasica. Die Diagnose lehrt hier die Therapie.

Alle ursächlichen Momente, die auf dynamischem Wege zu entfernen sind, müssen auf diesem entfernt werden, und ist es möglich die ursächliche Krankheit ganz zu heben, ehe der Mechanismus eintritt, so ist es um so besser.

Oft ist es der Fall, dass eine dynamische Krankheit als ursächliche Schädlichkeit die orthopädische bedingt, diese Ursache aber nicht zu heben ist, und dass die mechanische Behandlung eher eintreten muss, als die dynamische die Ursache gehoben hat. So z. B. bei rhachitischer Krümmung eines Knochens, bei Verkrümmung aus skrophulösen Ursachen, bei Verkrümmungen aus Schwäche der Muskeln, oder deren Verkürzung, hier kann man das Eintreten der mechanischen Behandlung nicht so lange verschieben, bis die Rhachitis geheilt, die skrophulöse Dyskrasie ganz im Körper getilgt ist, bis die Muskeln in Folge der Entwicklung und Reife des Organismus gestärkt sind, sondern hier muss der Mechanismus eintreten, und Dynamik und mechanisches Heilverfahren sich gegenseitig unterstützen.

Hier muss während dass innerliche Arzneien noch gegen die Ursache kämpfen, und Rhachitis, Skropheln,

Muskelschwäche durch die passenden Mittel geheilt werden sollen, schon die mechanische Behandlung eintreten, weil die Heilung der Ursache zu lange dauert, und bis dorthin die grössten Störungen im Mechanismus entstehen könnten.

Umgekehrt, wenn in einer Krümmung, die ich Curvatura ossaria genannt habe, z. B. die Flächen der Wirbel einseitig abgeschliffen sind, und die Maschine den Druck der obern Wirbelknochen auf den untern aufhebt, um die Reproduktion der Knochen zu begünstigen, soll nicht durch passendes diätetisches und arzneiliches Verfahren dieser Rekonstruktionsprozess unterstützt werden?

Eben so bei einer Krümmung aus Schwäche der Muskeln, sollen nicht hier stärkende Arzneien innerlich und äusserlich, bei einer Kontraktur der Muskeln, sollen hier nicht erschlaffende, erweichende Mittel die Wirkung der Maschinen unterstützen?

Am Klarsten tritt dieses hervor bei denjenigen Verkrümmungen, die aus Leiden des Muskelsystems entsprungen sind, die auch das eigentliche Gebiet der Orthopädie ausmachen. Bei einer solchen Curvatura muscularis müssen nun die verkürzten Sennen durch Einreibungen von Salben, Oelen, durch Fomentationen, Bäder u. s. w. erweicht, die erschlafften durch spirituöse Waschungen, Sprütz- oder Tropfbäder gestärkt und erregt, dabei noch innerlich der Bildungsprozess der Knochen, der Zustand des Nervensystems berücksichtigt werden.

Das kurz wiederholte Resultat dieser Untersuchung ist also:

Alle kausalen Krankheitszustände der orthopädischen Verunstaltungen müssen dynamisch behandelt werden;

Alle konsekutiven Zufälle der orthopädischen Krankheiten bedürfen keiner anderweitigen Behandlung;

Alle komplizirten Krankheiten müssen behandelt werden, und können, wenn sie dringend sind, sogar ein momentanes Aussetzen der orthopädischen Kur nöthig machen;

Und endlich die Beantwortung der oben aufgestellten Fragen heisst:

Dass während des Maschinengebrauches innerliche und äusserliche Mittel denselben unterstützen müssen, und

Dass während bei kausalen Schädlichkeiten noch innerliche Mittel gebraucht werden, desshalb auch die Maschinen nicht ausgeschlossen bleiben.

Die Ausführung der einzelnen Indikationen, so weit diese durch dynamische Behandlung geschieht, und die Art und Weise, wie man Muskelschwäche, Skropheln, Rhachitis, Spondylarthrokaze, heilt, gehört in die Therapie und Chirurgie und muss von dort aus ergänzt werden.

Bei dem Ineinandergreifen der dynamischen und mechanischen Behandlung muss ich noch auf das lange Liegen auf schiefen Ebenen oder Spannbetten aufmerksam machen, indem solches, zu lange fortgesetzt, die Muskeln zu sehr ausser Thätigkeit bringt, so dass nach dem Verlassen der Extensionsapparate zwar augenblicklich die Heilung gelungen scheint, aber aus Mangel an Kraft der Muskeln die alte Verschiebung bald wieder eintritt. Hier bewirkt der Mechanismus nur scheinbare Heilung, und Bethätigung der Dynamik in der Muskelaktion muss diese erst verwirklichen und befestigen.

Von dem Wesen und Wirken der Maschinen.

Die orthopädischen Maschinen haben zum Zweck die Einrichtung verschobener und verkrümmter Gebilde, oder die Unterstützung geschwächter Organe zur Ausführung der Bewegung, sie wirken drückend und ziehend, verhalten sich in dieser Hinsicht ganz nach den Gesetzen der übrigen allgemeinen und chirurgischen Mechanik.

Jede Maschine muss ihre Stützpunkte und Wirkungspunkte habe, an jenen ist sie befestigt, auf diese äussert sie ihre Kraft. Der Punkt ihrer Wirkung geht immer auf das erkrankte Gebilde, der Stützpunkt ist in festen gesunden Theilen des Organismus, oder es liegt der Stützpunkt ausser dem Organismus, und bloss die Wirkung geht auf den Körper.

Zu der erstern Gattung gehören alle Maschinen zur Ausdehnung und Streckung der Schenkel, Kniee, Arme, zur Streckung des verkrümmten Rückgraths, des schiefen Halses, der Klumpfüsse u. s. w.; zur zweiten Gattung gehören die Spannbetten, an denen die Stützpunkte der wirkenden Kraft ausser dem Organismus gelegen sind.

Die Maschine soll nicht an den kranken Theil befestigt sein, sondern nur ihre Wirkung auf ihn äussern, bei einer Verkrümmung des Rückgraths z. B. geschieht die Befestigung am Becken und Kopfe, bei Kontrakturen des Kniees am Becken und den Knöcheln u. s. w.

Nur die Muskeln lassen sich strecken, verkrümmte Knochen lassen sich allenfalls gerade biegen, aber strekken nicht. Daher dürfen die Muskeln eines Gliedes, das eingerichtet werden soll, nicht gedrückt werden, und die Befestigungspunkte der Maschinen müssen so gewählt werden, dass die zu streckenden Muskeln ganz frei liegen. Bei der zu hebenden Kontraktur des Kniees liegen die Maschinen an Knöchel und Becken, um die Beugemuskeln des Kniees nicht zu drücken, zur Streckung des Rückgraths kommen die Maschinen an Kopf und Becken, oder Schultern und Becken nun die längs der Wirbelsäule vorlaufenden Streckmuskeln des Rückgraths nicht zu drücken.

Ausdehnende und gegenausdehnende Kraft müssen sich gleich sein, Druck und Gegendruck sich entsprechen.

Die Ausdehnung muss in der Achse des kranken Gliedes geschehen, das gestreckt werden soll, und die Kraft muss in der Richtung dieser Achse wirken.

Die Gegenausdehnung muss senkrecht auf die Achse des zu streckenden Gliedes wirken.

Bei dem Drucke gelten andere Gesetze, der Druck einer Maschine wirkt senkrecht auf die Achse des Gliedes, das genähert oder entfernt werden soll, und vom Gegendrucke gilt dasselbe.

Die Wirkung und Kraft der Maschine muss der Kraft des Widerstandes der kranken Theile angemessen sein, und diese mechanische Aktion darf nicht zu schwach und nicht zu stark sein, weil sonst Wirkungslosigkeit oder Beschädigung und Verletzung eintreten würde. Es muss also die Kraft der Maschine nach der Stärke der Muskeln und Ligamente, der Straffheit oder Erschlaffung der Faser, Härte oder Erweichung der Knochen, nach dem Alter des Patienten u. s. w. auf das Genaueste berechnet und bemessen sein. In diesem Falle erregt verhältnissmässig starkes Spannen auf dem Streckbette häufig ein wohlthätiges Gefühl, weil die krankhafte Kontraktur aufgehoben und die Lebensthätigkeit der umgebenden und anliegenden Gebilde freier wird.

Die Kraft der Maschinen, so wie der von ihnen zu überwindende Widerstand werden wohl am Besten nach Gewichten berechnet, um sie gegenseitig auszugleichen.

Die Maschinen selbst werden in ihrer Wirkung durch Gewichte und Federn ermässigt, deren vergrösserter oder verminderter Druck, deren erhöhte oder verringerte Spannung sich der lebendigen Kraft des Körpers anfügen. Auf diese Weise gebraucht man Gewichte, die über Rollen laufen, an Hebeln hängen, oder auf schiefen Flächen sich bewegen, und Federn die sich ausdehnen und in ihre alte Lage wieder zurückspringen.

Die Wirkung des Druckes und Zuges der Maschinen also, ihre zu bezweckende Annäherung oder Entfernung, Zusammenfügung oder Ausdehnung der kranken Gebilde, muss allmählig und nach und nach geschehen, anfangs mit der schwächsten Kraft beginnen, sich stufenweise verstärken und erhöhen. Wie die Krankheit selbst das Vorbild giebt, in ihrem Verlaufe allmählig zunimmt, und sich steigert, so muss nun die orthopädische Behandlung dieses Verhältniss umkehren, das Progressive der Krankheit zum Regressiven der Heilung umbilden. Wenn gleich die Kraft der Maschinen mit der gelindesten Wirkung anfangen und sich bis zur Genesung, oder dem ihr möglichst nächsten Ziele steigern und fortsetzen soll, so darf man doch nie vergessen, dass dieses Wirken mechanisch sei, also immer schon gleich anfangs eine ziemlich bedeutende Kraft erfordere.

Das Steigern der Kraft findet in doppelter Hinsicht Statt. Einmal der Intensität der Wirkung nach, oder der Zeit nach, die der Kranke der Wirkung der Maschine unterworfen ist. Zur Steigerung der Kraft gebraucht man immer schwerere Gewichte, stärkere oder schärfer gespannte Federn u. s. w. Der Beschwerden wegen, die der Gebrauch der Maschinen macht, kann man den Kranken anfangs dieselben nicht immerfort aufbürden, bis er durch Gewohnheit sich diesen Beschwerden leichter fügt. Daher der Zeit nach die Maschinen auch anfangs kürzer, späterhin länger und nach Verhältniss immerfort gebraucht werden müssen.

Die Maschinen müssen möglichst langsam, ununterbrochen mit allmählig zunehmender und verstärkter Kraft wirken. Plötzliche Ausdehnung oder Steigerung der Kraft würde Krämpfe und Zerreissungen erregen, eine Unterbrechung der Anwendung die gewonnene Wirkung wieder verloren gehen lassen; je mehr aber die kranken Theile schon ausgedehnt oder zusammendrückt sind, und dieses noch mehr geschehen soll, um so stärker und kräftiger muss die Einwirkung der Maschinen sein; daher langsam bis die Theile sich der Wirkung fügen, ununterbrochen damit das Gewonnene nicht wieder verloren werde, und mit allmählig zunehmender Kraft, um den immer grössern Widerstand zu überwinden.

Die Maschinen müssen in einem gegebenen Falle so lange gebraucht, oder mit andern vertauscht werden, bis die Heilung vollkommen erreicht ist; bis entweder die Muskeln so gestreckt, und die Knochen in ihre Lage und Funktion zurückgebracht sind, dass sie keine Verkürzung mehr gestatten, oder bis die Knochen zu solcher Consolidation und Festigkeit gelangt sind, ihre Reife und Ausbildung erreicht haben, dass eine Rückbildung zur Krankheit nicht mehr möglich ist. Ist daher einmal der Gebrauch einer Maschine nothwendig geworden, so muss sie auch während der Entwicklung des Knochensystems so lange getragen oder angewendet werden, als der Knochen zunimmt und sich ausbildet, sonst wird nach Ablegung der Maschine die Verkrümmung wieder schlimmer.

Die Theile, an denen die Maschinen befestigt werden, müssen vor Druck und Schmerz geschützt werden. Es muss daher eine Vertheilung des nothwendigen Druckes auf die grösstmöglichste Fläche Statt finden, die Punkte, an denen die Maschine anliegt, müssen also zu grossen Flächen ausgedehnt werden, die Unterlagen und Bandagen gut gefüttert, weich, nachgiebig u. s. w. überhaupt zweckmässig gearbeitet sein.

Die Maschinen sollen durch ihren Druck und ihren Zug nicht allein die ausgewichenen Theile in ihre normale Lage zurückführen, sondern sie auch in derselben erhalten, daher müssen sie lange liegen bleiben, weniger Veränderungen bedürfen, nicht zerbrechlich sein u. s. w.

Die Maschinen müssen zweckmässig gebaut sein, damit sie den Kranken so wenig als möglich belästigen, und zu den unvermeidlichen Beschwerden, die ihre Anwendung mit sich bringt, nicht noch unnöthige bringen. Sie dürfen während sie auf einen Theil wirken dem andern keinen Schaden bringen, während sie ein Glied heilen, die Integrität des andern nicht gefährden. Sie müssen genügende Festigkeit mit möglichster Leichtigkeit vereinigen u. s. w.

Die Maschinen müssen dem Kranken so viele Bequemlichkeit gewähren, als möglich, sie müssen der Schaamhaftigkeit schonen, diese nicht verletzen, sie sollen auch dem Aussehen nach einen möglichst erträglichen Anblick gewähren u. s. w.

Von der Streckung und den Streckapparaten.

Sowohl aus Sektionen als aus gelungenen und nicht gelungenen Heilungen hat die Erfahrung gelehrt, dass die meisten orthopädischen Krankheiten, wenn nicht alle, die Heilung zulassen, entweder auf Verkürzung der Muskeln beruhen, die die Knochen aus ihrer Lage verziehen, oder widernatürlich in derselben festhalten, so dass durch beide Zustände die Form und Beweglichkeit des Leibes aufgehoben wird, der Knochen aber anfangs normal bleibt, und bloss aus seiner Lage und Verbindung gebracht, oder widernatürlich in derselben befestigt wird, und erst in der Folge Form und Struktur verändert; oder dass zuerst der Knochen leidet, erweicht, geschwächt, biegsam, zerbrechlich ist, so dass er derjenigen Aktion der Muskeln nachgiebt, die mit überwiegender Kraft auf ihn wirken, in diesem Falle aber die Muskeln anfangs normal bleiben, und in der Folge nur aus Mangel an Widerstand von Seite des Knochens sich verkürzen.

Dieses ist die oben aufgestellte Curvatura muscularis und ossaria. In jedem dieser beiden Fälle ist aber das Leiden der Muskeln das Vorherrschende, und die

Verkürzung der Muskeln immer die Hauptsache. Es sei nun die Missstaltung, welche sie wolle, so ist sie im ersten Falle durch ursprünglich im Muskel entstandene Verkürzung, im zweiten Falle durch eine aus Mangel an Widerstand von Seite der erkrankten Knochen gebildete Verkürzung der Muskeln erzeugt, denn der Muskel würde sich in diesem Falle nicht verkürzen, wenn der Knochen nicht widernatürlich nachgiebig wäre. Die Verschiebung, Verziehung, Verkrümmung der Knochen, d. h. die Missstaltung des menschlichen Leibes beruht aber allemal auf einseitig überwiegender Muskelthätigkeit, sie sei nun bedingt oder unbedingt durch die Muskeln entstanden.

Alle orthopädische Krankheiten, die mechanische Hülfe zulassen, schiefer Hals, Rückgrathskrümmung, Klumpfüsse, Kontrakturen der Gelenke, beruhen auf einseitig überwiegender, oder widernatürlicher Zusammenziehung der Muskeln und Nachgiebigkeit der Knochen; wie sich aber diese gegenseitig entsprechen, davon ist an seinem Orte die Rede gewesen.

Ist nun eine solche Krankheit im Organismus vorhanden, die die Natur nicht selbst mehr heilen kann, so ist es Aufgabe der Kunst, diese zu heilen, das Normalverhältniss der Form und Funktion des Organismus wieder herzustellen, oder wenigstens dem Fortschreiten des Uebels Einhalt zu thun.

Ist nun die Missstaltung des Körpers durch einseitig überwiegende oder widernatürliche Zusammenziehung der Muskeln entstanden, so muss diese übermässige Thätigkeit derselben, die den Knochen in unnatürliche Lagen hinzieht, oder dort befestigt, aufgehoben werden, damit der Knochen zur Normalität der Funktion und Gestaltung zurückkehren könne.

Ist die Misstaltung entstanden aus Erweichung, Nachgiebigkeit, Zerbrechlichkeit des Knochens, oder aus Schlaffheit der Ligamente, die der Muskelaktion keinen Widerstand leisten können, so muss die Muskelwirkung aufgehoben werden, damit der erweichte Knochen nicht ferner verschoben und verbogen werde, sondern zu seiner Normallage zurückkehren könne.

Hat die Pathologie gelehrt, dass durch den Druck verschobener Knochen aufeinander deren Resorption und Destruktion befördert werde, so muss derselbe aufgehoben werden, ist derselbe aber durch Kontraktur der Muskeln veranlasst, so muss diese gehoben werden.

Will man den Rekonstruktionsprozess der Knochen bethätigen, und ihre Vegetation erhöhen und beleben, so ist Aufhebung des von Zusammenziehung der Muskeln veranlassten Druckes, mithin Aufhebung dieser Zusammenziehung nöthig.

Zur Reduktion der verschobenen Gebilde in ihre Normallage ist aber Raum nöthig, ist dieser Raum nun durch übermässige Muskelzusammenziehung verengt, so muss derselbe durch Aufhebung des Hindernisses erweitert, also die Muskelaktion aufgehoben werden. Bei der Einrichtung einer Verrenkung oder eines Beinbruches geschieht dieses schnell, bei der Einrichtung einer orthopädischen Missstaltung allmählig.

Auch der Druck und die Neigung der Schwere, die Last der obern Gebilde, die über einer Verkrümmung ruhen, muss aufgehoben werden, weil dieser Druck die verschobenen Theile immer noch mehr verschiebt. Der Schwerpunkt muss daher gestützt werden.

Die Muskelzusammenziehung befördert aber den Druck und vergrössert die Verschiebung, also muss sie auch hier aufgehoben werden.

Es entsteht also für die Kunst die Aufgabe, den Einfluss der Muskeln auf die Knochen aufzuheben; ist aber nun dieser Einfluss die Zusammenziehung, so kann die Wirkung der Kunst nur ihre Ausdehnung veranlassen, Ausdehnung der Muskeln ist aber ihre Streckung.

Dieses wäre also der direkte Beweis, dass Streckung oder Ausdehnung die erste und Hauptaufgabe des orthopädischen Mechanismus sei.

Gegenüber der Extension steht die Compression. Es wird wohl einleuchtend sein, dass bei der Anwendung des Druckes vorzüglich von den Rückgrathskrümmungen und Verschiebungen der Rippen, Schultern und Brustbein die Rede ist. Abgesehen nun von der nachtheiligen Wirkung der Schnürbrüste lehrt die Erfahrung, dass der Druck unmittelbar angewendet, nicht den guten Erfolg habe, den man erwarten zu dürfen glaubte. Z. B. die Jörg'schen Maschinen sind auf den unmittelbar anzuwendenden Druck berechnet. Der Druck bei verschobenen Wirbeln wirkt aber nicht auf diese selbst, sondern auf den hintern Bogen der Rippen, diese aber als sehr nachgiebige Gebilde werden in einen spitzigen Winkel gedrängt, dadurch wird die Wirkung des Druckes geändert, und seine Kraft zerlegt, und wenn die noch übrige stark genug wäre, die Wirbel zu verschieben, so würde sie es thun, weil das Ende der Rippe als Hebel wirkt, bei dem die einwärts gerichtete Kraft an die Spitze des Winkels der Rippen, ihr Stützpunkt aber in die Gelenkfläche fällt, wo das kleinere Köpfchen mit den Queerfortsätzen der Wirbel verbunden ist; und die Wirkung des Druckes also den Wirbelkörper auch nach hinten und aussen drängt. Man vergleiche hiezu die Wirkung der Druckmaschinen bei Skoliosis.

Dieses ist nun ein indirekter Beweiss für die Vortheilhaftigkeit der Ausdehnung und Streckung und es ist nun wohl anerkannt Ausdehnung und Streckung sei das Hauptmoment der Orthopädie.

Der Druck ist zwar nicht zu verachten; denn bei der Kyphosis bei Verkrümmungen langer Röhrenknochen ist er wohl für sich schon gut, in den meisten andern Fällen aber wirkt er erst als unterstützend, während und nach der Ausdehnung, und dieses ist der Standpunkt in den er gestellt sein und bleiben soll.

Die Ausdehnung oder Streckung geschieht aber durch den Zug, und dieser ist das Hauptmoment der Orthopädie.

Anforderungen, die man an die Streckung macht, sind:

1. sie wirke der überwiegenden Kontraktion verkürzter Muskeln durch künstliche Extension entgegen, ersetze die Unwirksamkeit erschlaffter Antagonisten und den mangelnden Widerstand von Seite der Knochen;
2. sie hebe die abwärtssinkende Kraft des natürlichen, oder verschobenen Schwerpunktes über der Krümmungsstelle von dem Druck durch Neigung der Schwere oder Muskelkontraktion.

Aber nur Muskeln können gestreckt werden, darnach richtet sich nun die Art und Weise, wie die Strekkung vorgenommen wird.

Der Antagonismus der Muskeln als Strecker und Beuger, oder dieser zusammen auf verschiedenen Seiten lehrt ein wichtiges Gesetz: dass, wenn die überwiegende Thätigkeit einer Mushelparthie aufgehoben wird, die unterdrückte entgegengesetzte von selbst erfolgt. So wird bei schiefem Halse nach Streckung des verkürzten Brustschlüsselbeinmuskels die Wirkung des audern von selbst erfolgen, so wird bei Kontraktur im Knie nach Aufhebung der Verkürzung der Beuger die Streckung von selbst eintreten u. s. w.

Die Anforderungen an einen guten Streckapparat sind nun, dass derselbe die verkürzte Muskelparthie langsam ununterbrochen, mit allmählig zunehmender Kraft ausdehne, und dieses mit Sicherheit, Leichtigkeit und den mindesten Beschwerden für den Kranken geschehe.

Das Resultat dieser mechanischen Therapie ist also, dass Streckung und Ausdehnung als Zug das Hauptmoment orthopädischer Behandlung seien, und dass erst nach bewirkter Extension eine zweckmässig angebrachte Compression, als Druck, die Heilung unterstützen könne und müsse.

Die weitere Ausführung in den folgenden Abtheilungen.

Zur Erklärung der Abbildungen.

Die der ersten Abtheilung beigefügten Abbildungen können auf Originalität keinen Anspruch machen, und wollen daher ihren Ursprung, den der Kundige leicht erkennen wird, gar nicht verläugnen. Sie sollen aber eine bildlich anschauliche Darstellung derjenigen Zustände geben, die dem Orthopäden am häufigsten vorkommen, und dieses möge für jetzt genügen.

Die erste Tafel mit den mathematischen Figuren hat schon im Abschnitte von der Mechanik, Seite 128 und dem Folgenden ihre Erläuterung gefunden, daher deren Wiederholung überflüssig wäre.

Die drei andern Tafeln geben nun eine allgemeine bildlich anschauliche Darstellnng orthopädischer Zustände.

Die zweite Tafel zeigt

Figur 1 eine Verkrümmung des Halses, von der Seite 207 die Rede ist;

Figur 2 eine Rückgrathsseitenkrümmung mit Verschiebung der Schultern, von der Seite 209 und Seite 222 die Rede ist;

Figur 3 zeigt beide Zustände in noch auffallenderem Grade.

Die dritte Tafel zeigt

Figur 1 den Spitzfuss oder Pferdfuss, siehe Seite 232.

Figur 2 eine Kontraktur des Kniegelenkes mit Anzie

hung des Unterschenkels gegen den Oberschenkel, vergleiche Seite 225;

Figur 3 einen Klumpfuss, und zwar den Scheegfuss, (varus) Seite 229.

Figur 4 eine Klumphand mit vorwaltender Extension, Seite 232;

Figur 5 das Auswärtsweichen der Kniee, siehe Seite 226.

Die vierte Tafel zeigt

Figur 1 eine andere Art von Scheegfuss;

Figur 2 den Knollfuss (valgus), siehe Seite 230;

Figur 3 eine andere Art von Pferdefuss mit Missstaltung der Zehen;

Figur 4 einen Scheegfuss in sehr auffallendem Grade.

Sind auch diese Abbildungen nicht eigenthümlich, sondern aus Shaw, Jörg und Delpech entlehnt, so werden sie doch dem Zwecke, eine allgemeine bildliche Anschauung der wichtigsten orthopädischen Zustände zu gewähren, entsprechen. Den folgenden Abtheilungen sollen auch eigene Zeichnungen orthopädischer Zustände, so wie vorzüglich Abbildungen der zu ihrer Heilung erforderlichen Maschinen beigegeben werden.

Inhalt der ersten Abtheilung.

Fig II.

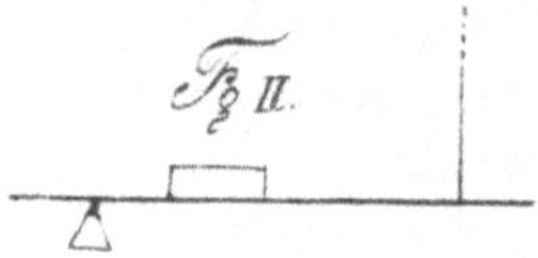

Fig IV.

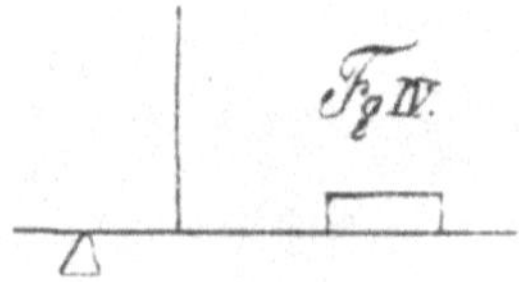

Fig VIII.

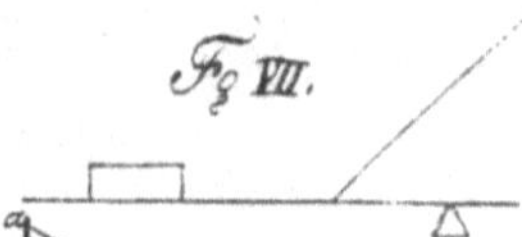

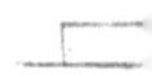

Fig X.

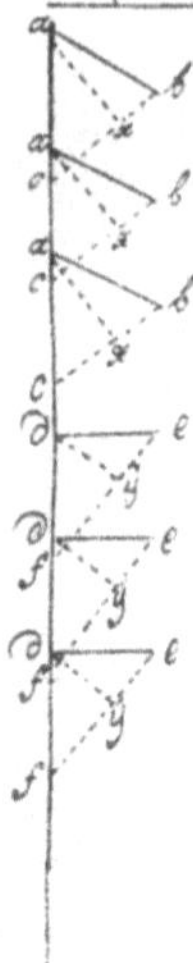

Fig XI.

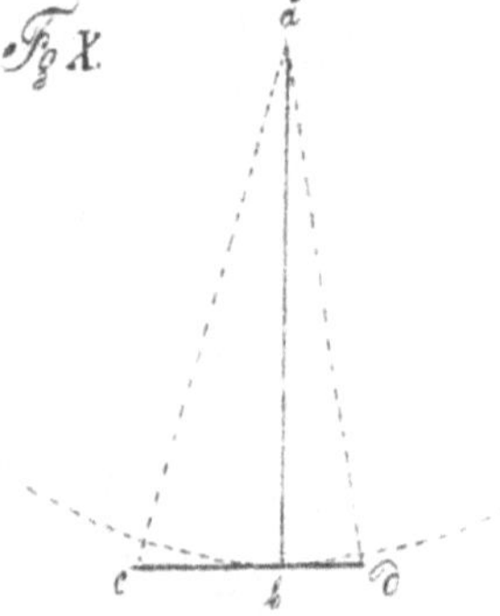

Fig XIV.

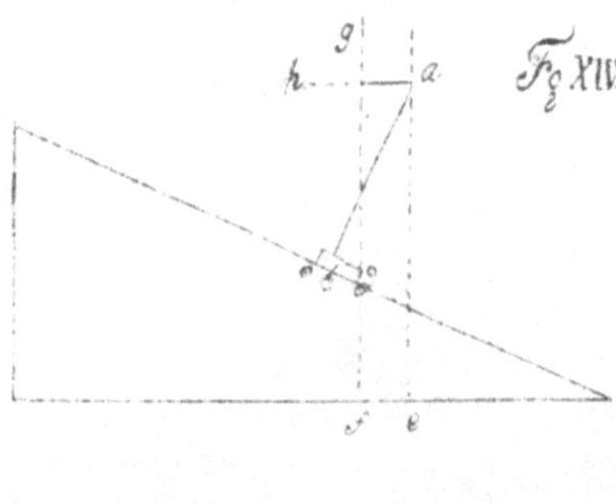

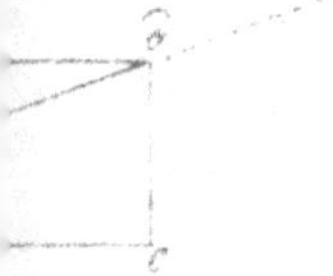

Fig. III.

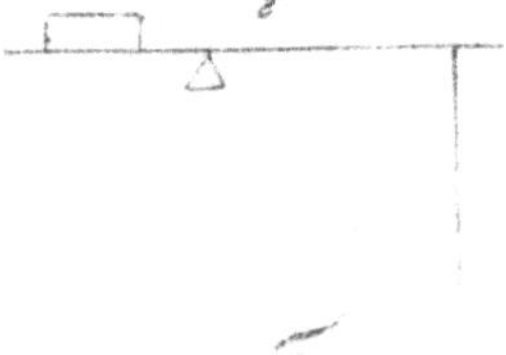

Fig. VI.

Fig. V.

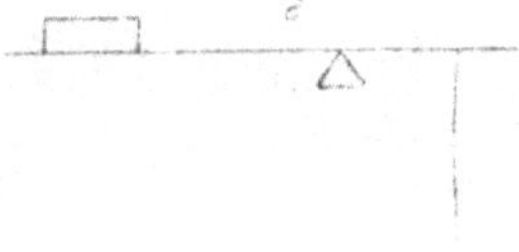

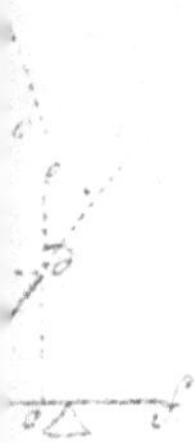

Fig. IX.

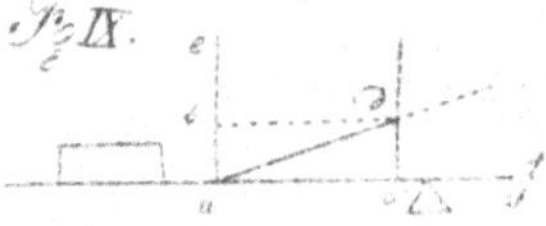

Fig. XIII.

Fig. XVI.

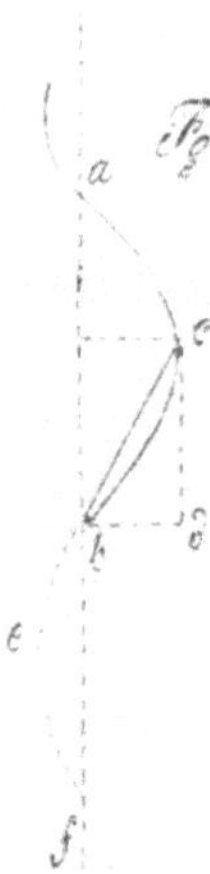

Fig. XV.

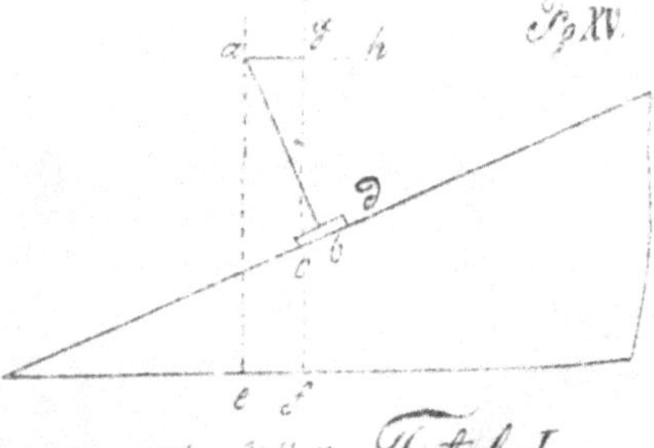

Fig. II

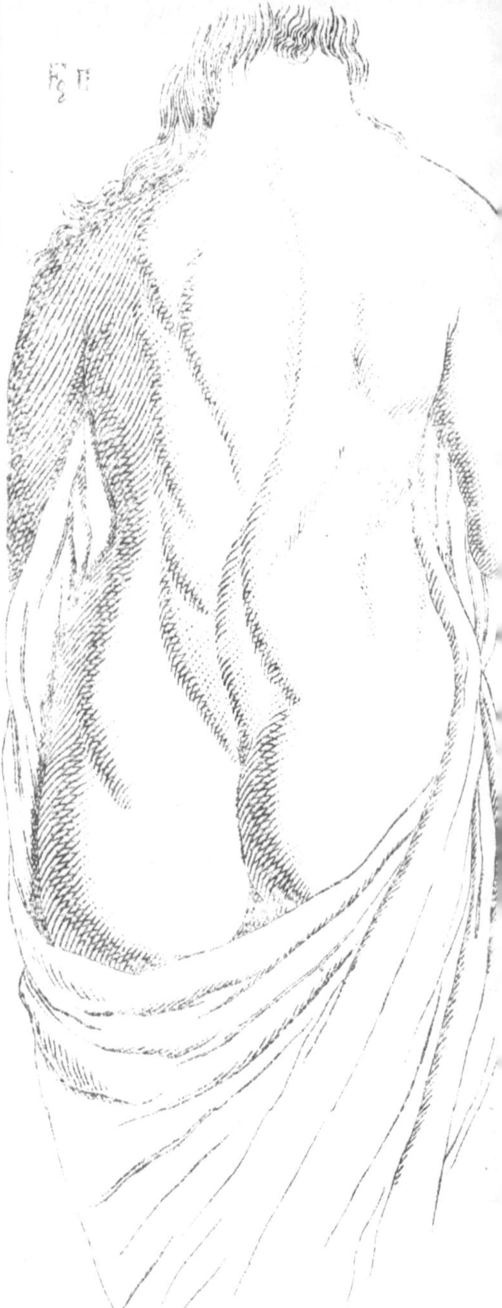

Taf. II.

III.

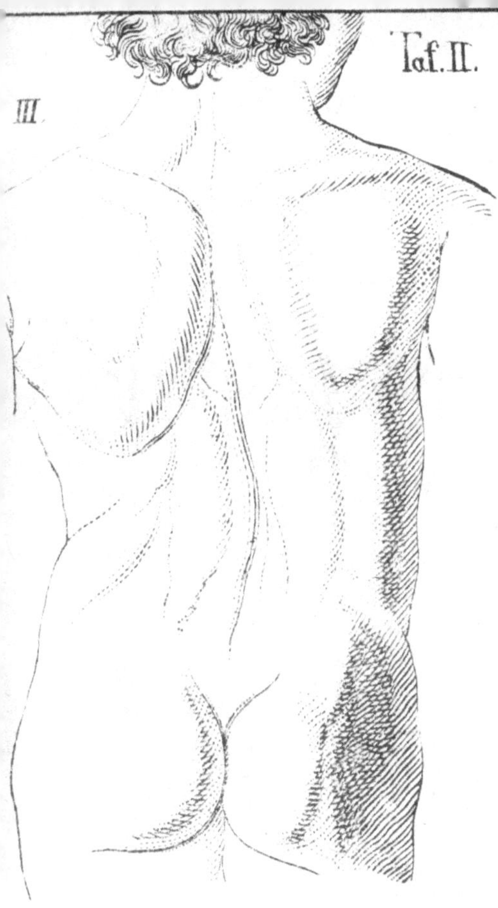

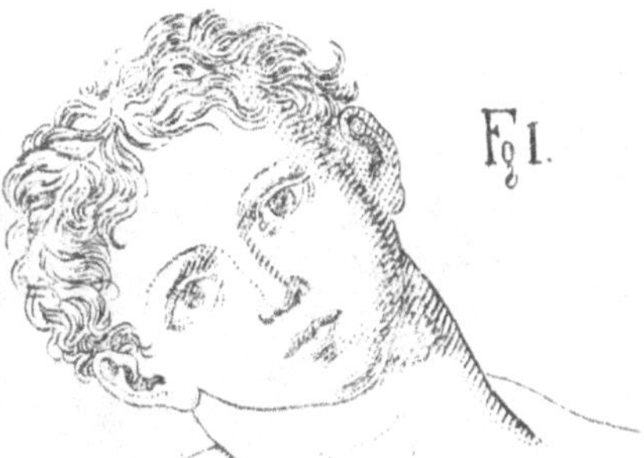

Fig 1.

Fig. I.

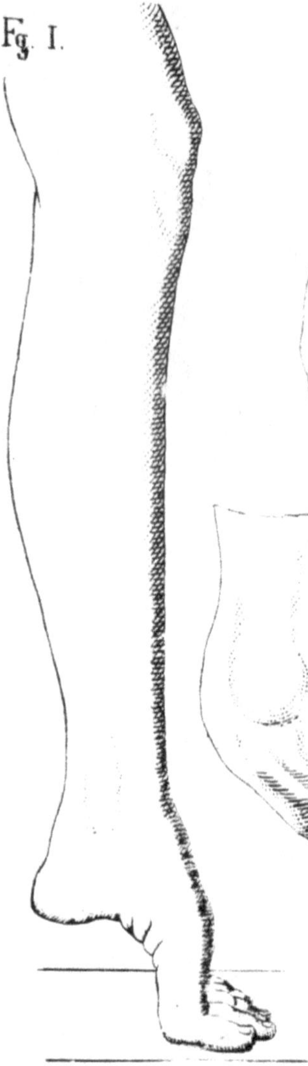

Fig. II.

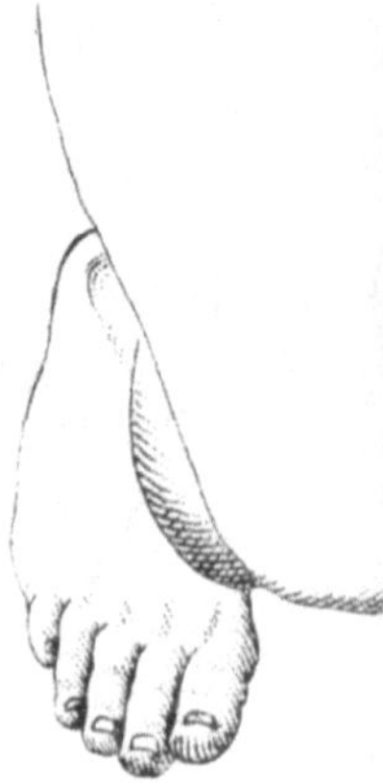

Fig. II

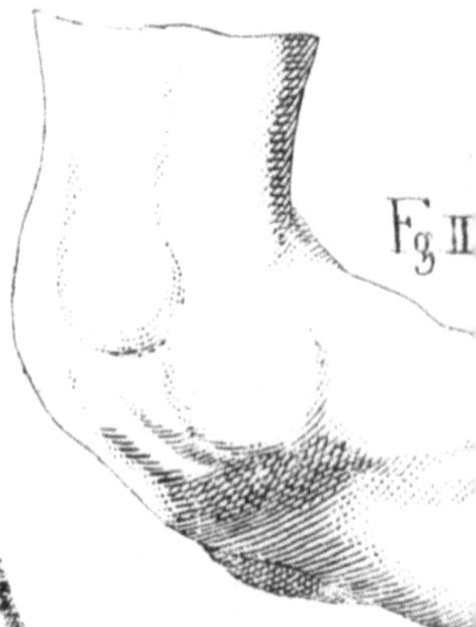

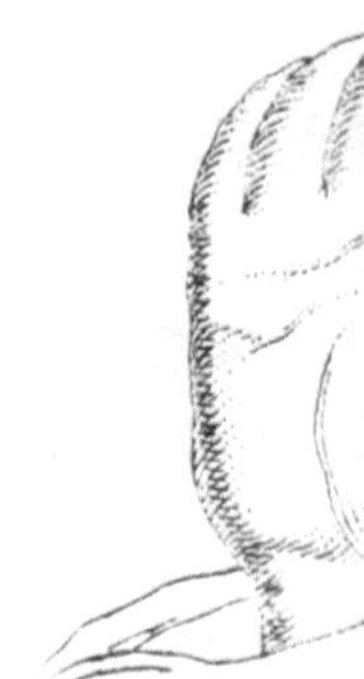

Taf. III

Fig. V

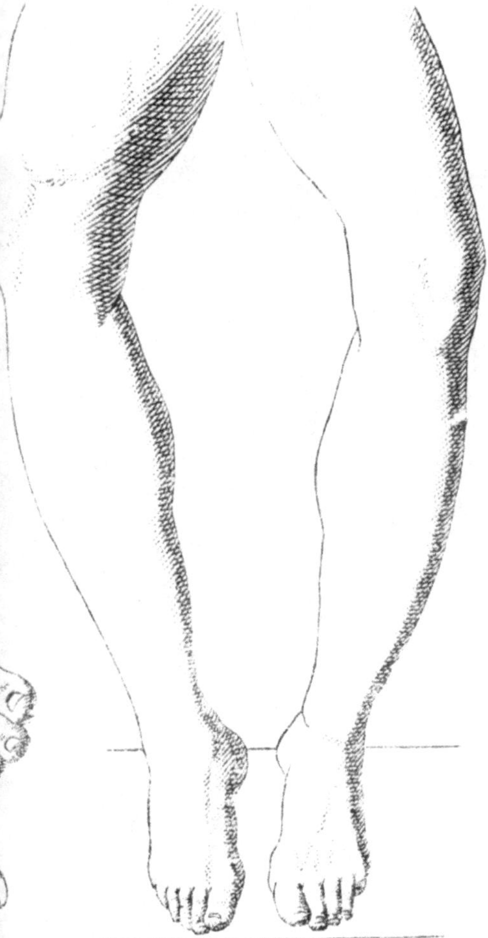

Fig. IV

Orthopädie I. z. Lith.

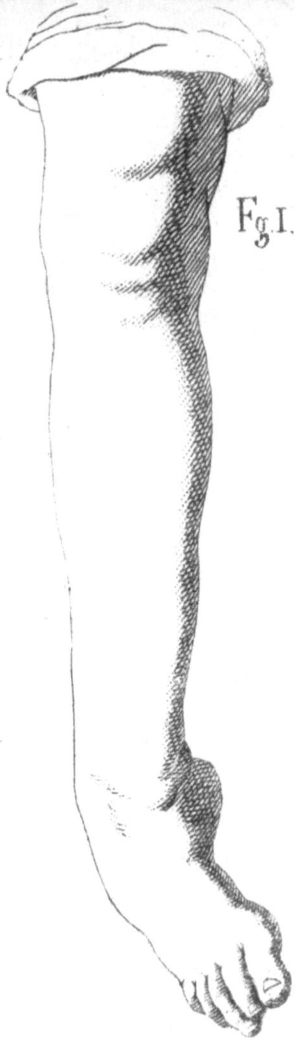

Fg. I.

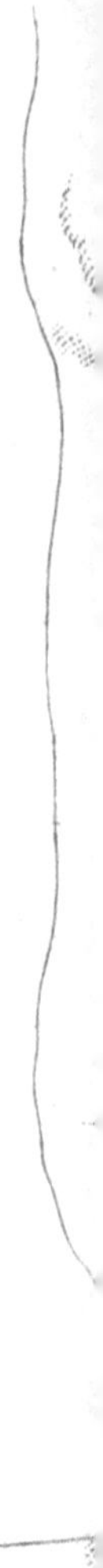

Fg. IV.

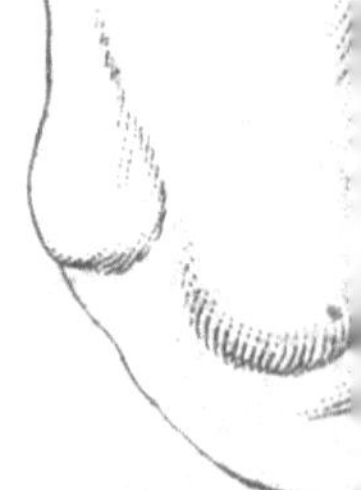

Taf. IV.

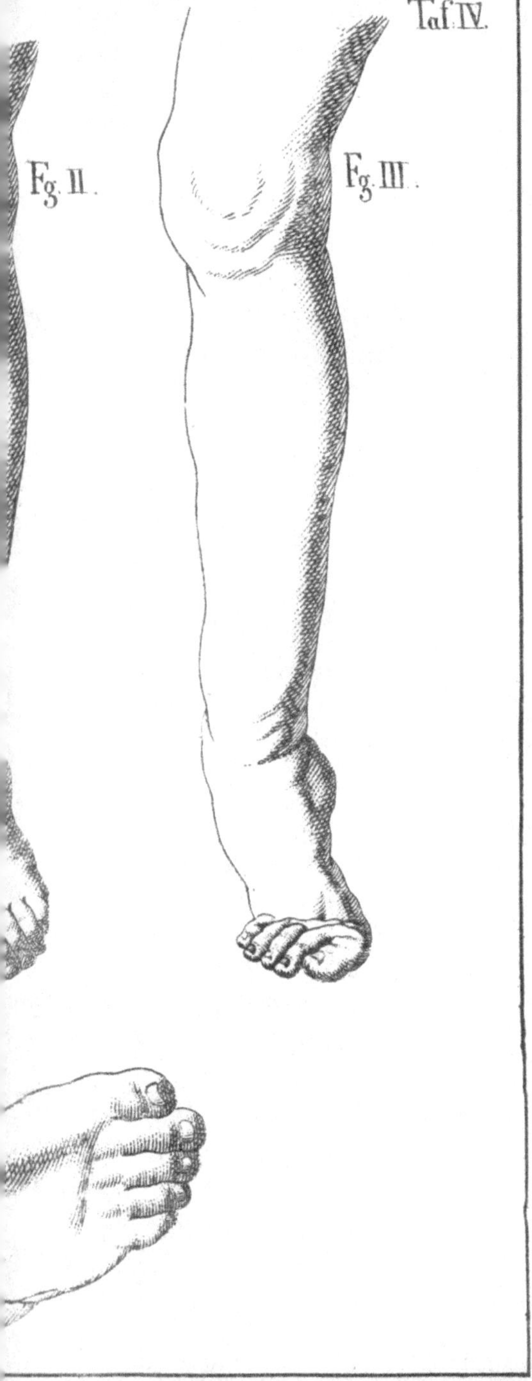

FSC
www.fsc.org
MIX
Papier | Fördert
gute Waldnutzung
FSC® C083411

Zeitfracht Medien GmbH
Ferdinand-Jühlke-Straße 7
99095 Erfurt, Deutschland
produktsicherheit@kolibri360.de